# 视障老年人支持环境与照料设施

武悦 董宇 刘哲铭 | 著

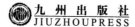
九州出版社
JIUZHOUPRESS

**图书在版编目（CIP）数据**

视障老年人支持环境与照料设施／武悦，董宇，刘
哲铭著．－－北京：九州出版社，2024.4
　　ISBN 978-7-5225-2815-1

Ⅰ.①视… Ⅱ.①武… ②董… ③刘… Ⅲ.①视觉障
碍-老年人-护理-医疗器械-研究 Ⅳ.①R473.59

中国国家版本馆 CIP 数据核字（2024）第 074680 号

**视障老年人支持环境与照料设施**

| | | |
|---|---|---|
| 作　　者 | 武　悦 董　宇 刘哲铭　著 | |
| 责任编辑 | 陈春玲 | |
| 出版发行 | 九州出版社 | |
| 地　　址 | 北京市西城区阜外大街甲 35 号（100037） | |
| 发行电话 | （010）68992190/3/5/6 | |
| 网　　址 | www. jiuzhoupress.com | |
| 印　　刷 | 唐山才智印刷有限公司 | |
| 开　　本 | 710 毫米×1000 毫米　16 开 | |
| 印　　张 | 19.5 | |
| 字　　数 | 308 千字 | |
| 版　　次 | 2024 年 4 月第 1 版 | |
| 印　　次 | 2024 年 4 月第 1 次印刷 | |
| 书　　号 | ISBN 978-7-5225-2815-1 | |
| 定　　价 | 89.00 元 | |

# 前　言

《视障老年人支持环境与照料设施》一书旨在探讨视障老年人在养老建筑中的需求和特点，以及如何为他们提供更好的支持环境和照料设施。本书共分为七个章节，涵盖了老年人照料设施的发展背景、视障老年人的特征与需求、无障碍环境支持、健康舒适环境调查、综合评价、实例应用和营造策略等方面的内容。

在绪论部分，著者首先介绍了老年人照料设施的发展背景和相关定义，然后分析了国内外老年人照料设施的发展历程和现状。接下来，书中详细探讨了视障老年人的生理、心理和行为特征，以及他们在照料设施中的需求。通过对国内外养老建筑的调研，作者总结了视障老年人照料设施设计的关键内容，包括场地与建筑设计、光环境设计和界面设计等方面。

无障碍环境支持章节提出了一系列针对视障老年人的无障碍环境建设策略，包括通行设施、服务设施和信息设施等方面。在健康舒适环境调查章节中，作者通过实地调查和数据分析，评估了养老建筑中声环境和光环境的影响，并提出了相应的优化设计策略。接下来，书中建立了一个综合评价体系，用于评估视障老年人照料设施的质量，并通过实例应用展示了评价工具的使用和结果分析。在营造策略章节中，作者通过对国内外实践经验对比分析，提出了一系列针对视障老年人照料设施的营造策略，包括维持记忆认知的导盲系统设计、兼顾自由安全的室外空间设计、营造家庭氛围的生活空间设计和增强社会交往的公共空间设计等。

总之，《视障老年人支持环境与照料设施》一书提供了一个全面而深入的视角，以了解视障老年人在养老建筑中的需求和特点，以及如何为他们提供更好的支持环境和照料设施。这本书不仅对相关领域的研究者和设计师具有指导意义，同时也为政策制定者和养老服务提供者提供了宝贵的参考资料。

2023 年 10 月

# 目　录
## CONTENTS

# 第一章

# 绪　论

根据 *The Lancet Global Health*（《柳叶刀——全球健康》）发布的"全球眼健康特邀重大报告"，预计到 2050 年，全球患有视觉障碍的人数将增至 18 亿。其中，主要原因为未矫正屈光不正、白内障、老年性黄斑变性、青光眼及糖尿病性视网膜病。这些视力问题对人们的生活和工作产生了巨大的影响，因此我们需要更加重视眼健康带来的问题，采取有效的措施来预防和治疗这些疾病以及这些疾病对工作和生活带来的不利影响。

根据国家卫生健康委 2020 年发布的《中国眼健康白皮书》数据显示，截至2019 年，中国的眼健康状况并不乐观。近视和高度近视的人数已经达到了惊人的 6.22 亿和 2.80 亿，轻度视觉损伤、中重度视觉损伤和盲人分别达到了 3276万、5059 万和 869 万。这些数字的增加与人口的增长、老龄化、肥胖和糖尿病患者的增加有关。未来，这些问题可能会更加突出，导致更多的人患上近视、高度近视性眼底病变、与年龄有关的眼病、糖尿病性视网膜病和其他慢性眼病，从而引起视力损害或视力残疾。随着老龄化的快速发展，预计约在 2050 年我国老年人口数量将达到峰值，60 岁及以上的比例将会超过总人口的 30%，这也将使中国成为视障老龄人口数量最多的国家之一。

随着人口老龄化的不断加剧，视障老年人的数量也在逐年增加。这些老年人由于视力残疾或视力障碍的原因，生活自理能力受到严重影响，需要依赖于他人或相关机构的照护。然而，目前社会上缺乏足够的视障老年人照护机构和照护单元，导致这些老年人的生活品质和生活环境质量受到很大的影响，也给社会经济发展带来了一定的挑战。因此，加强对视障老年人的关注和照顾，建立更多的照护机构和照护单元，提高他们的生活质量和幸福感，是当前社会所面临的重要任务之一。

我国在城市中设置了多种无障碍设施，如盲道、城市红绿灯蜂鸣器、盲文信息示意图、公交车导盲系统等，以改善视障人士的出行环境。然而，建筑内部鲜有针对视障者的辅助措施，即使在无障碍标准等级最高的养老建筑中，也仅有针对视障人士的盲道和扶手这类助残措施。这种情况需要得到改善，以更好地满足视障者的需求。提升视障老年人的生活环境需要从多个方面入手。首先，建立无障碍环境是非常重要的，包括安装扶手、防滑地面、盲道等设施，以便视障老年人能够自如行动。其次，养老机构的房间布局应该简单明了，避免过多的障碍物，同时应该有足够的照明和良好的通风条件。此外，为了方便视障老年人的日常生活，养老机构还应该提供一些特殊设施，如语音导航系统等，以帮助他们更好地适应新的环境。

鉴于目前我国在加强和改善养老服务、为残障老年人提供照护、维护各类人群的平等权利的政策支持下，如何提升视障老年人的生活环境，为养老机构环境设计、标准规范制定提供理论依据，正成为当前养老机构建设的现实问题与挑战。

## 第一节　研究背景与研究意义

### 一、研究背景

（一）人口老龄化问题不断加剧

1. 老龄人口多

在全球老龄化背景下，我国老年人口数量位居世界第一，老年人增量较大，未来的潜在市场需求量与老龄人口的压力会进一步增强。1999年，我国正式进入老龄化社会，总人口中60岁以上人口占比超过10%。从图1-1可知，我国人口结构从增长型（总人口中年轻人占比较大）逐渐过渡为稳定型（各年龄组人数占比呈现大致相等）。当前，我国正值快速的老龄化发展时期，预计大约到

2050 年老年人口数量将会抵达峰值，其中 30% 以上将为 60 岁及以上的老年人口。

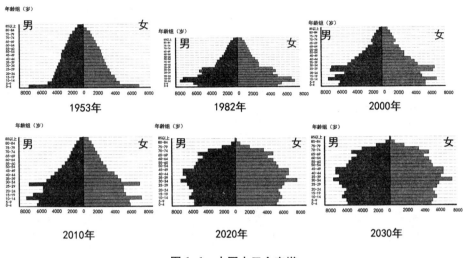

图 1-1 中国人口金字塔

国家统计局发布数据（根据第七次人口普查）显示，截至 2020 年 11 月 1 日，中国 60 岁及以上人口约 2.6 亿，占总人口的 18.70%，其中 65 岁及以上人口 1.9 亿，占 13.50%，人口老龄化趋势明显。2010 年至 2020 年间，老年人口抚养占比从 11.98% 上升到 19.69%（见图 1-2）。根据《2020 年中国发展报告》：根据中国人口老龄化的发展趋势和政策，2035 年和 2050 年，中国 65 岁以

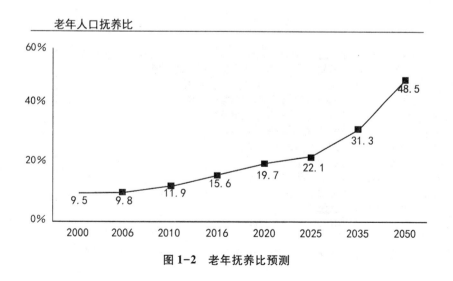

图 1-2 老年抚养比预测

上的老年人将达到3.1亿（22.30%）和近3.8亿（27.90%）（见图1-3）。党的十九届五中全会提出，要实施积极应对人口老龄化的国家战略，把应对人口老龄化作为当前和未来关系全局的重大战略任务，统筹规划，系统实施战略。

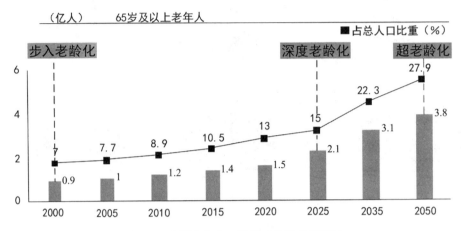

图1-3  中国老年人口数量变化及趋势预算

## 2. 老龄化进程快

中国是世界上老龄化增长最快的国家之一。从进入"老龄化国家"到成为"老龄化国家"，大多数发达国家花了半个世纪或几百年的时间，而中国预计这一过程只需要26年（见图1-4）。预计2020年至2050年将是中国人口老龄化最快的阶段，老年人比例将从17.17%上升到30.95%。

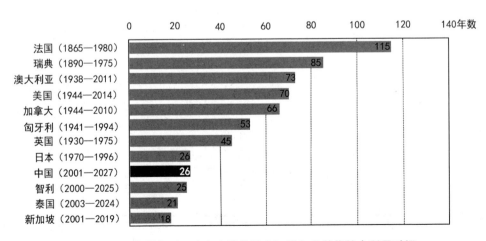

图1-4  一些国家（已步入老龄化社会）进入老龄化社会所用时间

（二）传统居家养老模式受到冲击，养老机构需求凸显

2020 年中国发展报告：计算中国人口老龄化的发展趋势和政策，独居老人数量将在未来几十年内持续增加。2010 年独居老人数量已经高达 1754 万户，这一数字在 2050 年将达到 5310 万户，这意味着独居老人将成为一个越来越严重的社会问题。随着我国独居老人和空巢老人数量的增加，社会对养老服务的需求也在不断增加。为了满足这一需求，我国的养老服务体系已初步形成以居家为基础，或以社区为基础，以机构为补充、医养相结合的服务模式。这种服务模式不仅可以让老年人在家中得到更好的照顾，还可以在社区和机构中享受更全面的养老服务。同时，医养相结合的服务模式也可以更好地保障老年人的健康。

1. 居家养老能力逐渐减弱

长期以来，中国老年人主要是家庭养老，其日常生活照顾者主要是子女及配偶。但自 20 世纪 80 年代独生子女政策实施以来，家庭结构逐渐小型化。随着第一代独生子女开始组建家庭，"4—2—1"倒金字塔的家庭模式出现了。近年来，随着老年人平均子女数量的逐渐减少，子女抚养老年人的负担也增加了。传统的家庭养老模式将是不可持续的，特别是对于独生子女的父母，他们将更难依赖子女养老。这种家庭模式已导致越来越多的老年人无法得到足够的照料和关爱，因为他们的子女和配偶需要同时照顾自己的孩子和工作，传统的"养儿防老"模式受到较大冲击，家庭养老能力日渐削弱。

2. 社区养老模式尚不健全

当前，我国老旧社区改造难度较大，资金和人员也存在缺口，难以短时间内大量成功建设养老社区，因此，社区养老模式的发展还有待完善，且目前存在着一些问题和挑战。例如，社区养老服务的覆盖面还不够广，许多老年人不能享受高质量的服务水平；同时，还需要进一步提高社区养老服务的质量和标准，以满足老年人的需求和期望。此外，社区养老模式的可持续性也需要关注，需要探索更多的融资和管理模式，以确保养老服务的长期稳定和发展。

（1）资源缺乏有效整合

从整体上来看，我国的社区居家养老服务是以政府为主导来推进的。由于受到传统的、单一的政府提供的公共服务的影响，目前，大部分地区的社区居家养老服务都是以政府拨款为主，街道和居委会的社区服务中心为托底居家的

老人们提供服务。但是，他们提供的服务只局限于普通的日常照顾，更多的是家务和饮食服务，缺少专业化和多元化的服务，服务的覆盖面非常窄，并且服务输送单一化，工作人员上门服务的频率和时间大部分都是固定的，很少能够满足老年人需要的服务。在缺少市场和社会力量的情况下，因为财政和政府自身职能的局限性，导致了社区居家养老服务存在着服务方针口号化、运作体制形式化、服务内容空洞化、服务资源闲置化等问题，不能更好地发挥其为老年人服务的功能。

（2）专业服务水平较低

因为大部分的社区居家养老服务都是以社区综合服务中心为基础来进行的，而这个中心除了为老年人提供的服务之外，还需要提供其他的公共服务，因此，社区居家养老在它的工作中只占很小的一部分，而且它还处在起步阶段，只是在社区中零星地进行着，其专职的养老服务和管理人员很少，甚至没有。现在，社区居家养老服务工作人员主要有两种：一种是带薪的居家养老服务工作人员，因为工作强度大，工作难度大，所以他们的工资待遇和社会认可度都比较低。他们主要是由下岗失业妇女和农村进城务工妇女组成的，她们缺少关于养老服务的专业知识和技能，很难为老年人提供高水平的养老护理服务。此外，由于从业人员的年龄结构比较老旧，工资与工作量不匹配，所以工作人员的流失率也很高。另外一种类型是志愿者，他们是居家养老服务的一个重要补充力量，但是他们缺少一种长效的运作机制和健全的激励及培训机制，这让他们无法实现长期、稳定的发展。

（3）管理章程较不规范

社区居家养老资金完全是由财政拨款提供的，然而，政府在社区居家养老中投入的资金却非常有限，远不能支持社区居家养老的可持续发展，大部分资金仅够用于社区居家养老基础设施的建设。此外，由于受到政府财政的制约，政府对托底老人的补贴标准也比较低。然而，社区居家养老服务在许多方面都需要大量的资金，在资金投入严重不足的情况下，社区居家养老服务机构自身也缺少造血能力，这就造成了它的日常运作得不到资金保障，机构自身的发展也受到了影响。与此同时，由于当前社区居家养老的发展尚处在起步阶段，其管理模式和运行机制仍处在摸索之中，组织结构混乱，管理手段落后，部门条块分割，缺乏激励机制，造成了社区居家养老服务的随意性大，居民对其满意度不高，缺乏可持续发展的活力。

（4）监督机制不够健全

当前，国家颁布的大多数的养老法律法规，都只具有原则性的内容，它们还停留在宏观的层面上，缺少必要的司法解释和具体的操作规范。这些法律法规把重点放在了保障老年人的权益和对居家养老服务工作进行指导等方面，但是在养老主体的责、权、利方面，却没有一个明确的定义。这就导致了对承担较大风险的社区居家养老服务提供者的权益的保护是一片空白，导致了与居家养老有关的纠纷无法得到有效的解决。尽管中央和地方政府已经制定了一些与老人权益、税收优惠、社会保障等与居家养老相关的政策，但由于涉及的部门比较多，所以往往会出现推卸责任的情况。与此同时，大部分的社区居家养老服务都是以政府为主导，街道及居委会等基层组织充当了执行实施方。但是，在其开展工作的过程中，政府的职能却出现了缺位，缺少了与之相适应的监督评估机制；由于监督不到位，导致出现服务质量低下、服务内容空洞等问题，最后不能确保社区居家养老服务的持续运行。

3. 机构养老需求巨大

在当前背景下，机构养老无疑成了更多老年人的选择（见图1-5）。随着人口老龄化的加剧，人们对养老问题的关注和科技的进步使养老行业成为在国际和国内都受到高度关注的发展产业之一。随着人口老龄化的加剧，老年人的生活质量问题日益受到关注。与此同时，科技的进步也给养老事业带来了无限的可能。目前，养老产业已经成为国内外重点发展的产业之一，涉及医疗、护理、康复、养老服务等多个领域。随着社会的进步和人们对养老服务的需求不断增

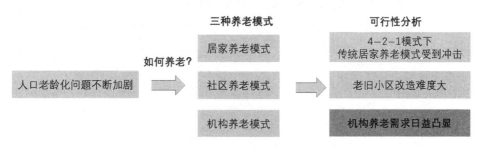

图1-5 现存养老模式可行性分析

加，养老产业的前景将会更加广阔。根据民政部公布的数据，2020年中国养老服务机构数量为3.8万个，较2019年增加了0.9万个，养老机构的需求日益凸显。

## 二、研究意义

视障老年人是一类特殊的群体，他们需要特殊的照料设施来帮助其生活。首先，视障会给老年人的生活带来很大困难。老年人视力下降是常见的现象，而视障则会使他们无法独立进行日常生活。特殊设施可以帮助他们识别物品、移动和沟通。其次，视障老年人容易受伤。由于视力受限，他们更容易在家中或户外跌倒受伤。特殊设施可以减少这种风险，如安全扶手、防滑地板等。再者，视障会影响社交。老年人需要社交来保持精神健康，但视障会限制他们与他人的互动。特殊设施可以通过语音、触觉等方式帮助他们与外界联系。

总的来说，视障给老年人的生活带来重大挑战。特殊照料设施可以减轻他们的生活困难，降低受伤风险，改善社交状况，从而提高他们的生活质量。因此本研究有以下意义：

（1）对视障老年人的行为、心理和生理状况进行文献梳理，提出视障老年人对于照料设施的环境和设施需求。对国内外老年人照料设施进行案例收集、对专门化视障老年人照料设施实践经验进行比较分析，提出视障老年人照料设施设计内容和具体设计策略。

（2）对视障老年人提供专门化服务的照料设施进行了实地调查，通过观察与测量揭示了照料设施的环境与视障老年人行为之间的关系；并通过问卷调查与半结构化访谈调查了视障老年人对照料设施的环境感知情况，探究了影响视障老年人环境感知的因素，并建立了环境感知模型。

（3）依据既有规范标准、养老环境评价工具、实地调研、问卷调查结果和专家建议共同确定了评价指标库，再运用层次分析法确定因子权重，并结合模糊综合评价法共同建立了老年人照料设施视觉无障碍环境的评价体系。

## 第二节　研究目标与研究内容

### 一、研究目标

党的二十大报告提出"实施积极应对人口老龄化国家战略""发展养老事业和养老产业，优化孤寡老人服务""推动实现全体老年人享有基本养老服务"等要求。养老服务关系到老人和家人的幸福生活，也是民生保障中的一项重要内容。在我国，要想有效地解决老龄化社会问题，就必须加快推进养老事业的高质量发展。在过去的十年里，我们的养老服务事业已经取得了令人瞩目的成绩，它的体制框架越来越完善，服务体系越来越完善，服务能力越来越强，服务水平越来越高。但随着老龄化进程的加快，预计2050年前后，我国的老龄人口将迎来一个高峰。到那时，60岁或更高年龄层的老人所占的百分比将超过30%，这将使中国成为视障老龄人口数量最多的国家之一，但是当前我国养老服务对于此类群体并未有专门化的设计。因此，本专著拟针对目前我国机构养老服务存在的对视障老年人供给不平衡、结构不合理、设计质量不高等问题，以视障老年人的心理、生理和行为特征为依据，对视障老年人照料设施提出具体的环境支持设计和照料设施建设意见。

### 二、研究内容

本书旨在探讨视障老年人在养老建筑中的需求和特点，以及如何为他们提供更好的支持环境和照料设施。本书分为四个主要部分，首先，通过文献资料收集介绍了老年人照料设施的发展背景和相关定义，分析了国内外老年人照料设施的发展历程和现状，详细探讨了视障老年人的生理、心理和行为特征，以及他们在照料设施中的需求；其次，通过对国内外养老建筑的调研、实地测试和访谈，总结了视障老年人照料设施设计的关键内容，提出了无障碍环境设计策略和健康舒适环境营造策略；再次，建立了一个综合评价体系，用于评估视障老年人照料设施的质量，并通过实例应用展示了评价工具的使用和结果分析；

最后，在对国外实践经验比较分析的基础上，提出具有一般意义和更大规模指导作用的视障老年人支持环境与照料设施设计建议。

## 第三节　主要观点与研究方法

### 一、主要观点

随着人口老龄化的不断加剧，视障老年人的数量也在逐年增加。这些老年人由于视力障碍的原因，生活自理能力受到严重影响，需要依赖他人或相关机构的照护。然而，目前社会上缺乏足够的视障老年人照护机构和照护单元，导致这些老年人的生活品质和生活环境质量受到很大的影响，也给社会经济发展带来了一定的挑战。因此，加强对视障老年人的关注和照顾，建立更多的专门化照护机构和照料设施，提高他们的生活质量和幸福感，是当前社会所面临的重要任务之一。

目前，我国建筑内部鲜有针对视障者的辅助措施，即使在无障碍标准等级最高的养老建筑中，也仅有针对视障人士的盲道和扶手这类助残措施。提升视障老年人的生活环境需要从多个方面入手。首先，建立无障碍环境是非常重要的，包括安装扶手、防滑地面、盲道等设施，以便视障老年人能够自如行动。其次，养老机构的房间布局应该简单明了，避免过多的障碍物，同时，应该有足够的照明和良好的通风条件。此外，为了方便视障老年人的日常生活，养老机构还应该提供一些特殊设施，如语音导航系统等，以帮助他们更好地适应新的环境。

目前，针对我国在加强和改善养老服务、为残疾人老年人提供照护、维护各类人群的平等权利的政策支持下，如何提升视障老年人的生活环境，如何为养老机构环境设计、标准规范制定提供理论依据，这正成为当前养老机构建设的现实问题与挑战。本书中建立的视障老年人照料设施综合评价和评价工具，可以为养老设施的环境优化改善和机构定级评价等提供工具支持。

## 二、研究方法

文献研究法。整理汇总相关文献、标准、实际项目建设等研究资料，全面认识其研究现状并掌握一定的理论方法，了解视障老年人的生理、心理、感知觉和行为特征，为后文体系构建提供基础理论依据。

实地调研法。通过对哈尔滨市养老院和视障人群养老院的实地调研，从光环境、表面设计、无障碍感官标识等方面整理调研信息，深入、全面地分析老年人照料设施视觉无障碍环境的现状问题，为评价体系的构建和评价标准的确定提供基本逻辑框架。

实地测量法。本研究将利用 BSWA801 声级计、照度计对照料设施内老年人活动最频繁的区域如多功能厅、老年人房间、活动室、走廊和室外活动广场的声环境和光环境进行测量和记录，同时用手机对所测量地点的情况进行拍照。视障老年人照料设施环境的客观测量为本研究提供了可靠的数据支持。

问卷调查法。在实地调研过程中，向老年人照料设施内视障人群发放问卷。同时，此问卷还将向护理人员和相关领域专家发放。通过对获取的数据的统计分析来对老年人照料设施视觉无障碍环境的评价指标进行修正。

扎根理论法。本研究基于经典扎根理论对访谈数据进行编码、归纳和聚类，分析视障老年人对照料设施环境感知情况，并挖掘出视障老年人在行动、辨识、娱乐、呼唤等方面对声音和光照的需求，构建了视障老年人照料设施感知模型。

AHP 层次分析法。层次分析法是一种多方案或多目标的决策方法。该评价方法可将评价目标具体化、因子化，从而构建多层次结构模型，并借助九标度法确定各指标综合权重。层次分析法可将定性问题转化为定量计算，将评价目标量化，帮助建立科学的老年人照料设施视觉无障碍环境的评价完善体系。

模糊综合评估法。模糊综合评估法是一种综合评估方法，它可以把定性评估转换成定量评估，即运用模糊数学的方法对影响该目标的各个因子做出总体评价以解决复杂的、难以量化的非确定性问题。通过对各子目标进行综合评价打分的形式，得出综合评价结果。

# 第二章

# 研究的主要理论基础

## 第一节　老年人照料设施的发展历程

老年人照料设施的发展历程可以追溯到 19 世纪末期，当时欧洲的一些国家开始建立养老院和护理院，为老年人提供住宿和医疗照料。随着时间的推移，老年人照料设施的类型和数量不断增加，逐渐形成了现代养老服务体系。老年人照料设施的发展历程可以总结为初期阶段、中期阶段和现代化阶段。在初期阶段，老年人照料设施规模较小，服务项目也较为简单；在中期阶段，老年人照料设施规模逐渐扩大，服务项目也有所增加；在现代化阶段，老年人照料设施形成了多元化的服务模式，为老年人提供了更加全面和个性化的服务。

初期阶段（19 世纪末期至 20 世纪初期）：老年人照设施最早可以追溯到 19 世纪末期，当时，一些国家开始建立养老院和护理院，为老年人提供住宿和医疗照料。这些设施通常由教会或慈善机构管理，主要面向贫困和孤独的老年人。这一阶段的老年人照料设施规模较小，服务质量也较为简单，但为后来的发展奠定了基础。

中期阶段（20 世纪 20 年代至 60 年代）：20 世纪 20 年代至 60 年代，老年人照料设施经历了快速发展的阶段。在这一时期，一些国家开始建立大型的养老院和护理院，为老年人提供更全面的服务。这些设施通常由政府或私人机构管理，规模较大，服务质量也有所提高。同时，一些国家开始推行社区护理服务，为老年人提供居家护理和社区服务。这一阶段的老年人照料设施开始形成了现代养老服务体系的雏形。

现代化阶段（20 世纪 70 年代至今）：20 世纪 70 年代至今，老年人照料设施进入了现代化阶段。在这一时期，一些国家开始推行个性化服务，为老年人提供更加个性化的照料服务。同时，一些国家开始实施家庭式养老，给老人们带来更温暖的家庭护理服务。这一阶段的老年人照料设施已经形成了多元化的服务模式，为老年人提供了更加全面和个性化的服务。

**一、国外老年人照料设施发展历程**

（一）欧洲老年人照料设施的发展

英国的老年人照料设施主要由政府和私人机构管理，包括养老院、护理院、社区护理服务等。其中，养老院和护理院主要面向需要长期照料的老年人，社区护理服务则主要面向需要短期照料的老年人。英国的老年人照料设施服务质量较高，但也存在一些问题，如服务不平衡、费用高昂等。

到目前为止，德国的养老机构大致走过了五个时代。20 世纪 40 年代到 60 年代的第一批养老院相对简单，主要是用来给老人们提供食物的，人们将其命名为"监狱"。在 1960 年至 1980 年间，养老院的性质开始与"医院"相似，强调保健和医疗的有效性，并把老人当作患者来看待。在 20 世纪 80 年代之后，德国的第三代养老院开始注重创造公共空间，并在平面设计上有了更多的自由度，像"宿舍"。1995 年后的第四代安老机构（图 2-1 中所示的红框部分）就已经开始进行组群，每一个组群都配备了一整套的客厅、餐厅、厨房、卫生间等。在这样的环境下，老人们会有一种大家庭般的安全感，因此，这个时期的安老机构又被称为"家"。近年来，德国开始发展它的第五代老人服务，鼓励人们在附近居住，融入社区，由社区来提供服务（如图 2-1 所示）。当然，这并不是意味着专业的养老设施被取代，相反地，社区将提供更细分或多功能的设施，让有不同的特殊需求的老年人在家附近得到照顾。

（二）美洲老年人照料设施的发展

1. 美国老年人照料设施的发展

从 1776 年 7 月 4 日美国宣布独立到 1800 年的 24 年的时间里，95% 以上的

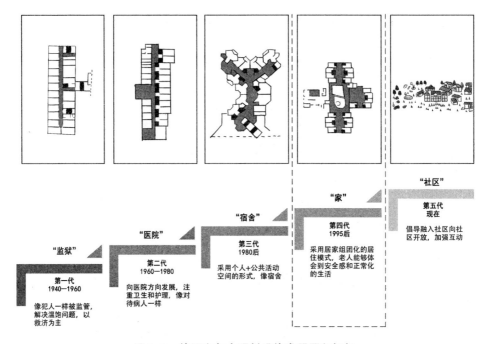

"监狱"
第一代
1940—1960
像犯人一样被监管，解决温饱问题，以救济为主

"医院"
第二代
1960—1980
向医院方向发展，注重卫生和护理，像对待病人一样

"宿舍"
第三代
1980后
采用个人+公共活动空间的形式，像宿舍

"家"
第四代
1995后
采用居家组团化的居住模式，老人能够体会到安全感和正常化的生活

"社区"
第五代
现在
倡导融入社区向社区开放，加强互动

图 2-1  德国老年人照料设施发展历程解析

美国人口都居住在偏远的乡下，依靠家庭式的中小型农场，过着自给自足的生活。老人作为家庭的一员，也能够帮助缝纫、做饭，为家庭的生存贡献自己的一份力，因此在这个时期，家庭是养老的基本单位。此外，在这个阶段，政府开始建设一种叫"济贫院"的机构，用以接收那些又贫穷又没有孩子的老人。

1865 年，美国内战结束，直到 20 世纪 20 年代，美国才进入了工业化与城市化的鼎盛阶段，在此期间，美国的城市建设与社会治理也逐步走上了正确的轨道。在解放黑奴运动和社会改良运动的共同作用下，慈善事业特别是社区照料也得到了很大的发展，很多城市都相继出现了社区服务中心，它们为人们提供了一些业余性质的养老照护服务，这也基本上可以算作美国现代化养老设施的开端。1930 年代，在大萧条的影响下，罗斯福总统通过了《社会保障法》，将美国公民的退休年龄定在 65 岁，并推出了养老保险与失业保险，成为美国有史以来首个社会保障法，也是美国政府正式参与其中的社会保障法。从那以后，随着时间的流逝以及经济的发展，各种各样的社会保障措施也相继出台。从 1940 年开始，国家实行了每月发放养老金的制度，退休制度终于在全国范围内形成了一个主要的社会保障系统。一直到 20 世纪 80 年代，联邦政府又推行了家庭医疗补助和社区服务计划。由此，美国老年人的养老开始从家庭中脱离出来，不再依赖家庭和子女，而是改由政府和社会来承担。

美国的养老院制度比较完善，具有一定的代表性。与一般的养老院不同，这种社区可以提供生活、餐饮、医疗护理、文化娱乐、健身运动等全方位、多层次的优质服务，并可以按照老年人的身体状况进行分区护理。在美国，老年人可以选择的养老社区有以下几大类型，主要包括：养老社区的持续性护理（简称 CCRC）、老年经济适用房（Affordable Housing Communities for Elderly，只给低收入的老人住）、护养院（Assisted Living）、自理单元（Independent Living）、活力长者社区（Active Adult Community）、居家养老（Aging In Place）等，如图2-2 所示。

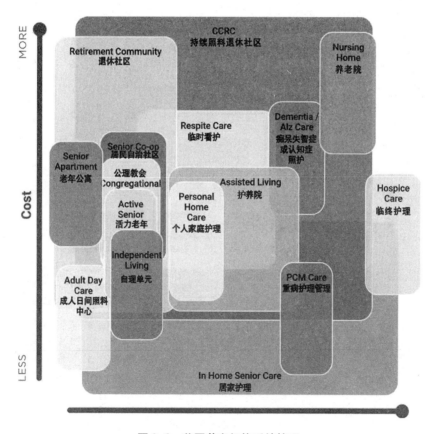

图 2-2　美国养老机构系统梳理

2. 加拿大老年人照料设施的发展

众所周知，加拿大是一个移民大国，加拿大养老体系健全，国家通过各种福利让老年人的生活得到充分的保障。加拿大是一个典型的高福利国家，其社会保障制度涵盖了养老、医疗、住房、工伤和社会救济，具有广泛的覆盖面和较强的保障能力。尤其是养老保障，经过几十年的发展，已经逐渐形成了一个具有广覆盖、高水平、多元参与、高效率和可持续的完善保障体系。然而，加拿大社会养老保险体系的可持续发展面临着严峻的挑战，特别是在发达国家，随着人口出生率降低、人均寿命增加，其可持续发展也面临着严峻的挑战。在高收入国家中，加拿大的人口老龄化现象相当严重。

从加拿大养老保障制度建构、养老基金的运作和养老服务的供给来看，其制度健全，覆盖面广，参与方式多样，效率高，保障能力强。其一就是构建了一个广覆盖、多层次、高水平的养老保障体系：财政全负担的福利性老年保障金和收入保障补贴制度、雇主和员工分担责任的基本退休金体系——加拿大退休金方案、以延期征税为支持、自愿缴费的补充养老保险计划以及完善的养老保障法律体系，如图2-3所示。其二是独立决策、市场化运作的养老保险基金

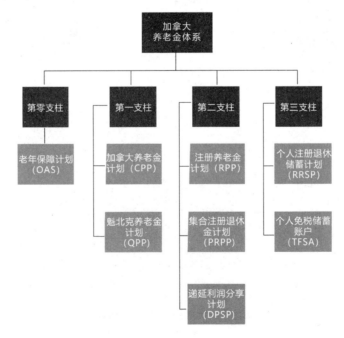

图2-3　加拿大养老金体系梳理

投资运营机制：加拿大的三大支柱，除第一支柱由税收筹资支付外，其他两个支柱都是采取市场化基金运作方式，如图2-4所示。其运作模式具有接续方便，监管到位，投资组合高度国际化、多元化，投资决策独立，投资收益率高等特点。其三是在供给多元化、多层次、高效率的在社会福利方面，加拿大社会福利制度相对健全，社会福利制度发达为各种条件下的老人提供了基本保障。

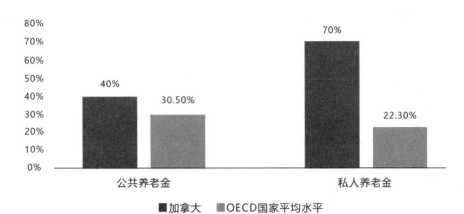

图 2-4　加拿大与 OECD 国家对比

加拿大经过几年的改革和发展，已经形成了一个覆盖范围广、层次高的社会福利体系。然而，与世界上其他高福利国家一样，加拿大的养老保险体系的可持续发展受到了严重的冲击，其高度国际化的养老基金投资结构也受到国际金融危机的冲击，且目前的养老保险体系还存在着缴费比例偏高、运行费用偏高、公私收入差距悬殊的问题。

（三）亚洲老年人照料设施的发展

1. 日本老年人照料设施的发展

日本的老人很多，而且他们的平均寿命也很长，这不仅仅是因为他们的经济发展好和生活水平高，更重要的是，日本的老人很容易被照顾到，不用担心他们的晚年。日本是一个养老政策比较成熟的国家，其养老系统及其服务系统也是一个比较完善的国家。到目前为止，日本的养老制度大致可以分为三个阶段：

20 世纪 50 年代至 60 年代，日本初步建立起福利制度。日本在 1950 年颁布《社会福利事业法》后，以法律的方式确立了老人福利制度，并设立了一系列专门为老人服务的福利机构。但是，随着日本人口不断减少，高龄老人数量不断增加，日本社会在此期间的安全保障制度逐渐不能满足老人对健康照护的巨大需求。

从 1970 年起，日本社会福利体系的发展出现了一个拐点，政府除了对养老院进行大力扶持外，还对与养老院有关的家庭护理进行了积极的鼓励和扶持。1980 年至 2000 年间，日本对福利体系进行了一系列的修改，在此期间，养老机构逐步向以健康为基础的方向发展。

21 世纪开始，日本继续完善福利制度，开始向提供疗养护理的长期照料服务的方向发展，并完善各类设施。然而，同一时期的日本家庭因为结构的改变，在养老问题上，传统的家庭的养老能力有所降低，再加上人口老龄化的趋势越来越明显，使得现有的养老保险体系很难保持下去了（见图 2-5）。在这样的社会背景下，日本开始实施介护保险制度，来促进合理利用与分配有限的养老资源。

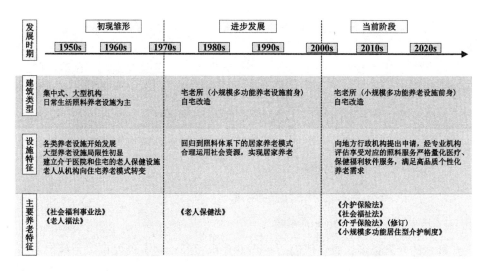

图 2-5　日本老年人照料设施发展历程解析

2. 韩国老年人照料设施的发展

韩国是近几年来生育率最低、老龄化速度最快的一个国家。20 世纪 70 年代，韩国进入了老龄化阶段，并于 2000 年进入了"老龄社会"，预计到 2026 年将进入"超老龄社会"。面对老年人的人数和需求不断增加、财政紧张、家庭功能逐渐衰弱的情况，韩国正在大力发展养老服务，其中包括文化活动类、医疗服务类、居家照料类、生活类等。"敬老堂""老年人教室""老年人福利馆"等这些服务设施受到了广泛的关注，大大满足了老年人的各种需求，社会在建设和管理上积累了一定的经验。为了对人口与家庭结构的改变做出反应，韩国政府采用了制度与非制度的方式来鼓励代际照料，提升居家养老家庭的支持力，并与市场、社会等提供方进行协调，建立了一个比较健全的社会支持网，以满足居家养老的需要，并取得了很好的成效。

韩国受传统孝道的影响，韩国国民一般不希望父母在老年护理之类的养老机构度过余生（如图 2-6 所示）。为了促进家庭护理模式的发展，韩国政府在1992 年采取了一系列税收优惠措施，例如减少了三代同居家庭的所得税，这些家庭赡养了五年以上的老人；支持65 岁以上老人的纳税人可以减少其个人所得税等。2000 年，韩国逐步建立了日托中心、短期护理中心和家庭护理调度中心，以提供满足家庭护理需求的服务。2008 年 7 月韩国正式实施《老年长期护理保险法》，这标志着韩国养老模式从居家养老转变为社会养老。

韩国老人福利院的类型主要有居住型、医疗型、家庭护理型和文化活动型。如今，包括三星、现代等大型企业，休闲产业、建筑产业、保险公司、社会福利机构、宗教团体以及个人在内的社会团体，都在致力于养老服务。韩国以家庭为主体的养老模式，对家庭福利服务的关注也越来越多，一些专门从事家庭福利服务的中介公司也应运而生。韩国实施了长期护理保险，使养老院式护理与家庭式护理得到了快速的发展。

表 2-1　韩国人口预期寿命变化情况　　　　　　　　单位：岁

| 预期寿命 | 1970 年 | 1980 年 | 1990 年 | 2000 年 | 2010 年 | 2020 年 | 2030 年 | 2040 年 | 2050 年 |
|---|---|---|---|---|---|---|---|---|---|
| 平均预期寿命 | 62.3 | 66.1 | 71.7 | 76.0 | 80.2 | 83.2 | 85.2 | 86.8 | 88.2 |
| 男性预期寿命 | 58.7 | 61.9 | 67.5 | 72.3 | 76.8 | 80.3 | 82.6 | 84.6 | 86.2 |
| 女性预期寿命 | 65.8 | 70.4 | 75.9 | 79.7 | 83.6 | 86.1 | 87.7 | 89.0 | 90.1 |

国外会有这样的发展历程，主要原因是其养老设施收住的目标客群。从日本等国家的经验来看，养老设施收住的主要人群将会是高龄失能失智老人。从数据上看，我们以2016 年的日本数据为例，护理院中收住的85 岁以上的老年人

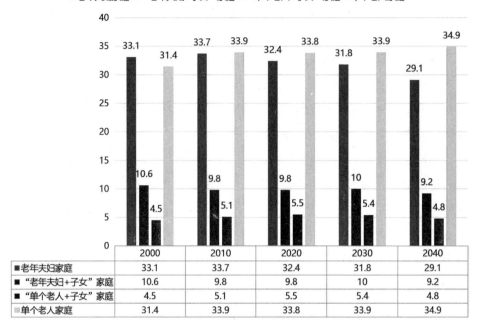

图 2-6　韩国老年人家庭类型情况发展

占比 62.7%，失能老人占比为 91.7%。这些数据都表明，随着全球人口老龄化现象的加剧发展，社会的养老负担也在持续不断地变重，势必将导致养老机构朝向更专业的照护高龄失能失智老年群体的方向发展。面对这一特殊群体的需求，老年人支持环境与照料设施将成为其更好的选择。

## 二、国内老年人照料设施发展历程

在几千年的中华民族的历史文化中，赡养老人一直是个人以及家庭的义务与责任，孝道是人们最尊崇的美德之一。《礼记》中有详细的记录，说明了先秦时期，乃至更早以前的国家是如何注重安身立命的。自中华人民共和国成立以来，大部分的国有企业和民政部门，都在用退休基金来资助家庭养老，给城市里的老人们提供了最基本的生活和医疗保障，给"三无"和"五保"的老人们提供了最基本的生活来源和安全保障。在我国的计划经济时期，这种养老制度从实质上来说属于一种国家福利，它的对象群体是有限的，它的局限性使得它的保障内容和服务水平都比较低。

　　随着改革开放和社会的迅速发展，人们的生活水平与平均寿命也在持续地提升。此外，因为长期实行计划生育政策，导致了我国家庭结构发生了巨大的变化，这使得老年人的生活与保障范围开始发生了逐渐超越私人以及单位的福利范畴的发展趋势。面对这样的局面，一种由政府主导、社会各方协同参与的公共服务体系开始成为我国老年事业的重心。

　　1999 年，养老服务事业开始转为制度化，全国老龄工作委员会成立，并有专门的机构进行运作和管理。在我国步入老龄化的新阶段后，《关于加快实现社会福利社会化的意见》的颁布为我国社会养老制度的建立奠定了坚实的政策基础，这也意味着我国已逐步替代原来由政府主导的社会养老制度，进入了为老年人提供社会养老服务的新阶段，也就是为老年人提供社会养老服务的新阶段。

　　为了推动社会养老服务事业的发展，2005 年国家颁布了《关于社会力量兴办社会福利机构的意见》。在中共中央、国务院《关于加强老龄工作的决定》中，第一次明确了"以家庭养老为基础，以社会养老为依托，以社区养老为补充"的养老模式，并在此基础上，把社会养老服务作为补充。2006 年，《关于加快发展养老服务业的意见》由国家老龄委员会等多个部门共同发布，其中，"以家庭为基础，以社区为基础，以机构为补充"的养老服务体系对养老服务的内涵进行了新的界定。它的出现，标志着我国养老服务行业的发展，正逐步向社会福利服务行业转变。

　　《国家十二五规划纲要》在 2011 年发布了我国老龄工作新部署，提出了"积极应对人口老龄化"的总体要求。养老的发展方向是以居家服务为基础，以社区为依托，以机构为支撑的养老服务体系。养老服务机构在社会生活中的作用和地位得到了加强，并在社会生活中发挥了重要作用。"十二五"是我国养老事业发展的一个重要阶段，在此期间，养老事业的政策也在逐步完善，这为今后的发展创造了有利的制度条件。从 2013 年到现在，是我国养老服务体系全面社会化和产业化的时期，"十三五"以来，我国先后出台了多项鼓励社会力量兴办规模养老服务设施的政策，并为高龄失能、失智老人制定了建立养老服务保障体系的相关政策。在养老服务体系数十年的发展过程中，我国在老年人照料设施的建设上也取得了一定的成就。当前，可按兴办主体将其划分为三种：（1）地产投资类设施，主要包括老年社区、养老旅游地产等，这类设施一般都是规模较大，地理位置比较偏僻，并且有很强的封闭性。（2）由国家出资建设的综合养老服务中心，其规模普遍较大，以老年人为主体，养老服务中心具有较强的体制性特征。（3）私立、小规模、定位不清、设施状况不佳等。就服务对象而言，目前，国内大部分养老机构主要是收容那些有有限医疗需求的老人。还有一些机构为半自理和无自理能力的老年人提供住宿，但是人数很少（见图2-7）。

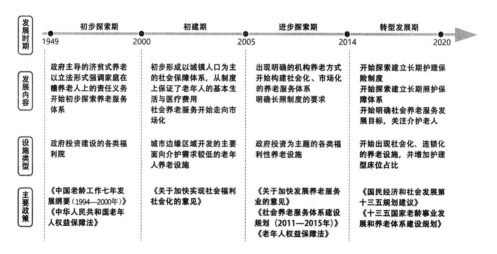

图2-7 我国老年人照料设施发展历程解析

## 第二节 国内外研究现状

### 一、国外理论研究及老年人照料设施现状

（一）国外关于老年人照料设施的法律法规

欧美国家和日本等，在养老设施和相关理论方面都做了许多有益的探索和实践，取得了很好的成果。

当前，国际标准化组织共发布和实施了12项关于养老服务业的国际标准。但是，这些标准中的内容主要是对服务老人的信息技术进行了规定，并指出在制定规范时，应该将老年人的需要考虑进去。

英国是一个具有代表性的社会福利养老体系。为了推动养老服务的发展，英国根据财政部等颁布的《居家服务指南》《老年居家服务标准》《残疾人居家服务》等规范性文件，对养老服务的提供机构进行了监管，包括服务质量、服务机构要求、对养老机构的评价标准等。英国政府颁布了一系列旨在保护老年人权利的法律法规，如《疗养院法》《社会保障保障条例》和其他法律法规。养老服务标准的内容主要包括服务质量、服务机构要求、针对养老机构的评估规范等。

美国在进入老年社会的过程中，已经建立起了健全的社会福利保障体系，颁布和执行了一系列关于老年福利的规范，为促进老年福利事业的发展提供了重要的途径和基础。颁布了《社会保障法》《美国老年人法案》《残疾人法案》等一系列法律法规。1973 年美国成立了一个独立的联邦机构——无障碍委员会，致力于残疾人无障碍设计。2015 年美国医疗保险和医疗补助服务中心修订了养老院的五星质量评分系统，排名指标主要由三大部分组成，分别是健康检查、护理人员以及护理质量措施，缺乏建筑环境方面的标准。

澳大利亚政府根据《老年人护理法》，在 2008 年颁布了《老年人的能力评估标准》，并制定了照护设施的鉴定标准。老年服务标准及认证机构，由澳大利亚卫生及老龄部门指定，按照管理体系，即老年人的生活方式、实际环境及安全体系，对养老院的品质进行了 44 个方面的验证。

日本是世界上老龄化速度最快、老龄人口占人口总数最大的国家之一，它对老年人的照护提出了许多新的要求。20 世纪 50 年代后期，日本开始以法律形式处理老年人的养老问题，出台了《老人保健法》《老人福利法》《推进高龄者保健福利 10 年战略计划》以及《护理保险法》等，形成了多方位的老年人福利体系，对养老院的开设条件、功能和面积等做了明确的规定。在养老服务标准化与评估方面，当前日本主要执行的是厚生省老人保健福祉局制定的养老服务评估标准，包括了日常生活服务、特殊服务等内容、设施设备与环境、经营管理等方面的内容。日本的养老服务标准对软件进行了细化和有针对性的设计，根据居住在这里的老人的需要，对他们的养老服务进行了详尽的评估，包含了 5 个项目（服务、饮食、医疗、精神、系统管理）和 87 个评估指标。在它的养老服务标准中，每一个地方都表现出了内容详尽、要求具体、可操作性强的精细特征。各国相关政策法规如表2-2所示：

表2-2 国外养老服务相关政策法规

| 国家 | 时间 | 名称 | 主要内容 |
|---|---|---|---|
| 美国 | 1935 | 《社会保障法》 | 为老人、盲人、未成年人以及其他残疾儿童提供更为可靠的生活保障，为妇女保健、公共卫生及失业补助做出更为妥善的安排 |
| | 1965 | 《美国老年人法案》 | 逐步构建起老龄工作的行政网络，老年人获得了全方位的保障 |
| | 1987 | 《综合预算调和法》 | 包含大量的养老院改革立法 |
| | 1991 | 《残疾人法案》 | 规定了残疾人所应享有的权利，特别是就业方面不应受到歧视 |
| | 2004 | 《残疾人法案和建筑障碍法案无障碍指南》 | 对无障碍设施进行了更新补充 |
| 英国 | 1975 | 《疗养院法》 | 对"养老院"及"精神疗养院"的定义、登记及管理进行阐释，并合并与疗养院有关的某些法令的法案 |
| | 1980 | 《社会保障法案》 | 规定国家养老金的增长率与价格不与国民平均收入相关联 |
| | 1999 | 《1999年福利改革与养老金法》 | 分别从私人养老金和国家养老金的角度去构建一个新的第三条道路的养老保障法律体系，实现消除养老金领取者贫困的目标 |
| | 2000 | 《2000年儿童支持、养老金与社会保障法》 | |
| | 2001 | 《标准制定者阐述老年人和残疾人的需求的指南》 | 就如何考虑老年人和残疾人的需求，向相关国际标准的编写者提供指导 |
| | 2005 | 《老年人家庭看护质量》 | 本书适用于英格兰和威尔士的养老院业主、经理和高级工作人员，他们希望在任何时候都能为他们的住户提供最好的服务 |

续表

| 国家 | 时间 | 名称 | 主要内容 |
|---|---|---|---|
| 日本 | 1963 | 《老人福利法》 | 倡导保障老年人整体生活利益，推行社会化养老 |
| | 1983 | 《老人保健法》 | 1985 年正式生效，使得日本老龄福利政策的重点，向家庭安老转变 |
| | 1995 | 《老龄社会对策基本法对策大纲 1996》 | 建立"每个国民都能终身享受幸福的老龄化社会" |
| | 2001 | 《社会福祉法》 | 扩大社会福利事业的范围，加强了对各事业主体的管理 |
| | 2006 | 《无障碍法》 | 保障高龄者及残疾人无障碍移动的法律 |

## （二）国外关于老年人照料设施的设计研究

### 1. 针对视障人群的设计层面研究

"无障碍"的设计理念是在 1974 年由联合国提出的一种新的设计理念。1961 年美国推出《无障碍标准》后。其他国家和地区也陆续制定了与无障碍相关的法规。1990 年美国颁布的《美国残疾人法案》中列出了新建筑和改建建筑必须遵守的结构要求。建筑物必须满足有关地板表面、无障碍路线、楼梯、坡道、电梯、门和浴室的要求，使空间可供残障人士使用。对于有视力障碍的人来说，这意味着可以进入易于导航的安全空间。

21 世纪以来，在对无障碍设计持续关注的情况下，西方国家对残障人士心理、感知行为等方面也进行着研究，关于特殊人群感知行为的研究及相关研究理论在不断更新。在满足残障、老弱、病患人士在生理层面的无障碍需求后，设计更进一步上升到心理层面，探究人性化的无障碍环境建设对使用者心理的积极影响。西班牙国家盲人组织在 1994 年首次提出为盲人和低视力人群建设可达性的物理环境，旨在为视障人士生活、行走和居住空间的视觉无障碍设计确立指导原则。日本老龄化进程更快，在视觉无障碍环境建设方面有许多可供借鉴之处，提出了方便老年人、残疾人等灵活移动的建筑设计标准，其中包含对视觉无障碍环境的设计。

目前，对于视觉无障碍的相关研究和案例主要包括建筑物外立面和公共区

域的标识系统、室内空间设计、室内设施设计、环境规划和景观设计（包括道
路、广场、公园、花园、露台等方面的设计）。相关建筑案例如下表2-3所示：

表2-3 国外针对视障人群的相关建筑设计案例

| 项目名称 | 地区 | 特点 |
|---|---|---|
| The Lighthouse For The Blind And Visually Impaired, San Francisco | 美国 | （1）室内采用亮度最低的柔和光和中性色；<br>（2）利用材料触感的不同来帮助视障者区分空间；<br>（3）室内空间进行声学处理，减少机械声音并增加诸如脚步声之类的积极声音 |
| Center for the Blind and Visually Impaired, Mexico | 墨西哥 | （1）利用广场的中心水道的声音引导用户前进；<br>（2）手头高度的混凝土墙中的水平线和垂直线提供了识别每个建筑物的触觉线索；<br>（3）周边花园中的六种芳香植物和花卉充当恒定传感器，帮助在综合体中定位 |
| Anchor Center for Blind Children, Denver, USA | 美国 | （1）在这座"触感友好"的建筑和场地中，巧妙地放置感官元素和儿童大小的细节，比例、材料和照明的变化有助于儿童定位；<br>（2）教室墙壁上砖石结构的灵感来自盲文，可有效地发挥光影效果；<br>（3）室内设计遵循色彩理论，玫瑰色、蓝色和黄色饰面以门灯、天窗和壁灯的形式在建筑物周围播放。比较干净，没有障碍 |
| The Friendship Park, Montevideo | 乌拉圭 | （1）公园有水平和垂直纹理表面，可促进触觉体验。瀑布会产生特定的声音，创建有助于定位的声学地图；<br>（2）芳香的花卉和植物增加了整体的感官感受，使人能够以各种形式和观念体验空间 |
| Hazelwood School, Glasglow, UK | 英国 | （1）为了最大限度地利用自然光并包括视觉、声音和触觉特征，学校建筑包含许多走廊；<br>（2）大量使用了具有触感的软木覆盖的墙壁；<br>（3）巨大的天窗增加了自然光确保了空间中充足的光线分布 |
| The Casa Mac House, Vicenza, Italy | 意大利 | （1）团队研究了这位女士在整个房子中的日常活动和动作，并根据简单的字形语言开发了一种设计；<br>（2）建筑师将日常活动分类为"节点"，并创建了一个连接车库、前门和后院露台的中央走廊系统；<br>（3）房子的中央脊柱消除了普通住宅迷宫般的结构，营造出一种无忧无虑的简单生活方式 |

2. 针对老年人照料设施的设计研究

（1）美国绿屋养老模式案例——圣安东尼奥山花园绿屋之家

2001 年，美国纽约州一家高档敬老院的 Thomas 博士，在其多年的临床实践中，深刻地意识到当前社会保障体系下，敬老院中存在着"以家为本""以院为家"的传统敬老院，其所处的"以院代院"，是一种"以人为本"的服务模式，也是一种以"以家养老"为理念的敬老院。绿屋计划（GHP）是美国在 2003 年出现的一种新型养老模式。在经历了十多年的发展之后，这一服务的概念得到了很大的推广和普及，这个机构也是美国老年照护行业的一次重大变革。

"绿屋之家"一般由 8~12 人组成或 2~3 人组成，一般与大型传统养老机构在同一区域。以尊重老人，重塑护理观念，引导老人与护士更好地进行沟通。通过对"绿屋之家"的运作架构分析，我们发现沙赫巴兹与"医疗支援小组"中的护士（Nurse）是与老年人照护最为直接的两个成员，两个成员间的关系及交互模式形成了一种不同的照护模式，见图 2-8。在对绿屋之家照护模式的一项研究中，著者将其总结为传统、平行、集成和存取四种模式；同时，著者认为，在"绿色之家"的实践中，可以采取一种"主导"的方式。这就意味着，"绿屋"模式并不只是一次小型化居住模式的运动，它还是一次去机构化、去误解化的运动，也就是说，它不仅要在物质环境上，更要在认知上将机构化的照护模式消除掉，让它成为对所有人的人性化照护，让它成为一个家一样的环境。以人为中心的照护，赋予员工权力，让他们拥有分散的管理方式；员工、家人、

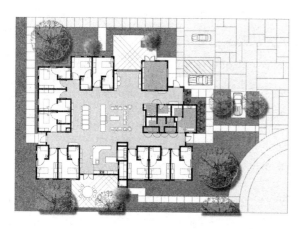
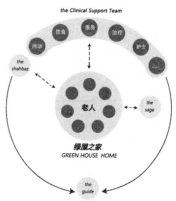

图 2-8　圣安东尼奥山花园绿屋之家概况示意

长者之间的密切联系，又可持续改进服务品质。

（2）荷兰老年人照料设施案例——荷兰贝赫韦格生命公寓

"生命公寓"是一个非营利组织，它不能给股东，也不能给公司，只能给新的组织提供资金。政府在发展方面，以发挥民间的作用为主，并给予相关的政策扶持。例如，给予银行一定的信贷优惠，以鼓励企业进行这类房地产的开发。开发企业可以将已建好的公寓直接出售或出租给有需要的老年人，从而获得利润。

"生活之家"按照老年人的体质，将其划分为三类：完全自理、半自理和不能自理。在生命公寓里，除了厨师和紧急医疗人员外，其他工作人员都是不穿工作服的，这点对公寓营造家的氛围非常重要，让老人生活没有压抑感，就像一个生活的社区，让老人能感受到轻松愉悦。生命公寓的核心价值观主要包括家族式关怀、自我管理、积极参与、肯定式文化。这里的家庭文化不是指"小家"，而指的是一种泛家庭文化，将养老机构搬到社区。机构不仅为居住老人服务，还为周边居民开放设施和功能。在这个机构里，有超市、餐厅、理发店、洗衣店、咖啡厅、棋牌室等，这些都是为那些住在这里的老人和访客提供的。公寓里的每一个设计都充分考虑老年人的需求和特点，每个老人都有自己独立居住的空间，不存在两人混住，除非是夫妻或者同伴关系。公寓内部设置了很多公共活动空间，方便经常举办一些派对和音乐会等活动（见图2-9），设计了一个非常有趣和有意义的怀旧博物馆，收集了一些老人从20世纪30年代起就使用的一些旧物件、家居器皿，帮助一些失忆和存在心理问题的老人回忆旧时光，触动他们心里的感动与回忆，这从医学上讲对老人是非常好的。

（3）丹麦老年人照料设施案例——锡尔克堡市玛丽恩林德护理机构

玛丽恩林德养老院坐落在丹麦中心区域锡尔克堡市，其内部灵活多变、充满家庭气氛，在设计上也对照顾者的工作环境要求进行了充分的考虑。玛丽恩林德养老院第一次向公众开放是在2017年的2月26日。3月4日，老人们就可以在这里安家了。而且，由于距离市区较近，可以在享受都市生活的同时欣赏到美丽的大自然风景。在养老院的入口处，没有豪华的大厅接待室，取而代之的是一间简约而实用的咖啡厅。其他的公共设施只有厨房、餐厅、健身房、美发室、牙医诊所和多媒体会议室，没有像室内游泳馆这样的高档但不实用的设施。

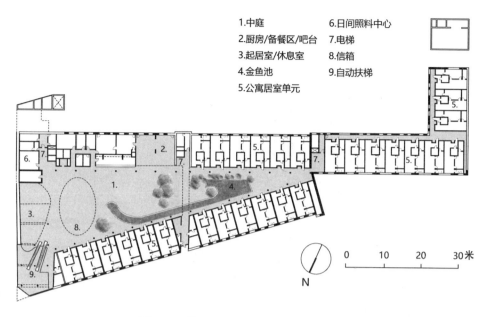

1.中庭　　　　　　6.日间照料中心
2.厨房/备餐区/吧台　7.电梯
3.起居室/休息室　　8.信箱
4.金鱼池　　　　　9.自动扶梯
5.公寓居室单元

图 2-9　荷兰贝赫韦格生命公寓概况示意

日间护理中心一次可以为 35 名老人提供服务。在公共活动区及室内入口设置环形天窗，增加了自然光线，降低了能源消耗，达到了可持续发展的生态环保建筑的目的。丹麦的老人们十分喜爱大自然，因此，设计者们尽量把大自然带进室内，利用阳台、绿化屋顶、悬空花园，还有太阳房，来迎合老人们对大自然的渴望。养老院的总平面布置采用"H"形，将走廊的占地面积降到最低。五层一共有 120 间老人房，这也是丹麦最大的养老机构。每一户人家都有一个厨房和一个食堂。安养站、升降机及工作人员室均设在两套住宅相连的地方，方便照顾两旁的老人。虽然是护理型的养老院，但老人们的卧室都是单间，这在北欧已经是相当"奢侈"了。老年人的卧室净面积是 47~52 平方米，包括客厅、卧室、简易厨房和卫生间（见图 2-10）。起居室和卧室的窗台都比较低，这样可以提供很好的视野，并且可以将自然光线最大化。

（4）日本老年人照料设施案例——矶子自然村特别养护老人之家

矶子自然村老年护理之家，是一座以一所废弃的初中学校建筑为主体，以多功能、中型、城市近郊为特色的老年护理之家，其在原有校舍基础上进行了改建。该项目的设计和运营理念是以复合功能的服务政策为基础，为其所处区

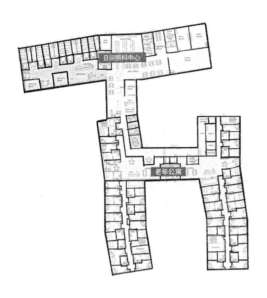
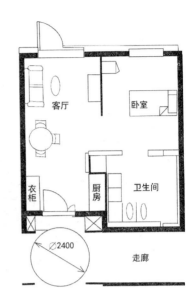

(a) 玛丽恩林德总平面示意

(b) 老年人居室平面示意

图 2-10 玛丽恩林德介护型养老设施概况示意

域提供一个生活和交流的空间，在对用户隐私进行充分尊重的前提下，为入住的高龄人口提供完备的护理服务，并为社区提供日托服务。

该工程占地 9900 平方米，总建筑面积 3478 平方米，建筑高度 9.48 米，总建筑面积 7868 平方米。为周围的老人提供长期入住、短期入住和日托服务，其功能主要包括了特殊养护设施（为老人提供入住）、休闲娱乐、餐厅、日间照料等（见图 2-11）。在目前日本的特殊看护设施里，大部分的看护单位都是十名以上的老人，这一点在这里也是一样，而且通过走道将六个看护单位连在一起，这样在遇到突发事件时，两个看护单位之间可以互相帮助，这样既能缩短看护单位的行走距离，又能节约人手。除周围及在住的老人外，本工程的区域中心沟通设施，也可由周围的居民申请开展与养老无关的活动，目的是增加该设施的活力。而在日托中心，养护工作就是为周围社区里的长者们进行复健和寄养。

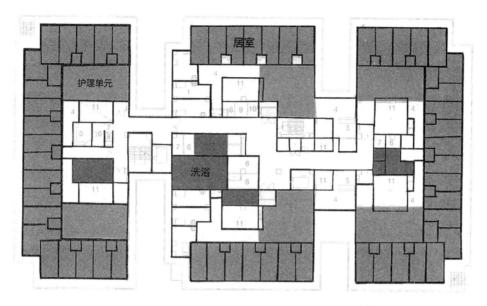

图 2-11 日本矶子自然村特别养护老人之家概况示意

## 二、国内理论研究及老年人照料设施现状

### （一）国内关于老年人照料设施的法律法规

#### 1. 港澳台地区

在香港，养老服务事业发展得比较早，也比较成熟。社福总署已与民间团体商议，制定出 16 条精练的服务标准，以规范照顾老人的管理。借由实施整体服务规范，可使养老机构之护理服务运作与提供规范合理，并可显著提升长者护理服务品质。2020 年发布的《残疾人院舍实务守则》从种类、建筑设计、消防防火、家具、管理及服务等角度提出了残疾人院舍的建设标准。以德尔菲法为基础，以 200 位台湾老人为对象，建立一套 SERVQUAL 评估模式，并以此为基础，进行实证研究。本研究发现，在各个质量维度指标中，反应性、同情性、可靠性、移情性和保证性是最主要的。

#### 2. 内地情况

自我国进入老龄化社会以来，我国颁布了 500 余项与老年人相关的法律、法规及相关政策，已经初步形成了涉及老龄服务、养老保障、医疗卫生、涉老设施、权益保障等方面的老龄政策体系框架。《中华人民共和国老年人权益保障法》《关于加强老龄工作的决定》《社会养老服务体系建设规划（2011—2015年）》《"十三五"国家老龄事业发展和养老体系建设规划》等国家层面出台的一系列与养老相关的法律、政策和规划，以积极应对日趋严重的老龄化问题。

同时，我国也发布实施了多项国家标准（见表2-4）及行业标准（见表2-5）。2013年，我国住房和城乡建设部将"养老服务设施规划建设标准关键技术和标准体系研究"作为研究课题，对我国养老服务设施的相关标准进行了梳理、修订和补充（见表2-6）。当前，在养老服务标准中，所涉及的政策文件主要分为制度管理方面、医疗方面、卫生方面和建设方面，而专门为养老服务而制定的政策文件仅有11个。服务标准太少，个别标准的标龄比较长，大部分的养老服务标准都是以其他规范性文件为标准，特别是针对特殊服务人群的评估标准，养老服务设施还存在部分标准内容重叠或冲突以及不够完善的情况。难以满足现今老年人养老服务特定的需求。

**表2-4  中国有关养老服务的国家标准**

| 施行日期 | 标准编号 | 标准名称 | 状态 |
|---|---|---|---|
| 2008-6-1 | GB 50437-2007 | 《城镇老年人设施规划规范》 | 现行 |
| 2009-1-1 | GB/T 10001.9-2008 | 《标志用公共信息图形符号》 | 现行 |
| 2011-6-1 | GB 50642-2011 | 《无障碍设施施工验收及维护规范》 | 现行 |
| 2012-8-1 | GB 50096-2011 | 《住宅设计规范》 | 现行 |
| 2012-9-1 | GB 50763-2012 | 《无障碍设计规范》 | 现行 |
| 2013-5-1 | GB/T 29353-2012 | 《养老机构基本规范》 | 现行 |
| 2014-5-1 | GB 50867-2013 | 《养老设施建筑设计规范》 | 废止 |
| 2015-8-1 | GB 50067-2014 | 《汽车库、修车库、停车场设计防火规范》 | 现行 |
| 2017-5-1 | GB/T 33169-2016 | 《社区老年人日间照料中心设施设备配置》 | 现行 |
| 2017-5-1 | GB/T 33168-2016 | 《社区老年人日间照料中心服务基本要求》 | 现行 |
| 2018-10-1 | GB 50016-2014（2018年版） | 《建筑设计防火规范》 | 现行 |
| 2018-12-1 | GB 50180-2018 | 《城市居住区规划设计标准》 | 现行 |
| 2019-7-1 | GB/T 37276-2018 | 《养老机构等级划分与评定》 | 现行 |
| 2019-10-1 | GB 50352-2019 | 《民用建筑设计统一标准》 | 现行 |

表 2-5　中国养老服务相关行业标准

| 施行日期 | 标准编号 | 标准名称 | 状态 |
|---|---|---|---|
| 1999-10-1 | JGJ 122-99 | 《老年人建筑设计规范》 | 现行 |
| 2011-3-1 | 建标 143-2010 | 《社区老年人日间照料中心建设标准》 | 现行 |
| 2011-3-1 | 建标 144-2010 | 《老年养护院建设标准》 | 现行 |
| 2015-5-1 | JGJ 450-2018 | 《老年人照料设施建筑设计标准》 | 现行 |
| 2019-6-1 | JGJ/T 40-2019 | 《疗养院建筑设计标准》 | 现行 |
| 2020-3-1 | JGJ /T 484-2019 | 《养老服务智能化系统技术标准》 | 现行 |

表 2-6　中国历版老年人照料设施规范比较

| 规范名称 | 标准编号 | 施行日期 | 废止日期 | 适用范围 |
|---|---|---|---|---|
| 《方便残疾人使用的城市道路和建筑物设计规范》 | JGJ 50-88 | 1989 | 2001-8-1 | 本规范适用城市道路和建筑物的新建、扩建和改建设计。各地可根据自身条件依照本规范编制必要的补充规定或实施细则 |
| 《老年人建筑设计规范》 | JGJ 122-99 | 1999-10-1 | 2017-7-1 | 这本规范主要是给老年人居住的设施和公共建筑设计准备的，范围是城镇改建、扩建和新建 |
| 《老年人社会福利机构基本规范》 | MZ 008-2001 | 2001-3-1 | —— | 本规范主要用于社会福利服务机构设计，这些设施包括了养护，康复，看护等功能 |
| 《城市道路和建筑物无障碍设计规范》 | JGJ 50-2001 | 2001-8-1 | 2012-9-1 | 本规范用于城市道路、居住小区和房屋建筑新建、扩建和改建设计，和相应的无障碍设计 |
| 《老年人居住建筑设计标准》 | GB/T 50340-2003 | 2003-9-1 | 2017-7-1 | 本规范包括老年人公寓、老年人住宅及养老院等老年人建筑设施的设计。设计普通住宅时，可根据本规范做提前设计。 |

续表

| 规范名称 | 标准编号 | 施行日期 | 废止日期 | 适用范围 |
|---|---|---|---|---|
| 《城镇老年人设施规划规范》 | GB 50437-2007 | 2008-6-1 | —— | 本规范主要规划城镇老年人设施的扩建、新建或改建工作 |
| 《社区老年人日间照料中心建设标准》 | 建标 143-2010 | 2011-3-1 | —— | 本建设标准适用于社区老年人日间照料中心的新建工程项目，改建和扩建工程项目 |
| 《老年养护院建设标准》 | 建标 144-2010 | 2011-3-1 | —— | 本建设标准是为老人养护院的设计建设 |
| 《无障碍设计规范》 | GB 50763-2012 | 2012-9-1 | —— | 本规范为城市道路、广场、居住建筑、居住区、绿地、公共建筑等设计编写。农村道路及公共服务设施宜按本规范执行。 |
| 《养老设施建筑设计规范》 | GB 50867-2013 | 2014-5-1 | 2018-10-1 | 养老院、老年养护院和老年人日间照料中心等养老设施建筑设计适用于该规范 |
| 《老年人居住建筑设计规范》 | GB 50340-2016 | 2017-7-1 | 2018-10-1 | 老年人设计的居住建筑和环境依靠本规范设计 |
| 《老年人照料设施建筑设计标准》 | JGJ 450-2018 | 2018-10-1 | —— | 本标准适用于新建、改建和扩建的设计总床位数或老年人总数不少于 20 床（人）的老年人照料设施建筑设计 |

（二）国内关于老年人照料设施的设计研究

1. 适老化及无障碍设施建设现状

（1）适老化及无障碍环境建设依法开展

住建部等多个部门都在积极推进《无障碍环境建设条例》的实施，加强了对无障碍环境建设的立法力度，并对相关主体的职责与义务进行了进一步的界定，从而使无障碍设施的建设与管理从"鼓励""引导""促进"转变为"依法开展""依法监管"的良好发展时期。特别是在过去 20 年里，全国人大及其常委会、国务院及其有关部门通过的有关老龄法律、法规和相关政策超过 500 项，初步形成了一个以《中华人民共和国宪法》为依据，以《中华人民共和国老年人权益保障法》为核心，包括相关法律、行政法规、地方性法规、国务院部门章程、地方政府规章和相关政策，涵盖了养老保障、医疗卫生、养老服务、涉老设施、文化教育、社会参与、权益保障等方面的老龄政策体系。

（2）适老化及无障碍环境建设逐步发展

从 2002 到 2015 年，经过"十五""十一五""十二五"三个阶段的国家无障碍创建，共有 323 个市级和县级市获得了荣誉称号。在创建城市和城市无障碍的过程中，各个城市无障碍程度有了较大的提高。就公路而言，沿路坡道的修建率都在 100% 以上，十字路口的坡度改造率也在 60% 以上。在公共建筑上，按照规定，所有的公共建筑、公共运输等都已安装了无障碍装置。在居民区和住宅区，目前，已建成的居民区和住宅区及住宅区的无障碍设施覆盖率已达100%，北京、上海、浙江等地要求四层以上的新住宅区都要加装电梯。关于残疾人家庭的无障碍建设，"十二五"以来累计完成了 211 万个残疾人家庭的无障碍建设工作。在创建过程中，全国各地的无障碍设施总体上都有了较大幅度的提高，大部分城市主干道、商业街和中心区道路都有了盲道，十字路口都有了坡道，新建的大型公共建筑物都有了基础的无障碍设施，新机场、高铁、体育场馆等人群密集的地方也都有了较大程度的推广。

（3）重大活动提升了城市整体无障碍环境水平

在成功举办奥运会、残奥会、亚运会、世博会、亚残运会、全国残运会等国内外重大活动的过程中，对比赛场馆、展馆、城市道路、城市交通设施、医院、饭店、旅游景点、商场、银行、社区等公共服务设施的无障碍建设展开系统建设和改造。在 2008 年北京残奥会举行过程中，北京市共完成了 14 万多个无障碍改造工程，使其达到了申奥之前 20 年的水平。在广州亚运举行过程中，广州市已基本建成了一套覆盖全市道路、城市交通和公共建筑等公共活动和服务场所的无障碍交通系统，为残疾人和老年人等有需要的人员提供了便利。

（4）在既有建筑物的适老性和无障碍性改造方面继续向前发展

2015年，住建部科学技术与工业发展中心发布的《我国老旧居住小区基本情况研究报告》显示，在2000年之前，全国有145 700个老旧小区，居民家庭超过3000万，房屋建筑面积超过40亿平方米，其中，基础设施落后、环境恶劣的有96 700个，占到整个小区的67.2%，对7800万居民的日常生活产生了影响。

在已统计的老旧居住小区中，有18.69亿平方米没有进行无障碍改造的建筑面积，有8.50亿平方米无抗震设防建筑面积，有16亿平方米未达到节能50%标准的建筑面积，有5.3亿平方米套内无独立厨房、无卫生间的建筑面积，分别占总建筑面积的47%、21.4%、40.2%、13.3%（见图1）。当前，我国针对既有建筑的围护结构、空调、采暖、通风、照明、供配电以及热水供应等能耗系统进行的建筑节能综合改造已形成了良好的工作机制，其他相关的既有建筑改造也在不断推进。尤其是随着我国人口老龄化的加剧，对老旧住宅小区进行无障碍改造的要求将会越来越高。

《住房和城乡建设部关于推进老旧小区改造试点工作的通知》（建城信〔2017〕322号）中明确提出，以厦门、广州等15座城市为对象，对现有住宅小区进行无障碍改造。把2000年前建好的住宅区作为改造的重点，把完善配套设施作为突破口，坚持先生活再提高，着重解决居民用水、用电、用气的问题。试点旨在探讨如何高效地推进老旧小区改造，并在工作组织、资金筹措、项目建设、长效管理等方面探索出一批可复制、可推广的经验。在标准、规范的研究中，住建部针对现有建筑无障碍改造的新需要，编制并实施了《既有住宅建筑功能改造技术规范》，从建筑设计、结构、设备管道、消防安全等多个角度，对增设电梯的技术要求进行了详细的阐述，并提出了相应的技术建议。《老年人照料设施建筑设计标准》《建筑设计防火规范》的修改、颁布，对社会资本在全职养老、日托等方面的建造，提出了具体的技术要求。力求通过健全标准体系的构建，对既有建筑的无障碍改造进行更多的规范和指导。

（5）在新时代中，构建适老年和无障碍环境逐渐成为发展的重要工作内容

我们要根据十九大提出的"新两步走"的发展思路，来推进我们的社会主义现代化建设。在2035年基本实现社会主义现代化的时候，我们国家的老年人

口大约是 4.18 亿，60 岁及以上的老年人口占总人口的比例是 28.7%，老年人抚养比大约是 0.28；到 2050 年，当我们把这个国家建设成一个社会主义现代化强国的时候，我们的老年人数量将会达到 4.83 亿，60 岁及以上的老年人所占的比例大约是 34.10%，老年人的抚养比大约是 0.46。在"新两步走"的背景下，国家的政治、经济、社会、文化等方面将面临更大更多的挑战，我们的国家也将进入一个快速发展和快速增长的时期，这对社会的和谐、稳定、可持续发展将产生更深刻、更全面、更深远的影响。为此，我们要紧扣十九大的有关精神，在新时代的战略视域中，加强对"适老化"无障碍环境的研究。

从近几年出台的一系列政策文件可以看出，社会对"适老化"、无障碍化的需求正在不断增加。2017 年 6 月，在《关于制定和实施老年人照顾服务项目的意见》（以下简称《意见》）中，根据我国实际情况，根据老年人的需要，确定了养老服务的指导思想，确定了养老服务的基本原则，确定了养老服务的 20 大重点任务。倡导在促进与老人生活息息相关的公共设施的改建过程中，适当配置老人的交通工具；加大对社区和家庭的适老设施的改造力度，对有较大人口比重的住宅，要优先考虑增加电梯。2017 年 10 月，全国老龄工作委员会印发了《关于实施"十三五"国家老龄事业发展和养老体系建设规划》，把"十三五"国家老龄事业发展和养老体系建设规划分解为 41 个任务，其中，重点任务是推进基础设施的无障碍建设和改造，营造安全、绿色、便利的生活环境，加强社区养老服务。

2. 针对老年人照料设施的设计研究

（1）我国养老设施案例——张家港市澳洋优居壹佰老年公寓

随着社会经济的不断发展，社会对养老服务的需求也在不断增加。近年来，在新建成的养老院中，涌现出许多诸如"去机构化"和"弱医疗化"的新概念。在此基础上，提出了一种适合老年人居住的空间环境设计方法。本项目地处江苏省张家港市东北郊区，在距离老年人 500 米以内的步行距离内，没有商场、菜场等生活必需品，因此，在周围配套不够完善的条件下，需要为老年人提供相应的生活服务。在项目初期，我们对地段条件、客户特征进行了充分的调查，并与各方面进行了多次的交流，发现这个项目的客户群体，不仅包括了需要照顾的老年人，也包括了一些能够自我照顾的老年人。因此我们提供了丰富的日常生活服务，将这个项目作为一个综合性的中高档养老设施来对待。

以客户群的差异为依据，我们将自助老人和护理者的居住空间划分成三个区域：北楼、南楼两个高层区域，这两个区域都是自助型老年住宅，主要是一室户、两室户；东楼为五层养老公寓，主要由护理型的双人间、四人间及对应的护理服务空间组成（见图2-12）。在三个区域相互衔接的中间地带搭建了一座二楼的裙楼，用来满足老年人的日常生活需求，同时还布置了大量的公众活动和服务场所，并取名为"生活街"。

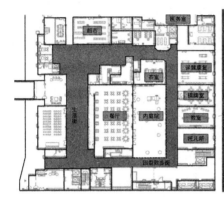
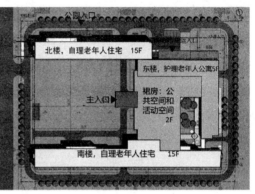

(a) 回形散步道平面示意图　　　　　　　(b) 总平面示意

**图2-12　张家港市澳洋优居壹佰老年公寓概况示意**

（2）我国养老设施案例——哈尔滨市安康养老公寓

哈尔滨市安康国际养老公寓位于松北利民开发区，毗邻国内面积最大都市"绿肺"——呼兰河口湿地，与大剧院、虎林园、太阳岛、金河湾极目守望。与安康社会福利院及民安医院资源共享，文化设施共用，倾力打造一个文化、养生、康乐、旅居四位一体的大文化、大健康高度融合的新型养老机构。

接待厅是老人们进入公寓后，首先要面对的空间，它也是一个人员比较多、活动内容比较多的地方，因此，预留较大空间能够起到多种作用：集散分流、娱乐活动、接待管理、等候休闲、展示通告等。过道走廊地板都是防滑材质，两边安装有无障碍适老化扶手。有210个宾馆套房，分为单人间、双人间、特别护理室。两台升降机，24小时热水供应，智能化的服务系统，环保的装修，营造出一种温馨舒适、宽敞明亮、环境优美、空气清新的生活环境。老龄设备齐全，文化服务功能齐全，可以提供周到细致的服务。其中设置了长者餐厅，可同时满足 500 人的用餐需求。在细节服务方面，更加注重适老化，为保证服务品质，机构均采用实木餐桌，为避免长者挪动费力，在餐椅前安置两个助力轮，又兼顾到安全稳定的问题。长者用餐位置固定，由专人将营养配餐送至餐桌（房间），使老人拥有愉悦的用餐体验（见图 2-13）。在生活中，注重长者的文化娱乐活动的开展，通过棋牌、声乐、舞蹈、书画、摄影、郊游等诸多文化活动，举办空巢、单身长者朋友联谊会、每月长者生日会，让更多的老年朋友在活动中摆脱孤独和寂寞，实现文化养老。

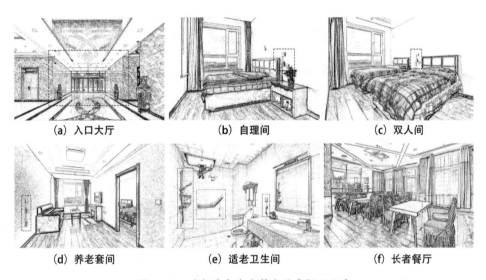

| (a) 入口大厅 | (b) 自理间 | (c) 双人间 |
| (d) 养老套间 | (e) 适老卫生间 | (f) 长者餐厅 |

图 2-13　哈尔滨市安康养老公寓概况示意

（3）我国养老设施实例——台湾的长庚养生文化村

台湾的"长庚健康文化村"，是一个"银发安居乐业"的例子。"长庚村"以其完善的"社区"模式，为"银发"人群提供服务，让他们在退休后，也能过上体面的生活，这样一种以商业为基础的社区养老模式，值得大陆参考。长庚养生文化村设在台湾龟山乡桃园县，是一个集养老、医疗、文化教育、生活娱乐于一体的"白发族社区"（图 2-14 所示）。其入住要求是年龄必须超过 60 岁，并经长庚医院体检证实身体状况良好的老人才可入住。全面的护理计划，让银发一族可以享受到全面的护理服务，同时还可以将保健、医学、养生、休闲和娱乐结合起来，让银发一族的各种生活需求得到充分的满足，让他们可以享受到家庭和社会的温暖。这种模式旨在形成一种多元化的养生文化，让老年人的退休生活变得更加充实，让老人的身体和精神得到放松，让老人的人际关系变得更加活跃，为老人提供一个文化传承的发展机会。

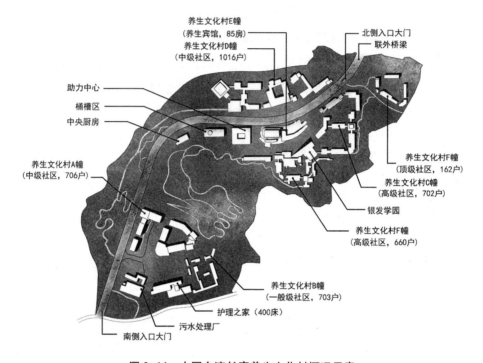

**图 2-14　中国台湾长庚养生文化村概况示意**

　　全域无障碍的设计，建立了经济型的救助服务，每个家庭都有一个应急电话和一个 24 小时的监测中心，为社区的应急服务提供了一个完备的功能。通过定期的体检、身体机能测试及处方指导，以及接种流感疫苗，并举办健康讲座及健康咨询，推广健康及自我护理的理念。在社区设立了社区医院、特约门诊、康复中心，与桃园分院、林口长庚医院结合，便于老人康复就医。由护士、药剂师和医生提供药物咨询，在小区里安装了自动血压仪、身高体重计、血糖仪，让长者可以对血压、体重及血糖进行自我监控，保持良好的慢性病管理习惯。

## 第三节 视障老年人特征与需求

### 一、视障老年人的生理特征

对于视障老年人而言，生理特征应包括老年人一般生理退行性变化的特征。其中，包括视力、视野、平衡功能等方面的退化，同时，在视觉、触觉、听觉和嗅觉等感知机能上与普通老年人有所不同。

（一）老年人生理的退行性转变

随着年纪的增加，身体会出现机能的衰退、体型的改变、反应迟钝、行动迟缓、抵抗力降低等一系列的变化，如图 2-15 所示。

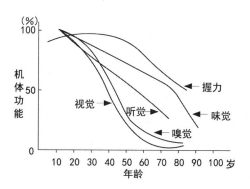

**图 2-15 年龄与身体机能的关系**

人类的身体机能及形态呈现出一系列的退行性变化，包括身体特性的改变、感知功能的退化、中枢神经系统功能的退化、运动功能的退化、记忆学习功能的退化、免疫功能的退化等。比如体型、体貌、动作、视觉、听力、口语、阅读、书写、记忆、抗病等能力都会随年龄而下降。随着社会经济的发展，老年人的身体、心理、生活行为等都发生了变化，对老年人这一特殊群体提出了新的要求，而老年人出现的这一下降现象，是一种群体性的特点。

1. 形体特征的转变。形体特征的变化是衰老的重要表现之一。老人在外形上会逐步改变，具体表现为三个方面：头发、身高、皮肤（见表 2-7）。

表 2-7 老年人形体方面出现的变化

| 部位 | 变化现象 |
|------|----------|
| 毛发 | 随着年龄的增长,老年人的消化系统会逐渐退化,对营养的吸收能力会下降,头发的细胞会退化,最终会导致老年人的头发花白、脱落 |
| 身高 | 随着年龄的增长,老年人的营养系统逐步衰退,骨密度降低,骨骼肌肉发生萎缩,导致老年人出现身高缩减、身形佝偻的现象 |
| 皮肤 | 随着年纪的增加,老人的皮肤会逐渐松弛,脸上的皱纹会越来越多,皮肤也会越来越粗糙,没有弹性。皮肤下面的色素慢慢沉积,最后会变成老人斑 |

2. 感知机能逐渐退化。认知功能的衰退是老年人群生理特性衰退的一个重要表现。感觉系统具体包括了视觉、听觉、触觉、味觉和嗅觉,人到了老年,他们的感知机能会慢慢地退化,大概在 65 岁左右,他们的感知机能会出现下降,其下降先后顺序依次为视觉、听觉、味觉和嗅觉。对外界信息的理解能力下降,对环境变化的感知能力也逐渐减弱。例如,老年人的听力、视力逐渐下降,对周围事物的感知能力已经退化,需要借助其他工具来获取信息。

3. 中枢神经系统的衰退。最重要的原因就是脑部结构和功能发生了改变。随着年龄的增长,老年人会出现大脑萎缩,并且体重逐渐减轻,脑沟回的宽度会增加,脑室会扩大,脑膜会增厚,脑细胞数量会减少。研究显示,与年轻时相比,年长的人的脑部重量减轻了 6.6% 到 11%,脑部的表面面积减小了 10%,脑部的神经细胞也减小了 10% 到 30%。神经系统的退化会导致老年人对外界刺激的反应速度变慢,他们会出现记忆力减退、认知能力下降、学习能力下降等症状,进而对睡眠、情绪等产生影响,主要体现在老年人对于新鲜事物的接受能力比较差,他们更喜欢生活在环境熟悉的区域,睡眠时间和质量下降,情绪发生变化,易怒敏感等。此外,老年人的心血管系统也逐渐退化,导致血压、血脂、血糖等指标升高。

4. 运动系统功能的退行性变化,是因为老年人的肌肉组织出现了萎缩,使得他们对自己的身体控制能力降低。研究显示,普通人的肌肉力量在 20~30 岁时达到高峰,之后就会慢慢降低,到了 70 岁时,力量只有 30 岁时的一半,最明显的就是老人拿不住东西;腰部和腿部疼痛,很容易引起腰部肌肉的扭伤;

身体承受能力下降，容易在楼梯上走累；身体出现疲劳、长时间运动困难等症状。此外，由于关节囊的结缔组织增生、韧带的退行性变化、组织的纤维化等因素，会使老人的关节变得僵硬、不灵活。老年人在摔倒后，由于胃肠道对钙质的吸收能力减弱，其再生机能也会随之减弱，会慢慢变脆并丧失韧性，在摔倒后很容易出现骨折，而且不易恢复。

（二）视障老年人的视觉特征

与年龄相关的视力健康问题变得日益突出。有研究表明，视力障碍者在人群中占了至少25%的比例，包括65岁以上的人在内的比例可高达75%。视觉模糊、视力下降等视觉减退是由于上了年纪后，眼睛晶状体弹性降低，睫状肌调节能力降低，视网膜细胞逐渐减少（见图2-16）。与此同时，眼科疾病的发病率也越来越高，导致老年人视力下降的最主要因素是白内障、青光眼、高血压、眼外伤等。随着人口老龄化的加快，中国面临视力损伤危险的老人将会越来越多。

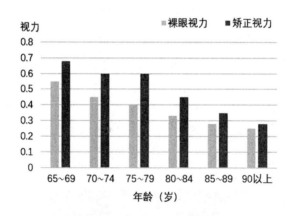

图2-16　老年人视力衰退图

一般来说，老年人的视觉障碍主要表现在以下几个方面。

第一，视力障碍。视力障碍是最为常见的问题之一。老年人的视力下降可能表现在视野变得模糊不清，无法清晰辨别物体细节等方面。

第二，视野障碍。老年人的视野障碍可能使其周边视力下降，并且视野半径变小。

第三，色觉障碍。在颜色的分辨方面，老年人的色觉障碍可能会导致其难以分辨饱和度低的颜色和细微的色调变化。

第四，眩光敏感度提高。在明亮的环境下，老年人可能会感到眩光过敏，因为光亮表面的光线反射可能会对视力造成影响。

第五，暗适应能力差的老年人在适应暗光的过程中可能会感到更困难，因为他们的视力调整缓慢，难以迅速适应变化的光照环境。

第六，感知深度的能力逐渐下降。由于老年人身体状况的改变，老年人的感知深度能力可能会下降，他们可能会很难感知距离和高度的变化。

老年人的视觉障碍具有多方面的表现。在我国的法定视力残疾标准中，前两个条款是定义视力障碍的主要参照依据，而第三至第六个条款则是视力障碍者的视觉感知特点。这些条款反映了视力障碍的不同维度。此外，在老年人中发生眼部病变的患病率持续上升。据研究，白内障是导致老年人视力障碍的主要原因，其次是老年性黄斑部病变，而青光眼及角膜疾患等病变也会对老年人视力产生影响。这些病变导致老年人的视野遭受不同形式的遮挡，这是低视力的重要原因之一（见表2-8）。因此，在照料设施的环境设计中，需要对眼部疾病的影响做出充分的考虑。例如，光环境的设置应该保持清晰和明亮，色彩的选择也应该优先考虑老年人的视觉限制，并且图案的使用也需要避免过于复杂或模糊。只有这样，才能真正尽力满足老年人视力方面的需求。

表2-8　老年人常见眼部病变示意图

| 白内障 | 老年性黄斑病变 | 糖尿病视网膜病变 | 青光眼 |
|---|---|---|---|
| | | | |
| 对比敏感度下降，视觉模糊，色觉改变。 | 中心视力丧失，视力模糊，色觉下降。 | 中心视力减退，色彩感受度发生变化。 | 周边视野出现缺损，只剩中心视力。 |

为了满足老年人视力下降的特点，室内空间需要适应性设计，这需要考虑诸多方面（见表2-9）。其中一个重要的方面是合理的照明系统设计——室内需

要获得良好的光环境，但是同时需要避免室内眩光。此外，室内外色彩对比度的合理设计可以帮助视力障碍者快速分辨物体，比如加强门窗、楼梯、家具等的色彩对比度。此外，清晰明了的标识系统也是必不可少的。还有一个需要注意的方面是避免采用易造成视力障碍者视觉混乱的复杂图案，这有助于提高环境的安全性保护老年人的尊严和自主性。将这些设计要素融合起来，可以打造一个安全、舒适、便利的室内环境，有助于老年人的日常生活和活动。

表 2-9　针对视力下降老年人视觉感知特点的空间适应性设计策略

| 视觉感知特点 | 具体表现 | 建筑空间适应性设计策略 |
|---|---|---|
| 视力/视野障碍 | 难以分辨小的物体，如较小的标识、按钮、文字等；难以分辨大面积玻璃；视线模糊不清，容易造成错乱，如斑点图案的床单会使他们找不到遥控器 | 合理设计标识系统，文字尽量图形化，放大标识，加强标识与底板的对比度，采用自发光以满足夜间需求等；玻璃中间用其他材质分隔；地面平整无障碍物；避免采用复杂的图案以造成混淆 |
| 色觉障碍 | 对于颜色对比度的敏感度低，难以找到相同颜色的物体，例如，当马桶与地面或墙面的颜色相同时，他们难以定位到家具的位置 | 设计时选取鲜艳的色彩方案，增强墙地面与家具、设施间的对比度。如在白色墙面上附近选用颜色鲜艳的马桶盖，与门对比度较大的门把手等 |
| 眩光敏感度提高 | 在室内外光线不均匀，比较刺眼时容易眩光，光亮的地板会反射光线引起眩光 | 合理设计室内门窗材质，必要时采用可动百叶窗避免眩光；避免光亮地面材质的使用；合理设计照明系统，分散光源 |
| 暗适应能力差 | 在较为黑暗的环境中视力变差。如进入到黑暗的电梯间时，会认为这是一个黑洞而产生恐惧 | 合理设计人工照明系统，保证昼夜室内照度，启用夜间照明和局部照明 |
| 感知深度能力下降 | 难以感知台阶、楼梯和水平变化，难以判断物体的距离或形状，难以估计深度，例如坐在椅子、马桶或床上时缺乏空间意识 | 在楼梯踏面的起始端采用色彩鲜艳的警示条以突出边缘；马桶圈及家具等应采用与背景高对比度的颜色 |

（三）视障老年人的触觉特征

视觉对于我们来说是世界上最重要的感官之一，但是对于视障老年人来说，触觉却是他们感知世界的重要方式之一。由于他们失去了视力，他们无法使用视觉来感知周围的环境和物体。当视障老年人通过触摸周围的环境来感受变化时，他们不断地寻找凹凸不平的表面和质地变化。他们通过触摸塑料与钢材、触摸门与窗，从而感知不同的材质与质地变化。这些信息让他们能够识别出物体的不同形状和大小，并帮助他们了解周围物体的位置。触觉在引导视障老年人正常生活中发挥着重要作用。通过触摸获取信息，他们可以辨别空间位置的变化，从而确定自身所处的环境。同时，他们还能够判断与其他物体之间的位置关系，帮助他们在日常生活中避免碰撞和摔倒。

触觉感知是视障人士体验环境的重要方式之一。肤觉两点阈（two - point limen）能分辨皮肤上两点刺激的最小距离，是人体皮肤的触觉空间辨别能力的度量。能辨别的两点距离越近，则两点辨别能力越精确，手指的两点阈限值最低，一个正常的普通人，他的手指的感觉阈限值在2.2毫米~3.0毫米之间，但是一个接受过摸读点字训练的人，他的感觉阈限值可以达到这个数值的一半。相比视觉，触觉的作用距离要小很多，但却能够获取更多且更准确的信息，比如反应对象的质地、温度等等。例如，视觉障碍者可以利用手杖来感知道路状况，从而推断和判断自己的行走方向。在家居环境中，视觉障碍者对墙壁、扶手、楼梯、家具等具有不同的触感，视觉障碍者可通过手、脚的触觉来感知墙面的软硬、凹凸等材料的变化来识别周围的环境特征，从而确定位置。

对于一些视障老年人来说，他们认为触觉所得到的信息要比听觉所得到的信息要准确得多，因为触觉所得到的信息是由视障老年人亲身实践所得到的，所以它们的影响力更大。第二，触摸的目标是某一种特殊的物体，而声音则很难准确地进行定位，因此，触摸的感觉更直接、更具体。以触觉为重点，辅以听觉为补充，可为视障老年人提供一个更为完整的感知空间。

多项研究表明，视障老年人的触觉要比健全人敏锐得多。他们通过触摸物体所获得的感知内容中，除了物体的颜色亮度外，其余与正常人几乎无异。虽然这种感知形式难以达到视觉感知的敏锐度，但可以对环境获得新的感知内容，如物体的硬度、温度等。Goldreich等人的研究对盲人与常人在触觉敏锐度上的差异进行了证实。因此，他们可以更为敏锐地感知到材质的凹凸、纹理的变化，从而通过触觉传递信息。

盲人通常借助手脚的触觉对环境进行感知，辨别自身所处位置，包括通过不同形状、不同材料来辨别物体，通过盲道来指引行进方向，通过不同材质的感知辨别空间位置的变化等。此外，可以通过训练来告知视障者某种触觉标记所传达的信息，如在楼梯间扶手上缠细绳代表转弯，缠粗绳代表到达平台，或在每个房间门前用不同的形状利于分辨等。因此，在空间设计中主要通过表面纹理或材质的变化以及传递信息，主要包括对于地面、扶手、按钮的特殊设计（见表2-10）。

**表2-10 针对视障老年人触觉感知特点的空间适应性设计策略**

| 触觉感知部位 | 空间适应性设计策略 |
| --- | --- |
| 脚 | 通过地面材质或纹理的变化传递信息，如出入口处室内外采用不同纹理的材质，在走廊内部设置盲道等 |
| 手 | 通过不同材质的变化或表面的凹凸来传递信息，如电梯内设置盲文按钮，扶手上安装盲文标识以提示房间名称，盲文地图，楼梯扶手上通过缠线圈、加盲文等做标记来提示转弯和楼层等信息 |

### （四）视障老年人的听觉特征

听觉也是视障老年人感知环境的重要途径之一，听觉信息的获取相对触觉而言更为迅速和有效。他们对于对声音的注意力和感受度也更高，分辨更为细致，且可以通过声音的大小来辨别声源的距离，通过声音的引导来提示行动，通过声音的提示来规避危险。因此，可以利用视障老年人的声敏性进行无障碍听觉标识系统的设计。

"补偿假设理论认为：一个感官的缺失可能更需要依赖剩下的器官，而剩下的感官也就得到了补偿"，因为代偿作用，视障者的听觉功能得到了明显提高。听觉是仅次于视觉的第二大感官，它的刺激主要来自于声音和振动。视觉障碍老年人利用听觉辨识方向、依据听觉动作、依据回声规避障碍。在日常生活中，使用听觉来判断自己所处的位置以及周围的环境，是一种最常见的方法。视障老年人通过场景中的人和物发出的声音，如依靠自然声、交谈声、脚步声、交通声、机械声等声音信息来辨别周围环境状况以推测所处位置。另外，通过自身的活动如打响指、拍手、跺脚、吹口哨也可以用盲杖敲击地面来了解周围的情况，并传递自己的位置信息，根据声音的强弱、传达的时间长久，可以判断物体的远近、运动方向、速度和所处方位。

失明使得视障老年人的听力相对于普通人更为灵敏，即使是极微小的声响，也能为老年人带来极大的信息。针对视障老年人对声音敏感的特点，挖掘出其在无障碍设计中的潜力，从而更好地为视障老年人提供服务。目前使用最多的，就是十字路口处红绿灯的声音广播，还有电梯的楼层广播，这些都能给视力有缺陷的老年人和普通人提供信息，给他们的出行提供了方便。通过对声音的运用，可以创造出不同的空间气氛，并对不同的功能区域进行区分。此外，也可以在一些特定的地点安装一个语音提醒设备，比如，在一个房间的入口处，在一个距离门不到半米的距离上，在一个通风的地方，放置一些植物，通过风吹动植物发出的声音，来提示视障人士窗口的位置；在公共卫生间的出口处要有水声；等等。另外，开放康复治疗室，播放充满活力的音乐，让视力受损的老人保持良好的心情，也是消除他们的心理障碍的有效途径。

在公共空间中较为常见的路口红绿灯提示声即是一项为视障老年人而设计的听觉无障碍设施。由此可见，我们可以将声音按照传达的信息分为语音播报系统、语音控制系统、铃声播报系统等。无障碍电梯设置语音系统，如抵达提示音。此外，还可以通过对某一种声音的训练来提示信息，如急促的声音表示危险，餐厅中舒缓的音乐指引餐厅所在方向等（见表2-11）。

表2-11　针对视障老年人及低视力听觉感知特点的空间适应性设计策略

| 听觉标识系统 | 空间适应性设计策略 |
| --- | --- |
| 语音播报系统 | 电梯设置语音播报系统提示抵达音；走廊内也可设置语音播报系统用于迅速通知和传达信息 |
| 铃声播报系统 | 通过对不同特定声音赋予不同的涵义来提示信息，如出入口处放一个风铃提示入口，餐厅放音乐提示方位，特定警报声提示危险等 |
| 语音控制系统 | 居室内部设置智能语音系统，语音控制家居电器，如空调、电动窗帘、灯具、电视等 |

（五）视障老年人的嗅觉特征

日常生活中视障人士利用嗅觉辨认环境，视障老年人可以通过对空气、植物及相关物体的气味和差异来辨认所在环境，嗅觉敏感的视障老年人还可以通过嗅觉感受到他人的靠近，判断物体的距离及信息，体会周围环境，丰富感知。另外，某些功能的房间也可以通过气味辨别，如卫生间、餐厅、医疗室等。有研究表明，视障者有着更强的嗅觉能力，他们依视力受损程度不同，气味辨别与捕捉的能力也不同。利用这一特点，可以用在特定地标或空间留下气味标记的形式来帮助视障老年人寻路，如在楼梯间的窗边放置花卉提示到达中间平台，餐厅的饭香味提示空间等。也可以通过一定气味进行方位引导以及调节情绪，如在拐角处或尽头处放置花盆、在一片场地内种槐树、在自己的房门上挂香囊等。但嗅觉的广泛性相对不高，也容易受到干扰，只能在特定场景中使用。

## 二、视障老年人的心理活动特征

### （一）视障老年人的心理特殊性

对于有视障困扰的老年人，尤其是全盲的老年人，他们长年面临的是一个昏暗的世界，随着年龄的增长，他们的心境受到了很大的影响。视障老年人有以下特殊的心理特点：

1. 不愿主动求助

有些视障老年人不愿承认自己是弱势群体，也不愿意去给别人增添麻烦。接受社会和他人的关怀即代表需要承认自己不再身强体壮、康健如初，或者承认自己将成为家庭的负担而非家庭的主力，自尊心使得这些视障老年人在心理上很难接受得到别人的照顾。

2. 情绪起伏多变

许多视觉障碍老年人在生活中经常出现一些显著的情绪波动，情绪易失控、经常发脾气、难以平静，其情绪激动程度和所遭遇不顺心的事情之程度并不相对应。

3. 猜疑心重思绪敏感

人在步入老年之后，对身边人的不信任会变得更强，经常会在意他人的言行举止，容易怀疑他人居心叵测。但是，因为视力受损的老年人确实存在视觉障碍，缺乏生活实践和生活感知，在现实生活中更易受到欺骗和欺凌，猜疑心更甚。

### 4. 孤独感重

因为视力上的缺陷，使得他们的活动范围在某种程度上受到了限制，这对视障老年人与正常人群的交流和交往造成了很大的影响。许多视障老年人总是处在一种唯恐有失的精神状态之中，他们担心自己会给他人带来麻烦，担心受到正常人群的歧视，所以不愿意与正常人群接触。如果他们长时间地把自己锁在家中，就会产生一种孤独的感觉。

### 5. 自卑感较强

与正常人比较起来，视障老年人会丧失一些生活能力，在工作和生活上也会遇到更多的困难，会产生挫败心理，在做事情的时候，他们的意志不够坚定，对生活也不是很乐观，担心自己会被歧视或抛弃，因此会变得更加孤僻和内向。

### 6. 内疚感重

视障老年人长久以来都需要家庭照料，看到亲人朋友为他们工作，他们会有很深的负罪感。有些人因为在社会上遇到不顺心的事，受到嘲笑，受到歧视，容易产生不满情绪。

### 7. 依赖性强

在家庭和社会中，对视障老年人的关心和帮助，很容易让他们产生一种依赖的心理，他们会把他人的帮助当成是理所当然的事情，不愿意自己去做事情，在遭遇挫折的时候，很容易就会变得沮丧，情绪也会变得不稳定。

### （二）视障老年人的心理需求

视障老年人的自卑心理来源于生理的缺陷、身体的衰老和社会的忽视。自古代社会起，人们就对残障者存在偏见，视障老年人的社会地位较低。直到人文关怀的兴起，才引起了社会对视障老年人的重视。尽管当今社会一直在呼吁关注残障人士的身心健康，建立无障碍设施来帮助残障人士，但是大部分人还是无法做到一视同仁。大部分的视障老年人也认为自己与普通人之间存在差距，有生活上的特殊化，结果，视障老年人对外部环境产生了抗拒，不愿意和陌生人进行交往，并且限制了他们的活动范围。因为自己的故意疏远和被社会忽略，这就造成了像视障老年人这样的特殊群体被边缘化，如果长时间的生活在这样一种封闭和缺少沟通的生活方式中，很容易让视障老年人产生无法控制的情绪和扭曲心理。

给视障老年人提供一个舒适、轻松、安全的沟通平台，这样能够提高他们与同类人以及普通人之间进行沟通的机会和可能性，还能够帮助他们提高自己的自信心和社会适应能力。但是，如果空间环境不能及时地向视障老年人提供正确的信息，那么视障老年人很容易在周围的环境中迷失自我，长时间地处于这种迷茫的状态，会让视障老年人产生逃避出行的心理，因此在进行视障老年人的支持环境设计时，应合理运用多种感官因素刺激视障老年人的感知能力。

### 三、视障老年人的行为活动特征

#### （一）行为方面的能力

我们对视障者有一个错误的看法，以为他们和正常人没有什么不同，只是视力不同而已，虽然他们视觉差，但听觉和触觉比健全者还要强。实际上，因为没有了视力的支撑，视力受损的老年人在获得信息时会受到很大的阻碍和困难。无论是在学习、行动时，还是在娱乐行为中，如果视障老年人不能及时和全面地接收和获取周边的信息，都会增加视障老年人的残障程度，损坏视障老年人的心理健康，影响视障老年人的正常生活。

#### 1. 移动支持

对于视障老年人来说，盲文是一种非常重要的获取信息的方式，但是并非所有的视障老年人都能读得懂盲文，因为大部分视障老年人是后天变盲，缺少系统的学习盲文的经历。因此在行进过程中，绝大多数的视障老年人通过盲杖、盲道、扶手等工具来助力移动，老年人的最大活动范围约为 1.6 米左右，且老年人多依靠拐杖、轮椅等辅助行走，而视障人士常依靠盲杖行进，盲杖扫描的宽度在 0.9 米左右，这些都是视障老年人身体的外延，因此他们所需的活动范围通常要比常人大。另外，在行走过程中，有些视障老年人会伴随吹哨、摇铃、拍手等动作告知他人自己的方位避免发生碰撞，照料设施地面可以使用大理石材质加强走步发声，以起到给视障老年人提示的作用；而且视障老年人依靠触摸行走，如握扶手和沿墙壁，设计时应减少辅助设施以外的装饰，道路应简明通达，边角应柔软防撞。

视障老年人经常因为动作迟缓，准确率不高，不为他人所理解，不为群体所接受，从而产生退缩和自卑的心理。另外由于缺乏城市环境的支持，视障老年人难以独立完成出行意愿，长此以往不仅影响他们的正常生活，还不利于他们的身心健康。

2. 视觉记忆

在生活中，视障老年人的动作常缓慢而笨拙，极不协调。这并非仅仅由于视障老年人的行动技能退化，而是视力受损的人会因为没有了视力，而出现行动迟缓、不准确的情况，这跟他们的动作发育有很大的关系。

视障患者在有或没有视觉记忆时，其行为通常会有很大的差别。从医学的角度来看，视障老年人有两种，一种是天生视障，另一种是后天视障；一种是在出生时就会失去视力，另一种是在长大后因为意外或者疾病而造成眼盲。前者没有视觉记忆，没有物体运动和他人动作的印象，因此自己的动作效率低下，不连贯，不自然，与之形成鲜明对比的是，后者由于已经对别人的动作、物体的运动、建筑物的特征等各方面都非常熟悉，因此他们会拥有视觉记忆，从而使得动作连贯，同时还拥有一个更加完整的心理地图。尽管后天视障者因为在过去曾经有过视力，有了视觉记忆，但无论是先天视障者还是后天视障者，他们都需要重新学习并熟悉以非视觉为主的行为模式，这样才能更好地、更有效地重新面对这个世界。

3. 概念的相关认知

视觉向人类提供绝大部分的信息量，不管是具体的还是抽象的，大部分的视障老年人在认知上存在着较大的错误和不确定，虽然其他的感觉知觉也可以传递一定数量的信息，但它们传递的信息通常是有限的，因为视障老年人缺少了视觉的组织方式，因此，只能通过其他的方式来获取信息。听觉与触觉是视觉障碍老人的主要感知方式，然而，由于听觉过于笼统与不准确，触觉操纵对象难以感知其本质的深度、复杂性与整体性，并且一旦对象超出视觉障碍老人的可触摸范围，就会失去对对象的感知能力。所以，视觉障碍老人对于对象的感知还处于"具体层次"，随着他们年纪的增大，对对象的体验和熟稔程度的提高，逐渐可以形成比较完整的认知，但是，对于"抽象层次"的认知仍然存在着一定的局限性和难度。

从发展认知学的角度来看，身体和精神的发展都是一个逐步进行的过程，前期的感知和动作的训练，是之后抽象概念的基础。但是，人们的认识发展过程具有连续性，观念发展的思维方式具有从具体到抽象的特点。因为视力受损的老年人缺少视觉的组织能力，所以他们不能在同一时间内识别出事物的全部，所以他们只能通过局部来理解事物，这样形成的总体印象就会有偏差。由于视障老年人采用的是手、耳的探测和触碰的方式，使得他们在对象的深度、完整性等细节的刻画上受到了一定的制约。因此，在认识一个抽象概念时，会产生一种障碍。

（二）定向行动

定向行动训练是专门为视障者设计的一套帮助其独立生活和参与社会的行动训练。从发展认知学的观点出发，身心的发展是一个循序渐进的过程，早期的知觉和运动的训练，是后期抽象概念的基础。然而，由于人类认知发展的历程是一种连续的，因此，思想发展的思路也是一种由浅入深、由浅入深的特征。由于视力不好的老年人缺乏视觉的组织性，他们无法一次看清所有的东西，而只能从一些部分去看，从而得出的整体感觉是有偏差的。因为视障老年人使用的是手与耳的感知与触摸，所以他们对物体的深度与完整性等细节的表达有一些限制。所以，对一个抽象的概念的理解就会出现障碍，目前定向行动训练在我国尚处于起步阶段。

定向行动训练包含"定向"和"行动"两个要素。"定向"是指视障者在环境中动员全身感觉以建立其与环境或环境中重要物体的相互关系的认知。当视障者在环境中移动时，应知道其所在位置，更应认知其四周的重要事物。"行动"在步行学上是指视障者在环境中应用残余感官包括视觉，以安全、有效、舒适地从一处移动到另一处的能力。总之，"定向"就是明确自己在哪里，"行动"即是有效率地从某处到目的地，"定向"与"行动"两件事要同时完成。这项技能不仅可以使视障老年人免于危害，还能够保障其安全，对于视障老年人的独立行动和信心重建都有极为深远的影响。视障老年人行走的基本方法有：

1. 明眼人辅助带路

通常情况下，明眼人按需站在视障老年人的左侧或右侧，视障者用手稳定地抓住明眼人的胳膊肘部上方一寸的位置，在像草坪或者运动场这样的空地上漫步的时候，他们可以手牵手并肩而行，为视障者指明前进的方向。

### 2. 盲杖摸索

盲杖摸索是视障人士使用最普遍的一种方法。盲杖可以帮助视障老年人获得信息和保护，特别是在公共场所、交叉路口等。盲杖的长度应以自身的身高为准，通常为从地面到腰、肩之间的长度。标准的导盲棒通常采用轻量化的硬铝合金。如果没有标准的手杖，也可以使用粗壮但不笨重的长而直的木头或竹子作为手杖。最好的办法就是用竹棒，因为它的感应能力很强，重量也很轻，在冬天也不会很冷，敲在地上的声音也很清晰，使人更容易通过回声来确定距离。

### 3. 导盲犬辅助领路

导盲犬是工作犬的一种，它的工作就是取代视力障碍者的眼睛，引导他们前进。日本从1948年起就一直在训练这些犬，到现在为止，已经有大约1万条犬在为这些视觉障碍的人提供服务。在美国，使用导盲犬的视障碍者大约占全部视觉障碍者的百分之一，并受到高度的好评和由衷的喜爱。最近几年，关于导盲犬进入公共场所的话题一直被热议。例如：澳大利亚《反歧视残疾法令》和《伴侣动物法令》；美国《联邦政府残疾人法案》；日本《残疾者辅助犬法》。世界各地都有不下30个国家对此做出了法律上的保护。在这些法律中，都毫无例外地明文规定：盲人可以带着导盲犬出入一切公共场所，乘坐各类公共交通工具，而不让盲人带着导盲犬进出的，将会受到法律的制裁。2012年，我国《无障碍环境建设条例》（以下简称《条例》）第十六条明确指出："视障人士在进入公共场所时，应当符合国家相关规定；公共场所工作人员应当依照国家相关规定，为其提供无障碍服务。"《条例》首次明确规定，导盲犬有权进入公共场所，并允许视障人士使用。香港于2011年的立法会上表示，香港的地铁、公车和山间公园的缆车，都可以让导盲犬乘坐。上海于2011年开始实施的新规中还规定，视障者在向驾驶员提供《导盲犬使用证》的情况下，可以带着导盲犬出行。成都地铁在2013年开通一条新的导盲犬通道，陪伴盲人进入地铁站。《北京市轨道交通运营安全条例规定》于2015年开始实施，为北京地铁开通了导盲犬通道。这些措施的实施，都显示出当今社会的无障碍环境建设在不断地完善，对视障者的人文关怀也在不断地增加。

### 4. 电子装置帮助老人行走

电子行走辅助设备主要包含了激光盲杖、声波导向器、传感器等，在进行了定向行走训练之后，视障老年人就可以利用这些设备来帮助自己走路，这些设备都可以与盲杖配合使用，但是因为其操作比较复杂，而且价格比较贵，所以只有很少一部分视障老年人会选择使用。在定向行走中，无论是方法还是技巧，都与周围的环境有着密切的联系。要想让视障者能够大胆地走出自己的家，融入社会中，就必须在户外的景观环境建设中，为视障者提供足够的环境信息，以满足他们的行走需要。

### （三）寻路的行为方式

视觉障碍者可以通过周围环境中的各种信息来判断自己的位置，从而掌握方向信息，并判断出自己的行走路线，具体有以下方式。

### 1. 心理地图

心理地图是人们对地表某一方面或某些方面的内化了的印象。它反映出人们对位置和区域的认识，这些脑中的地图给视障人士提供了一种感知世界的方式。它既是一种空间表象，是对环境的主体反映，又是一种记忆表象，能在头脑中保持和再现。视障人士利用心理地图制订行走计划，如建筑物、电灯杆、树、邮筒、交通岗、特殊质感的路面、熟悉的声响、气味等，这些环境因素有助于盲人更好地辨别方向，更好地行走。

### 2. 身体感知

视障人士通过感知手段，利用认识声响、触感、气味等信息感知环境。如通过汽车声、鸟鸣声、流水声、商业声等声响，从饭店的饭菜香、医院的消毒水味、建材店的化工味、花店或田野花香、垃圾堆的腐臭味等判断出自己所在的位置。

### 3. 气象信息

视障人士可以利用气象信息来辨认方向。如当晨光落在他脸上时，他知道自己是面对着东方。如果是午后的太阳，那就是面对着北方。视力有障碍的人，如果知道今天的风向，还可以在室外通过风的方向来判断自己的方向。

### 4. 环境线索

城市和建筑环境中的路标和线索可以为视障人士指路。除了盲道、扶手、指示牌、听觉地图，路标还可以是树木、雕塑、车站、电线杆、信箱，或者是柏油路、土路、石路等。在周围有许多线索，有助于盲人辨别自己的方位。

（四）行为需求

视障老年人行动缓慢，且中途需要休息，乘坐电梯时易被门夹住。同时由于视力损伤程度不同，也呈现不同的行为特点。由于年龄增长而视力下降的老年人主要还是依靠残存的视力行动，但他们对周围环境认知能力较差，通常会先观察周围环境情况再行动，行动轨迹相对倾向直线。

而视障老年人则通常选择靠墙边或扶栏杆扶手等易于抓握的设施行走，或依靠盲杖这类助行器以从左到右弧形摆动敲击地面的形式寻路，只能到达盲杖可及范围，行动轨迹多为曲线，难以直接到达目的地。然而盲杖对于腰部以下的障碍物探知较为有效，但上方悬吊或横立的突出物不易被探知发现（见图2-17）。

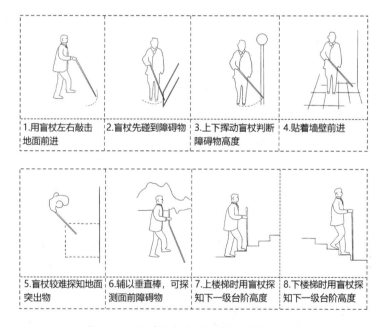

| 1.用盲杖左右敲击地面前进 | 2.盲杖先碰到障碍物 | 3.上下挥动盲杖判断障碍物高度 | 4.贴着墙壁前进 |
| 5.盲杖较难探知地面突出物 | 6.辅以垂直棒，可探测面前障碍物 | 7.上楼梯时用盲杖探知下一级台阶高度 | 8.下楼梯时用盲杖探知下一级台阶高度 |

图2-17 视障老年人使用盲杖的行为特征

针对视障老年人的上述行为特点，应对老年人照料设施的以下部位进行视觉无障碍设计（见表2-12）。

表 2-12 视障老年人的行为特征和无障碍设计要点

| 视障者行为特征 | 无障碍设计要点 |
|---|---|
| 盲杖探知左右敲击地面 | 楼梯防滑条较长时，应按适当长度纵向分隔，以防止盲杖侧滑 |
| | 阶梯踏步应设置竖板 |
| | 地面采用不同材质铺装，视障者可通过盲杖敲击不同材料的地面声音确定行进方向 |
| 行动缓慢 | 电梯门延迟关闭 |
| 盲杖难以探测到腰部以上位置、侧面以及地面微微突出的障碍物 | 地面平整无突出，墙面及景观无突出障碍物 |

# 第四节 相关理论基础

## 一、基本概念解析

### （一）视障老年人

"视力障碍"狭义上讲即双眼视力障碍或视野缩小，也称"视力残疾"。视力障碍是一种视觉缺陷，这种状况可能会对日常生活造成很大影响，包括阅读、驾驶和其他日常活动。视力障碍可以由多种因素引起，包括眼部疾病、遗传、外伤等。根据我国 GB-T 26341-2010《残疾人残疾分类和分级》对视力残疾分为四级，其中视力残疾一级和二级为盲，视力残疾三级和四级为低视力，详见表 2-13。

表 2-13 视力残疾的分级

| 类别 | 级别 | 视力、视野 |
|---|---|---|
| 盲 | 一级 | 无光感~小于 0.02；或视野半径小于 5 度 |
| | 二级 | 0.02~小于 0.05；或视野半径小于 10 度 |

| 类别 | 级别 | 视力、视野 |
|------|------|-----------|
| 低视力 | 三级 | 0.05~小于0.1 |
| | 四级 | 0.1~小于0.3 |

广义上讲，视力障碍是指视觉存在一定程度障碍，引起的视力减弱、丧失等。视力障碍的种类包括视觉敏锐度降低、暗适应或色觉异常、视野缩小等。视觉障碍的病因包括但不限于眼部感染、遗传、老年性和变性病变以及各种疾病等。因此视障人群的基数非常庞大，既包括低视力者和盲人，也包括因各种疾病或年龄原因导致视觉异常的人群。本研究中的"视障老年人"一词涵盖范围广泛，包括视觉轻微受损到完全失明的各个视力受损程度的老年人，分为由于年龄或眼部疾病（例如患白内障、青光眼等视力疾病）导致的视力下降、低视力和盲三类（如图2-18所示）。

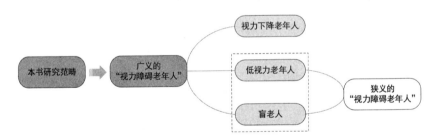

图2-18　本研究中视障老年人的研究范畴

## （二）老年人照料设施

老年人照料设施即为老年人提供集中照料服务的公共建筑和场所，包括全日照料设施和日间照料设施两种。其中，老年人全日照料设施全天候提供服务，包含养老院、老人院、福利院、敬老院、老年养护院等多种类型，也是本研究的主要研究对象。这些设施旨在为老年人提供住宿、饮食、医疗、康复、文娱等方面的服务，帮助老年人解决生活中的各种问题，提高老年人的生活质量和幸福感。在老年人照料设施中，专业的医护人员和工作人员会为老年人提供全面的照料服务，包括日常护理健康监测、康复训练、心理疏导等。与此同时，养老机构还成了老年人进行社会交往、文化交流的主要场所，为老年人提供了丰富多彩的文化、娱乐和社交活动。

### 二、理论基础

#### （一）环境心理学

环境心理学理论是一门跨学科的学科，它研究人类与环境之间的相互关系，包括环境如何影响人的行为、情感和认知等方面，以及人如何对环境做出反应和适应。在环境心理学的研究中，人们使用了各种理论和方法，包括人类行为生态学、认知心理学、社会心理学、建筑学和景观设计等。这些研究方法被用于探讨各种问题，例如环境对人的健康和幸福的影响、人们对不同环境的偏好、空间和认知之间的关系等。因此，环境心理学的应用已经成为现代建筑设计的必要内容之一，它可以提高建筑环境的品质和人类健康水平，为人类创造更加美好的居住环境。环境心理学在建筑学中的应用可以追溯到20世纪初期，随着人们对建筑环境对人类行为和健康的影响的认识不断增加，环境心理学在建筑学中的应用越来越受到重视。环境心理学提供了研究建筑环境如何影响人类行为和健康的方法和工具，帮助设计师更好地了解用户需求和行为，为设计创造更加人性化和舒适的环境提供依据。例如，通过环境心理学的研究，可以了解建筑空间的布局、色彩、光线等因素如何影响人的情绪和行为，从而设计出更符合人类感知和需求的空间。此外，环境心理学还可以研究建筑环境对人类健康的影响，为设计健康的建筑环境提供科学的理论和实践基础。同时，环境心理学也为环境设计和规划提供了理论依据和实践指导。

#### （二）环境行为学

环境行为学是研究人类如何感知、评价和利用环境的学科。它融合了环境心理学、人类地理学、建筑学、城市规划等多学科的理论和方法。环境行为学理论主要包括空间认知、空间行为、环境评价和环境适应四个方面。在建筑学方面，环境行为学的理论和方法被广泛应用于建筑设计和评价。例如，研究人员可以通过评估建筑环境的美学品质、舒适度和可用性等方面，为设计师提供建筑设计的指导和支持。同时，环境行为学也可以帮助建筑师和规划者更好地理解和满足用户的需求，提高建筑空间的实用性和适应性。环境行为学理论可以为视障老年人在设计与规划方面提供有用的指导与支援。可从以下几个方面展现：①空间布局和设计方面。通过环境行为学的研究可以了解视障老年人的活动习惯和空间需求，为空间布局和设计提供指导。②环境标识和导航。通过环境行为学的研究可以确定哪些标识和导航设施最为有效。③环境舒适度。视障老年人对环境的舒适度要求更高，通过环境行为学的研究可以了解他们对光线、声音、温度等因素的感受和需求，为环境舒适度的设计提供指导。④环境安全性。视障老年人在使用环境时容易遇到危险，如摔倒、碰撞等，通过环境行为学的研究可以了解他们的行为模式和习惯，为环境的安全性设计提供指导。因此，环境行为学理论可以帮助设计师更好地了解视障老年人的需求和行为，为视障人士养老设施的设计提供科学的支持和指导。

（三）需求层次相关理论

马斯洛的需要层级学说，是美国著名心理学家亚伯拉罕·马斯洛于1943年在其《人类激励理论》中提出的，他把人的需要分成了五个层级，即身体需要、安全需要、社会需要、尊重需要、自我满足需要。

生理需求。呼吸、水、食物、睡眠等维持人类自身生命的基本需要，缺乏任意一项，身体的各项功能都会受到影响。身体需要是人类最基本的需要，也是人类学习、生活的原动力。

安全需求。人类是一种在生命活动中追求安全的有机体，在生理需求得到了满足之后，人们就会追求人身安全、生活稳定、健康保障等方面的安全需求。

社交需求。指的是情感与归属感的需要。在生理需要和安全需要都被满足了之后，人们就开始想要获得别人对他们的关心和照顾，他们开始想要一个家庭，想要构建起自己的情感和社会联系，在这个时候，人们已经不满足于物质上的需要，他们更多的是将注意力转移到了精神上。

对尊敬的需要。尊敬的需要可以被划分为内在的尊敬和外在的尊敬，内在的尊敬指的是人的自我尊敬，外在的尊敬指的是受到他人的尊敬和信任。如果太多的尊敬，就会产生骄傲、傲慢的情绪，如果缺乏尊敬，就会让人自卑、胆怯，适当的尊敬需要让人拥有一个健康的心理和一个正确的处世态度。

自我实现需求，也就是最高层面的需求。它的目的是在人类的发展过程中，通过对自身潜力的持续挖掘和创新，最终能够做出与自己能力相匹配的事情，从而实现自身的价值。

因为视障老年人的身体上有一些缺陷，所以他们很容易感到不安全，会产生自卑、自闭等负面情绪，进而不愿意出门，这就形成了一个恶性循环。如果视障老年人长时间地生活在自己的世界里，他们与外界的联系很少，那么一旦他们与外界的环境相接触，他们就会变得自我感觉渺小，不能进行正常的社交活动，他们的身心都得不到满足。在这样的背景下，设计师应该根据马斯洛的需要层次理论来设计出一种既能满足视障老年人的需要，又能在日常生活中增加视障老年人之间的沟通和互动，减少视障老年人对自身缺陷的关注，增强心理的充实感，从而提高视觉障碍老人的生活和社交能力。

## 第五节　本章小节

根据国际上的经验，一般情况下，发达国家在步入老龄化时，都已经完成了工业化，并且达到了人均 GDP 在 5000 到 10 000 美元的水平。但是，我国目前仍然处于工业化和城市化的进程之中，在 1999 年步入老龄社会的时候，人均 GDP 还不到 1000 美元，至 2010 年，超过了 4000 美元，"未富先老，未备先老"已经成了中国当前老龄化社会的最大特点和最大的挑战，在将来，随着整个社会的逐渐衰老，我们将会面对各方面的挑战。在"新两步走"战略的实施过程中，"适老化"无障碍的工作将越来越重要，我们将以习近平新时代中国特色社会主义思想为指导，根据我国社会主要矛盾的新变化，重点开展新理念引导下的"适老化"无障碍的理论研究，重点开展人口老龄化和社会主义现代化的影响因素的研究，重点开展从国际比较的角度分析我国应对人口老龄化的方式效应的研究，重点开展人口老龄化地区不均衡和应对准备不足的应对措施的研究，这几个关系全局、影响深远的老龄问题的研究，将成为今后发展的主要方向。

# 第三章

# 视障老年人照料设施设计内容

## 第一节  基于生理、心理及行为特征的环境需求解析

### 一、视障人士对环境的需求分析

群体需求的调查研究通过运用用户访谈结合视障者群体特征，探求视障老年群体对环境设计最实际的需求。

### （一）生活状况调查问卷

前期选用了访谈的方式对视障群体的基本生活状态以及对生活环境的满意度进行了解，通过调查，获取相应的数据统计了解了视障群体的状况。

调研时间：2022 年 7 月

调研方式：访谈

调研对象：视障人士

调研目的：了解该视障对无障碍环境的需求状况，以及生活中遇到的问题

问卷调研的目的和内容：

通过对视障人群的基本情况、对现有无障碍环境的看法以及对环境的期望的了解，找到视障老年人对视障支持环境设计的需求，使研究更有可信度与说服力。其内容包括：

①用户基本情况：用户的年龄、性别、视障程度、视障原因、职业等。

②现在生活遇到的障碍问题。

③遇到障碍的时间、地点、动作。

④对视障支持环境设计的期望问题：希望视障支持环境具备什么样的条件，对现有居住环境有何意见等。

⑤对养老的态度问题。

⑥对环境的感受：什么样的环境可以让人心情放松或烦躁。

⑦环境对感知行为的影响。

此次调查共访谈了18位视障人士。具体访谈提纲内容参见本论文附录A"视障者生活状况调查访谈提纲"。以下将对有效问卷进行统计分析，具体见表3-1、表3-2、表3-3。

表3-1　被调查对象性别比例

| 性别 | 男 | 女 |
|---|---|---|
| 人数 | 14 | 4 |
| 比例 | 77.8% | 22.2% |

表3-2　被调查对象视力状况

| 视力状况 | 全盲 | 低视力 |
|---|---|---|
| 人数 | 13 | 5 |
| 比例 | 72.2% | 27.8% |

表3-3　年龄状况

| 年龄 | 30~39岁 | 40~49岁 | 50~60岁 |
|---|---|---|---|
| 人数 | 9 | 4 | 5 |
| 比例 | 50% | 22.2% | 27.8% |

著者在广泛阅读文献的基础之上，依据视障者性别、失明时间以及视力情况，将受访者分为四类。四类视障者分别为：第一类视障者，后天失明，全盲；第二类视障者，儿时失明，全盲；第三类是视障者，先天性眼部疾病引起的弱视、低视力；第四类视障者，一开始视力正常，成年以后视力慢慢下降，现在

处于低视力的状态。运用访谈法、实地观察法对四类视障者群体的代表进行需求评估。详见表3-4。

表3-4 受访者基本信息

| 类别 | 视障者 | 视力出现问题时间 | 目前视力情况 |
|---|---|---|---|
| 1 | 盛女士 | 40 岁 | 全盲（微光） |
| 2 | 修先生 | 7~8 岁 | 全盲 |
| 3 | 杜女士 | 先天弱视 | 低视力 |
| 4 | 李女士 | 18 岁以后 | 低视力 |

选择这四类视障者代表是为了在有限的时间内获得较全面的需求测量数据，可以为整个视障者群体的需求提供借鉴样本。本次调研的目的是大致了解视障者日常生活状态；居家和出行时有什么不便，以及对现有生活环境的无障碍设施有何态度和看法；对现有生活状况是否满意，以及对养老服务设施的看法。通过上述访谈建立用户需求模型。访谈提纲详见附录1。

下面是对四位目标用户的访谈详情：

A. 姓名：盛女士

视力状况：全盲

职业：按摩师

盛女士原本是一个视力正常的人，儿子小帅从小就看不见，失明之前为了帮助孩子治疗学习了中医，在36岁的时候因为生活压力过大而导致失明，现在只有一些光感。刚刚失明的时候精神压力很大，接受不了现实，经常封闭自己，不与外人交流，在经过一段时间的调节之后，盛女士接受了盲的现实，但因为自己是一个注意形象的人，在出门的时候从来不用导盲杖，害怕用了导盲杖别人就会认为自己是瞎子。

由于盛女士在年轻的时候带着儿子去别的城市上学、求医，因此对各个地方的视障无障碍环境关注颇多。在同盛女士交流的时候，她用自己的所见所闻帮著者分析了现有视障无障碍环境的不足，以及很多可以改进的地方。她相信如果能够完善城市的视障无障碍支持环境，给视障群体带来的不仅仅是切实的生活上的便利，更会上升到情感方面的全新体验。通过与不同视障层次、不同年龄、不同文化程度的视障者沟通交流后，发现现有的视障无障碍设施基本无法满足视障群体的实际生活需求，他们内心敏感缺乏安全感，更加需要关怀和照顾。在交流中基本了解目标群体的生活状态，以及对视障支持环境的需求情况。

B. 姓名：修先生

　　视力状况：全盲

　　职业：视障者按摩师

修先生在小的时候，7~8岁失明，上过盲校，接受过专业的盲文培训以及定向行走训练，所以可以在无人陪伴的情况下独立出行，也有基本的生活自理能力。曾经出行的时候会使用盲杖，现在开始使用导盲犬。在同修先生的谈话中了解到现在城市的视障无障碍设施并不完善。在生活中，修先生在识别环境的时候，主要用脚去感受地面的变化，其次是通过听声音来判断自己的位置，再就是通过闻气味来辨别周围的环境。很少能感受到墙面的材质的变化，因为走路的时候为了避免墙边的障碍物，并不会用手去摸索。在行走的时候如果遇到七扭八歪和高低不平的路面会觉得没有安全感。在陌生的环境下，需要集中注意力才可以感受到前方的障碍物，但是如果走神就感觉不到了；在熟悉的地方如果有突然出现的障碍物，也会有发生碰撞的情况。在生活中，修先生也有着自己的爱好，他喜欢乐器，爱好唱歌，平时也会组织大家一起玩，会领着看不见的朋友一起徒步，增加大家的娱乐活动。闻到树、花草的香气会心情愉悦。他表示，如果能有专门为视障者设计的无障碍路线，会对视障者出行有很大的帮助。修先生已婚，还有一个孩子。由于要照顾孩子，他的爱人并没有多少时间可以领修先生出去走一走，因此他们也非常希望有一个地方可以是专门为视障人士设计的，可以让他们在需要的时候自己出来走动。

C. 姓名：杜女士

　　视力状况：视力模糊（0.1~0.2）

　　职业：视障者按摩师

杜女士是19岁开始从事的按摩行业，视力在0.1~0.2左右，是先天性的白内障引起的弱视，视野会比较模糊，从小就在盲校学习过，能够识别盲文，也会使用盲杖，在日常的生活中，昏暗的环境会让杜女士对识别周围环境造成一定的影响，比如去地下的浴室的时候，楼梯的灯光昏暗，如果没有人陪同的话，只能扶着两边的扶手，慢慢地下楼，会有很大的不便。在使用一些家用电器的时候，如果没有语音提示功能，辨别按钮上的字会较为困难。杜女士表示现在室外人行道上的占用情况特别的严重，其实并不方便视障者行走。在问到是否希望在公共场所室内设置一些指引性的盲道时，她表示这会对寻路有帮助，但有时候商场里的标识太小，也不足以使她去辨认，比如卫生间门口男女的图形太小，并不容易分辨，去卫生间需要在门口观察一两分钟男生往哪边走或者女生往哪边走。在生活中经常会有碰到障碍物的时候，比如尖锐的桌角、门框、按摩床的床脚以及道边停的车。在陌生环境里如果障碍物比较小并且环境灯光稍微灰暗一些，就不容易被注意到。她希望商场的标识可以再大一些，颜色对比可以鲜艳一些，这样会有助于她判断标识的信息，并且希望相应的区域可以配备语音提示，提示自己到了哪里。由于视野模糊会分不清层次感，所以在上下楼梯的时候会希望踏步边缘有颜色对比明显的提示，帮助她分清层次感。在灯光昏暗和特别吵的环境里会比较烦躁，因为会影响自己对周围环境的判断。平时喜欢音乐，会吹葫芦丝。在问到做什么事情会有成就感的时候，她表示会在自己的工作中获得成就感，平时也喜欢逛商场或者去附近公园走走，也会常常锻炼锻炼身体，如果跑步的话需要找到一些人少安静的路，避免发生冲撞，她表示其实视障人群很渴望可以外出，但周围并没有足够安全的环境能保障他们的出行，所以只能在不得不出去的时候才会出去，虽然自己有一些视力，但也会感觉到不安全。出门行走都会多加小心。她希望视障支持环境可以更加完善以保证视障人群的出行。

  D. 姓名：李女士

    视力状况：右眼无光感，左眼视力模糊（低视力）

    职业：视障者按摩师

  李女士大概是在18岁的时候脑出血然后压迫了视神经导致视力出现了问题，目前右眼完全没有光感，左眼视力模糊。在与她的谈话中了解到她很少会独自出门在街道上活动，虽然可以独自外出，但最好还是由别人领着；由于视力问题是后天形成的，所以她并不会使用盲杖；虽然职高在盲校读，但并没有学习怎么使用盲杖，也没有学习盲文。平时阅读的话会使用汉字的大字版。平时步行外出可以自己去逛一逛中央大街（步行街），因为没有车，会比较安全。她表示由于视力的原因对声音会敏感一些，会习惯用手脚触摸来分辨物体。去澡堂洗浴的时候找放衣服的柜子需要借助于别人的帮助。对于她现在的视力情况来说，如果柜子上的一个数字的尺寸大概有一个触屏手机这么大就可以看清。在使用电器时会去记忆每一个按键的作用。因为看不清，在不熟悉周围环境的时候会被一些路挡或者障碍物磕碰到，在行走的时候会被一些小路桩碰到，即使路桩的颜色比较鲜亮，也不容易分辨，她表示最喜欢的还是比较通畅且没有障碍的道路。她还喜欢大自然，在安静的自然环境里会感觉到心情舒畅，人多的地方会有一种不安全感，总是害怕别人会碰到自己或者自己撞到别人，期望周围环境不要特别嘈杂或者有特别多的障碍物。她平时喜欢唱歌和听小说，会在工作中获得成就感，除了偶尔散步以外并没有什么室外活动。由于上班时间从早上 8 点到晚上 9 点。下班以后由于外面的光线昏暗，会对自己辨别周围环境造成很大的障碍，自己的视力情况导致对光线的要求比较高。如果没有路灯的话，走路就需要格外小心，有时候只有两级的台阶也会绊倒，还有的台阶全体都是一个颜色就会让自己分不清情况。她还提到明亮一些的颜色会让自己比较容易分辨。在使用垂直交通的时候，比较倾向于使用楼梯，因为目前很多电梯没有播报所到楼层的功能，导致无法分辨到达楼层。对于室外活动区域她觉得可以适当增加一些花坛和凉亭。下雪的时候，路灯洒在路面会有反光，导致自己不能识别环境而迷路。她表示如果环境足够安全的话也是很愿意出门逛街的。

根据上面的调查具体总结出视障人士的以下几个方面需求：

（1）安全需求

视障人士的安全性需求是指他们在日常生活和移动过程中需要保障自身安全的一种需求。由于缺乏视觉信息的支持，视障人士在环境感知、行动、交通出行等方面面临一定的风险和挑战。因此，保障视障人士的安全性需求是很重要的。在行走时，他们表示希望路面平整并且不要有突然出现或者是盲杖探不到的障碍物，路面要防滑无积水。低视力视障群体还希望台阶的踏步可以有一些颜色鲜明的警示条帮助他们识别踏步。如表 3-5 访谈记录所示。

表 3-5 访谈记录

| 姓名 | 谈话内容 |
|------|----------|
| 盛女士 | 说话人1：什么样的环境会让您的心情会比较放松一点？是比较安静一点，还是人气比较旺会让你比较舒服？<br>说话人2：马路比较直，比较平坦，这样走路很放心了，有的马路人行道七扭八歪的、高低不平的，就觉得不安全了，不知道哪块深一脚，哪块浅一脚。 |
| 修先生 | 说话人1：什么样的环境会让您的心情会比较放松一点？是比较安静一点，还是人气比较旺会让你比较舒服？ |
| 杜女士 | 说话人1：因为我们本身就出门特别小心，有的时候要是看着前方或者是怕被什么撞上，就会瞅着前方特别认真的那种，有的时候就不太注意自己的侧方或者是其他地方。 |
| 李女士 | 说话人1：因为您还有视力，您在陌生的环境下，前面有大的障碍物肯定是能发现？（是的。）那有一些比较小的路桩您会比较容易察觉到吗？<br>说话人2：比较费事，甚至有的人行道只是二级台阶的，可能也会对我造成障碍，会让我绊倒。<br>说话人1：如果像这种小路桩，有一个比较亮的颜色，您会比较方便分辨出来？<br>说话人2：也会差一些。最习惯的还是比较通畅的（路），不习惯有那些障碍。 |

（2）环境可识别需求

视障人士的环境可识别需求是指视障人士需要通过环境中的信息来感知自己所处的位置、方向、距离和周围的环境信息，以便能够安全、自主地进行移动和生活。如果周围没有可被识别的环境信息，视障者会感到慌乱。如果可以提供可触摸的标牌以及一些语音提示将会对视障人群识别周围环境有很大帮助。几乎每一个受访者都提到在上下楼的时候更愿意选择走楼梯，因为电梯没有到达楼层的语音提示，这有时会给他们乘坐电梯带来一些困难。设计师应该通过加强听觉、触觉、嗅觉的设计来提供可接收的信息，比如在不同功能室铺设不同纹路的地面材料，在较长的空间中设置节点等。此外，设计师还应该加强室内各要素的差异性和可识别性，统一明确规范，以帮助视障者更深层次地感知周围环境，更快速地融入环境中。如表 3-6 访谈记录所示。

表3-6 访谈记录

| 姓名 | 谈话内容 |
|---|---|
| 盛女士 | 说话人1：比如那种语音设备，这些应该对您帮助还是比较大的？<br>说话人2：太欢迎了。<br>说话人1：比如路口有一个提示这种（无障碍设施对您是否有帮助）？（最好。）如果声音太小，或者周围环境太吵，会不会不太方便。<br>说话人2：都行，只要有，我们的耳朵非常灵敏，哪怕吵，我们能听到。 |
| 修先生 | 说话人1：那什么样的地方会比较容易让你遇到这种危险呢？是那种小广告牌会容易让你给撞了，还是（其他障碍物）？<br>说话人2：小广告牌还行，小广告牌它都是贴马路上，还好。再一个，有的是马路或者是地面，电缆线坏了需要挖坑，但我不知道，可能你今天走的时候啥事没有，明天早上回来就会出个坑。<br>说话人1：主要是怕突然间（出现一个障碍物）？<br>说话人2：对，突然间出来个东西。 |
| 杜女士 | 说话人1：像卫生间门口的那种男女标识，您觉得好分辨吗？<br>说话人2：嗯也不太好分辨，因为我离得远了是看不太清的，有的时候问一下商场的工作人员，哪里有卫生间，然后我到了那里以后，我需要观察一两分钟才能分辨出哪边是女厕，哪边是男厕。 |
| 李女士 | 说话人1：你要是独自进入医院或者学校这种公共建筑的时候，您对于您所在的位置和你要找到目的地这方面是否有一些困难？<br>说话人2：非常有困难。就只能借助询问。<br>说话人2：所以希望也有一个智能语音播报的盲杖，我觉得应该对我很有帮助。输入我的初始地和我要抵达的位置，然后他会给我一些（提示），比如说向哪走向哪转，然后会不会有阶梯什么的，我觉得应该对我非常有帮助。 |

（3）疗愈性需求

嘈杂的环境更容易让视障人士感到烦躁和不安。因此给视障人士提供安静的声音环境，使视障者更好地感受声景观所带来的乐趣，避免各种声音之间的相互干扰，可以让他们保有对声音的掌控能力获得安全感。在访谈过程中，发现大部分的视障人士表示日常行走在城市当中的时候闻到植物的香气会让自己心情愉悦，甚至喜欢待在大自然里，如果在他们生活的环境中引入适当的景观设计，并种植一些带有香气的植物，有利于他们的身心健康。如表3-7访谈记录所示。

表 3-7　访谈记录

| 姓名 | 谈话内容 |
|---|---|
| 盛女士 | 说话人1：对您分店周围的环境就是非常的难。（对。）一些香味或者这种植物的气味，会让您觉得心情更愉悦一些吗？（那倒是。）比如去公园这些地方，可能闻到植物的香气会（更愉悦一些）？<br>说话人2：闻到这些丁香花，像市花丁香花，一闻到感觉好舒服。 |
| 修先生 | 说话人1：您闻到植物的香气会心情更好吗？<br>说话人2：对，感觉到树还有什么花啊，散发出气味，会觉得非常舒服。 |
| 杜女士 | 说话人1：那您待在一个什么样的环境里，会让您觉得心情比较放松，比如说特别安静的，还是可能稍微有点人，又不那么吵的那种环境？<br>说话人2：稍微有点人又不那么吵的那种环境，特别安静那也有点受不了，有点害怕。 |
| 李女士 | 说话人3：现在像咱们外面这个环境，您觉得如何？<br>说话人2：我们附近吗？太一般了，你看对面是一个修理汽车的，他还会给汽车做一些美容，反正他们啥时候下班，我啥时候心情好，我觉得太吵了，太一般了。是比较严重的，但是没有办法。<br>说话人1：您闻到植物的这种香气会更放松一些？（是的。）您有什么比较喜欢的植物？<br>说话人2：特殊一点的，可能就是什么含羞草，或者是月季，反正一些带香味的，或者是挺好玩的那些植物我就比较喜欢。<br>说话人1：有一些带香味的植物就会更喜欢一点？（对。） |

（4）独立需求

在被调查的人群中，大多数视障者也爱逛街，喜欢到户外去。但是由于外界没有提供让他们觉得足够安全的场景，因此他们只能选择待在家里。人类是社交性动物，相互交流和沟通是我们生活中不可或缺的一部分，对于视障人士来说，这种需求更加强烈。由于他们在出行过程中面临的困难，很多人会有出门的心理抵触感，这可能致使他们变得孤僻和冷漠。因此，当视障人群聚集在一起时，他们会感到被社会大家庭所接纳，这种聚集的需求主要体现在公共场所，需要足够大的空间。这种聚集的空间被称为"社会向心空间"，是城市中非常普遍的公共场所，因为人们喜欢在这些地方相互交往和寻求刺激。视障人士也需要这样的空间，以满足他们的社交需求，减轻他们的孤独感。在调查中，我们发现大多数视障人士都有户外散步、交谈、健身、晒太阳等需求。因此，在视障支持环境中，我们应该为他们提供适合的场所，以满足他们社交活动的需求，让他们可以在舒适、从容的环境中生活和休闲。如表3-8所示。

表3-8 访谈记录

| 姓名 | 谈话内容 |
|---|---|
| 盛女士 | 说话人1：您是自个儿也不是特别爱出门吗？还是？<br>说话人2：哪有不想出门的？<br>说话人1：其实很愿意出门，但是没办法。<br>说话人2：人都要活动，尤其是我们搞中医的，都希望能出去多走一走，但是没有办法。<br>说话人1：如果这种设施能好点，您还是非常愿意出去的？<br>说话人2：那当然是的。 |
| 修先生 | 说话人1：您平时除了工作，有一些娱乐活动吗？<br>说话人2：娱乐活动有，我爱乐器，爱好唱歌，但是我不咋会唱，我喜欢别人唱，我愿意跟别人玩，比方说谁喜欢乐器，谁喜欢唱歌，我可以组织他们，愿意看他们玩，我就挺高兴的。<br>说话人1：您一般室外活动会参加哪些？是散步多？还是（其他活动多一些呢？）<br>说话人2：我喜欢领大伙活动，就是眼睛不好的，喜欢领他们徒步，因为他们看不见，户外活动少，然后就锻炼得少。所以有的时候我就组织他们去徒步。 |
| 杜女士 | 说话人1：那您像平时出去在室外活动的时候都干些什么？就是散散步？<br>说话人2：逛逛商场，有的时候会和朋友出去买衣服什么的。然后再就是纯压马路，比如说，公园附近啊或者什么的。<br>说话人1：您平时健身设施会用一下吗？<br>说话人2：健身设施有的会用，有一些特别复杂的，就不是特别会用。<br>说话人1：您还能做一些体育运动吗？<br>说话人2：比如说呢？<br>说话人1：跑跑步什么的，可以吗？<br>说话人2：可以，但是要找到一些比较静的路，要不然其他地方不敢随便乱跑。 |

## 二、需求为导向的视障老年人照料设施设计目标

面对大众的环境设计与视障人士感知行为的共生。面向大众的环境设计是指将人的需求和行为作为设计的中心，通过合理的规划和设计，为不同人群提供适宜的环境。而视障人士感知行为的共生，则是指在这个设计过程中，特别考虑视障人士的感知和行为，以满足他们的需求，实现不同人群的共生。具体来说，这种共生设计应该充分考虑视障人士的视觉和空间感知能力，如合理设置导向标识、声音提示等，为他们提供方便和安全的使用环境。同时，也应该

考虑视障人士在环境中的社交需求，如提供合适的休闲、活动和交流场所，让他们能够与社会融合、互动。在实际的环境设计中，可以采用通盲设计的方法，即通过设计和规划来解决视障人士在使用环境中遇到的障碍和困难。这样的设计不仅可以满足视障人士的需求，同时也有助于提升整个环境的可访问性和可用性，从而实现不同人群之间的共生和互利共赢。面向大众的环境设计是指将人的需求和行为作为设计的中心，通过合理的规划和设计，为不同人群提供适宜的环境。而视障人士感知行为的共生，则是指在这个设计过程中，特别考虑视障人士的感知和行为，以满足他们的需求，实现不同人群的共生。

## 第二节　老年人照料设施视障支持环境调研

### 一、调研样本选取

据相关研究统计，截至 2022 年哈尔滨市 60 岁及以上人口占总人数的比例高达 21.98%，已超过全国平均水平。本研究依据哈尔滨市政府发布的公办和民办养老机构信息，依托养老信息网等网站对调研样本进行选取。哈尔滨市内五区的养老机构共 91 家，通过线上和电话调研的形式初步筛选有自主意识的自理老人较多的养老院进行调研。最终选取了 6 家不同规模大小的养老院进行深入调研，发现并分析了视觉无障碍环境的现存问题。根据相关标准，将本次调研的养老院按照建设规模的不同划分为大型、中型、小型三类（见表 3-9），养老院具体信息如下表 3-10 所示。

表 3-9　养老设施建筑等级分类　　　　　　　　　单位：床

| 养老设施 | 小型 | 中型 | 大型 |
|---|---|---|---|
| 老年人养护院（床） | 100 及以下 | 100~250 | 251~350 |
| 老年人日间照料中心 | 40 及以下 | 41~100 | — |
| 养老院（床） | 150 及以下 | 151~300 | 301~500 |

数据来源：《养老设施建筑设计规范》

表 3-10 样本信息统计

| 规模 | 名称 | 开业时间 | 机构性质 | 床位数（床） | 入住率 | 自理老人占比 |
|---|---|---|---|---|---|---|
| 大型 | 安康国际养老公寓 | 2015 | 民办民营 | 500 | 65% | 70% |
| | 鸿福老年公寓 | 2016 | 民办民营 | 480 | 60% | 50% |
| 中型 | 康之家老年公寓 | 2016 | 民办民营 | 180 | 95% | 70% |
| | 祥源老年公寓 | 2009 | 民办民营 | 150 | 60% | 75% |
| 小型 | 玉和颐养老年公寓 | 2019 | 民办民营 | 72 | 60% | 75% |
| | 鑫爱老年公寓 | 2015 | 民办民营 | 55 | 98% | 60% |

## 二、场地与建筑设计

### （一）安康国际养老公寓（大型）

位于哈尔滨市松北区，于 2015 年 3 月经政府批准成立。占地约 5580 平方米，建筑面积 12 888 平方米，共计 210 间卧室，楼下设有广场供散步行走，周围自然环境良好，空气清新（见图 3-1、图 3-2、图 3-3）。

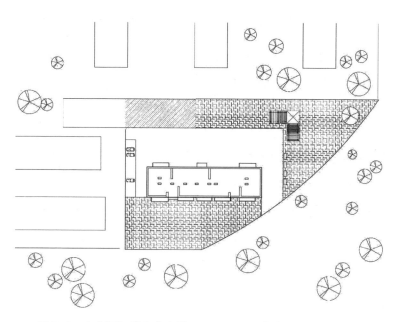

图 3-1 安康国际养老公寓的总平面图（图片来源：作者自绘）

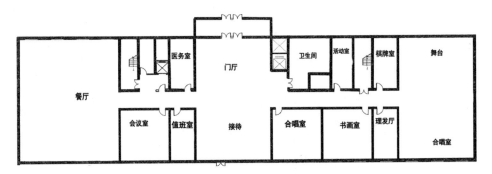

图 3-2 安康国际养老公寓首层平面图

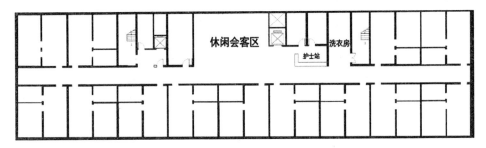

图 3-3 安康国际养老公寓标准层平面图（图片来源：作者自绘）

（二）鸿福老年公寓（大型）

位于哈尔滨市道里区，占地 4747 平方米，建筑面积 14 200 平方米，共 500 张床位，院内共计三栋四层建筑，其中一栋目前为闲置状态。室外为四面建筑围合而成的庭院，设有凉亭、水池、长廊、广场、种植大棚等，外部流线呈环形（见图 3-4、图 3-5、图 3-6）。

（三）康之家老年公寓（中型）

位于哈尔滨市道外区，占地 9278 平方米，建筑面积 2800 平方米，共两层、180 张床位。一层为接待区，二层为老年人主要用房。室外设有长椅、凉亭、小水池、藤蔓等众多景观小品（见图 3-7、图 3-8、图 3-9）。

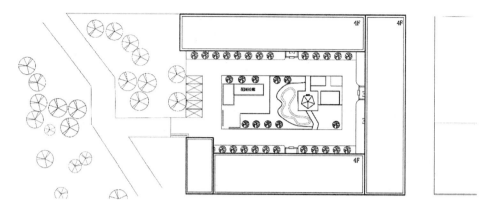

图 3-4　鸿福老年公寓的总平面示意图（图片来源：作者自绘）

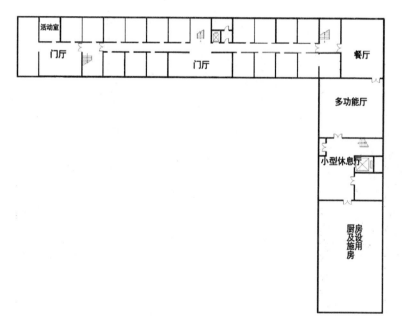

图 3-5　鸿福老年公寓的首层平面示意图（图片来源：作者自绘）

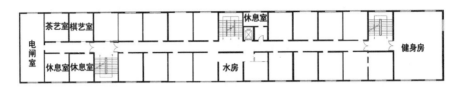

图3-6 鸿福老年公寓标准层平面图（图片来源：作者自绘）

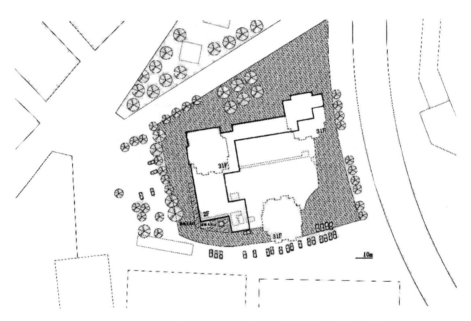

图3-7 康之家老年公寓总平面图（图片来源：作者自绘）

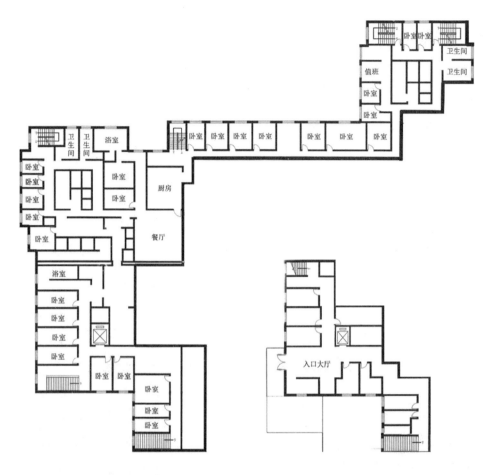

图 3-8 康之家老年公寓二层平面图　　　图 3-9 康之家老年公寓首层平面图

（图片来源：作者自绘）　　　　　　　（图片来源：作者自绘）

（四）祥源老年公寓（中型）

位于哈尔滨市道外区，成立于 2005 年，占地 2240 平方米，建筑面积约 1000 平方米，共一层，核定床位数 150 张，多为四人间。室外有与小区连通的庭院、长廊、健身设施、座椅等（见图 3-10、图 3-11）。

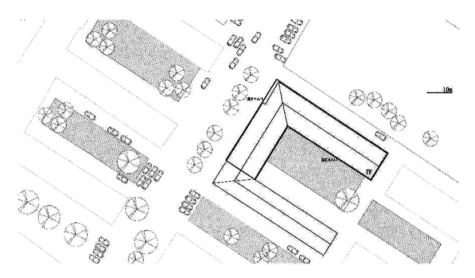

图 3-10  祥源老年公寓的总平面示意图（图片来源：作者自绘）

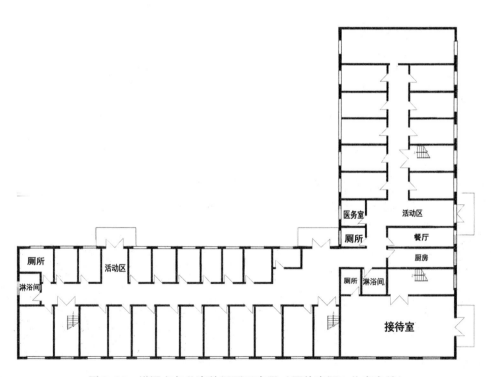

图 3-11  祥源老年公寓的平面示意图（图片来源：作者自绘）

（五）玉和颐养老公寓（小型）

位于道外区，占地 2000 平方米，建筑面积 3000 平方米，共计 80 张床位。庭院设有散步休闲活动区，分为前后两个院。毗邻松花江，环境宜居，适于养老（见图 3-12、图 3-13、图 3-14）。

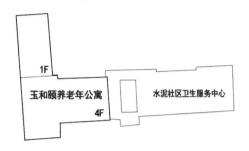

图 3-12　玉和颐养老公寓的总平面示意图（图片来源：作者自绘）

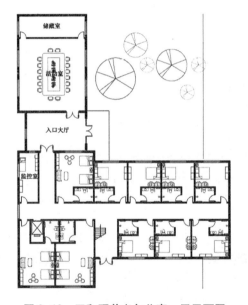

图 3-13　玉和颐养老年公寓一层平面图
（图片来源：作者自绘）

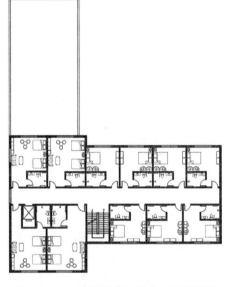

图 3-14　玉和颐养老年公寓二层平面图
（图片来源：作者自绘）

（六）鑫爱老年公寓（小型）

位于哈尔滨市道外区，于 2015 年经政府批准成立，是一家小型养老院。床位数 55 张，占地 2500 平方米，建筑面积 1600 平方米，该院为单独三层楼房，设有各种健身器材、凉亭、花园、草地，可种植各种蔬菜。（见图 3-15、

图 3-16、图 3-17)

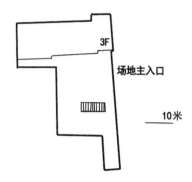

**图 3-15　鑫爱老年公寓的总平面图（图片来源：作者自绘）**

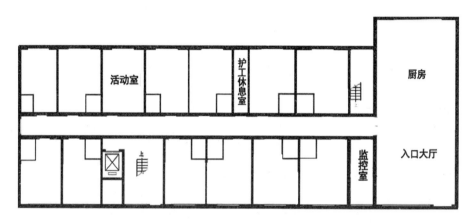

**图 3-16　鑫爱老年公寓的首层平面图（图片来源：作者自绘）**

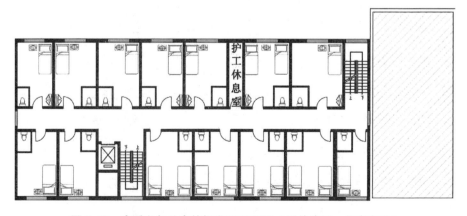

**图 3-17　鑫爱老年公寓的标准层平面图（图片来源：作者自绘）**

### 三、光环境设计

光环境部分主要从防眩光因子、照度因子和综合照明系统三部分展开论述。

#### （一）安康国际养老公寓

场地内部在北侧和东侧广场人行道一侧设有均匀分布的路灯照明，南侧院落无照明，未能将户外场地全部覆盖，晚上容易有因照度过低发生危险的情况。主入口上方设有一个灯具用于夜间照明。门厅灯具采用主灯与筒灯结合的形式，照度较为均匀，无明显眩光。走廊尽端开窗采光，白天无明显眩光，采用筒灯与灯带结合的形式，夜晚照度均匀无明显阴影。楼梯间在平台处设一个主灯，电梯间内采用四个筒灯围绕照明的形式，照度充足无眩光。居室内部采光较好，照度均匀，采用主灯与筒灯结合的形式，分散照明，减少眩光。自用卫生间中仅在顶部设一个照明灯具，无其他用于增加照度的局部照明（见图3-18）。

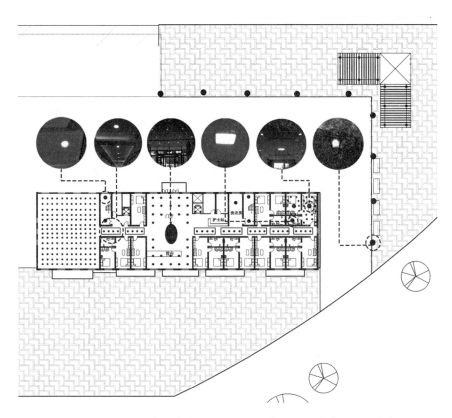

图3-18　安康国际老年公寓中灯具位置的示意图（图片来源：作者自绘）

## （二）鸿福老年公寓

户外场地为四面围合而成的内庭院，在内圈道路靠近花园一侧均匀设置照明灯具。主要出入口上方设有一个灯具，侧面有两个小灯，用于夜间照明。门厅灯具采用主灯与筒灯结合的形式，照度较为均匀，无明显眩光。走廊无自然采光，采用方形吸顶灯，间隔距离较远，存在较严重眩光问题。楼梯间在平台处设一个主灯，电梯间内采用无主灯照明，无明显眩光。居室内部采光较好，照度均匀，顶部设一个加灯罩的主灯，侧面加一个壁灯用于局部照明，无分散照明设计。公共浴室设三个 LED 长条灯，照度充足。自用卫生间中仅在顶部设一个照明灯具，无局部照明和分散照明（见图 3-19）。

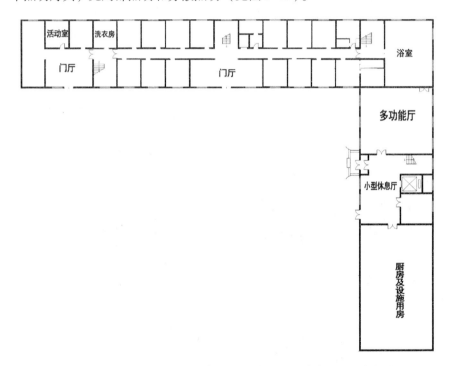

**图 3-19　鸿福老年公寓中灯具位置的示意图（图片来源：作者自绘）**

## （三）康之家老年公寓

户外庭院较小，仅有凉亭的顶灯照明，夜间照度不足。主要出入口上方设有一个灯具。门厅顶部装有 4 个吸顶灯用于照明，照度较为均匀，无明显眩光。走廊非直线型，仅部分区域尽端单侧采光，采用方形吸顶灯，间隔很大，整体较为昏暗。楼梯间在平台处设一个主灯，电梯间内采用 4 个方形吸顶灯与六个筒灯组合照明的形式，有明显眩光。居室内部采光较好，照度均匀，顶部设一个照明灯具，个别房间有床头小灯增加局部照度。卫生间中仅在顶部设一个照明灯具，无局部照明和分散照明（见图3-20）。

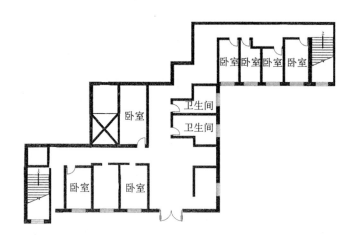

**图3-20 康之家老年公寓中灯具位置的示意图（图片来源：作者自绘）**

#### （四）祥源老年公寓

户外场地与小区内部联通，无室外照明。主要出入口上方设有一个灯具用于夜间照明。门厅顶部装有4个吸顶灯用于照明，照度较为均匀，无明显眩光。走廊无自然采光，采用方形吸顶灯，照度均匀。该养老公寓为一层，无楼梯间和电梯间。居室内部采光较好，照度均匀，顶部设一个照明灯具，墙壁设壁灯用于局部照明。卫生间中仅在顶部设一个照明灯具，无局部照明和分散照明（见图3-21）。

#### （五）玉和颐养老年公寓

户外场地由前院和后院组成，均无室外照明。主要出入口上方设有一个灯具，侧面有两个小灯，用于夜间照明。门厅顶部装有3个LED长条灯用于照明，照度较为均匀，无明显眩光。走廊单侧尽端采光，采用方形吸顶灯，照度均匀。楼梯间在平台处设一个主灯，侧面加一个壁灯，用于分散照明以减少眩光。电梯间内采用无主灯照明，无明显眩光。居室内部采光较好，照度均匀，顶部设一个照明灯具。卫生间中仅在顶部设一个照明灯具，无局部照明和分散照明（见图3-22）。

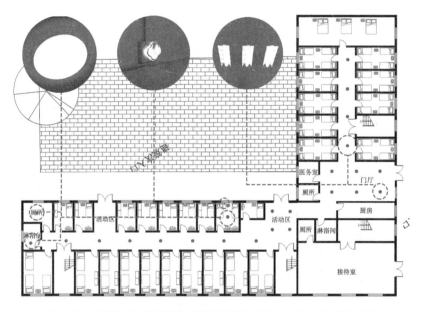

图3-21 祥源老年公寓灯具位置示意图（图片来源：作者自绘）

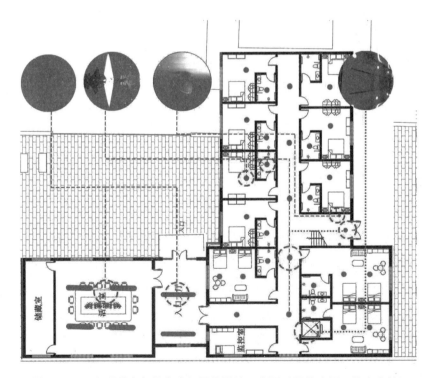

图3-22 玉和颐养老年公寓中灯具位置的示意图（图片来源：作者自绘）

（六）鑫爱老年公寓

户外场地无室外照明。主要出入口侧面设有一个射灯用于夜间照明。门厅顶部装有 1 个长方形顶灯，照度较为均匀，无明显眩光。走廊单侧尽端采光，顶部采用筒灯，照度均匀。楼梯间在平台处也仅设一个主灯。电梯间内采用 6 个方形吸顶灯照明，无明显眩光。居室内部采光较好，照度均匀，居室及卫生间顶部均仅设一个照明灯具，无局部照明和分散照明。卫生间有明显眩光（见图 3-23）。

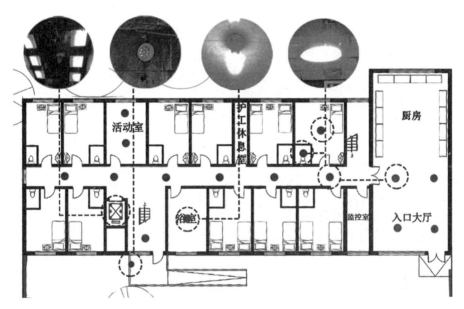

图 3-23　鑫爱老年公寓灯具位置示意图（图片来源：作者自绘）

## 四、界面设计

界面设计主要从表面图案、颜色及对比度和光泽度三部分展开论述。

（一）安康国际养老公寓

户外场地被车行道和绿色栅栏分割为两个小广场，广场上分别铺装着砖红色地砖，四周墙面呈暖橙色，另一侧由黑色栅栏围合。出入口铺有灰色地砖作为坡道，坡度平缓，无扶手。门厅采用浅色地砖，地砖部分铺装为红色形成与吊灯相呼应的图案，四周采用有花纹的暖黄色瓷砖，家具多采用枣木色。走廊墙壁为浅黄色，每层地面均选用不同颜色，沿墙壁一侧设有黄色扶手，与背景未能形成鲜明对比。电梯门为白色，与周围墙面有鲜明对比。楼梯踏面和踢面均为灰色，两侧均设不锈钢扶手，颜色对比不鲜明。居室地面铺设木地板，家具为深木色，整体呈暖色调。卫生间表面均选用灰色瓷砖且墙地面分界线不明显，洁具和扶手均为白色，洗手台台面为暖黄色，与背景对比鲜明（见图3-24）。

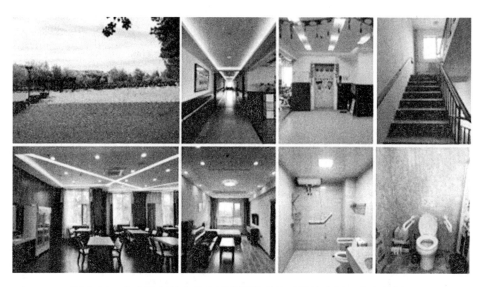

**图3-24  安康国际养老公寓界面设计现状（图片来源：作者自摄）**
**（从左至右依次为场地、走廊、电梯、楼梯、餐厅、居室、自用卫生间、公共卫生间）**

（二）鸿福老年公寓

场地为四面建筑围合而成的内庭，环形人行道选用灰色地砖铺装，内部景观广场采用稍浅一点的灰色地砖，路缘石也为灰色，边缘处无鲜明对比。出入口坡道铺有红色地毯，两侧设不锈钢扶手，台阶和平台为与地面相近的灰色，无特殊处理。门厅采用米色地砖，四周墙面也为米色涂料，与地面无鲜明对比，下方踢脚为深褐色，家具多采用枣木色。走廊地面和墙壁颜色也均为米色，地面靠近墙壁两侧地砖呈深色，提示边界，沿墙壁一侧设有不锈钢扶手，与背景对比鲜明。门厅和走廊地面材质光泽度高，容易眩光。电梯门为白色，与周围墙面颜色相近，框采用不锈钢包边处理，整体对比不够鲜明。楼梯间墙面沿用米色，踏面和踢面均为灰色，两侧设不锈钢扶手，颜色对比较鲜明。居室地面铺设木地板，墙面呈米色，家具为深木色，整体呈暖色调，对比鲜明且协调度高。公用和自用卫生间地面均为褐色哑光瓷砖，墙面采用米色带光泽瓷砖，对比较鲜明，洁具多为白色，扶手为不锈钢材质，与背景对比明。公共浴室选用灰色哑光地砖，米色带光泽墙砖、淋浴喷头和扶手均为不锈钢材质，对比鲜明（见图3-25）。

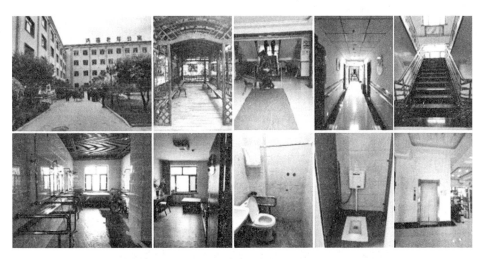

**图 3-25 鸿福老年公寓界面设计现状（图片来源：作者自摄）**
**（从左至右依次为场地 1、场地 2、门厅、走廊、楼梯、公共浴室、居室、卫生间、电梯间）**

### （三）康之家老年公寓

场地内地面采用灰色和砖红色地面，墙面为粉色贴面装饰。场地内部无明显高差和路缘石等突出物，健身设施和座椅采用鲜艳颜色，家具多为枣木色。出入口为灰色坡道，门厅采用米色通铺地面，墙面为白色。走廊采用与门厅相同的米色地面，靠近墙面交界线处采用深色，墙面下半段采用花色瓷砖贴面，上半段为白色。走廊内的扶手采用白色与木色拼接的形式，对比鲜明。电梯门为浅米色，外侧采用不锈钢包边处理，与周围墙面有鲜明对比。楼梯间墙面为白色，扶手和楼梯均采用红色，极易引起高度混淆，引发事故。居室地面与走廊相同，墙面贴有米黄色壁纸，墙地面无鲜明对比，家具多为深木色，易于分辨。公共浴室为褐色鹅卵石花色地面，白色有光泽墙面，喷头为不锈钢材质，并设有明黄色扶手，对比鲜明，但墙面光泽度高，容易引起眩光。私人卫生间采用与公共浴室相似的地面铺装，墙面为米黄色，对比不够鲜明，与卧室靠近一面为玻璃材质，易引起混淆，洁具多为白色，辅以不锈钢扶手（见图3-26）。

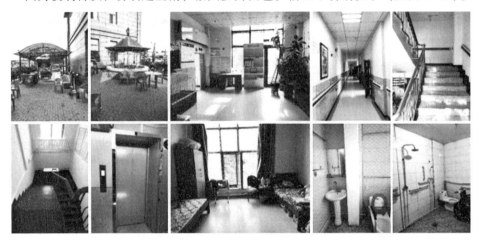

**图3-26 康之家老年公寓界面设计现状（图片来源：作者自摄）**

（从左至右依次为场地1、场地2、门厅、走廊、楼梯1、楼梯2、居室、卫生间、公共浴室）

（四）祥源老年公寓

场地内地面为红色，高度变化处路缘石为灰色，健身设施采用鲜艳颜色，易于分辨。出入口坡道和台阶均为灰色水泥砂浆抹平，反射率不高，不设扶手。门厅采用米色有光泽地砖，墙面为白色，墙面下部采用米黄色装饰板，整体对比度不强，家具多为深红色和黑色，易于分辨位置。走廊沿用门厅的墙地面风格，扶手明显突出的蓝色。居室地面部分为米白色有光泽瓷砖，容易眩光；部分为绿色通铺地面，墙面与门厅和走廊相同，墙地面无鲜明对比，家具也多为白色和浅灰色，对比度不高。公共卫生间采用浅米色地砖，墙面有深褐色花纹，扶手为不锈钢材质，洁具为白色，对比鲜明。公共浴室地面为米色马赛克地砖，墙面为白色瓷砖，四周设不锈钢扶手，无复杂图案（见图3-27）。

（五）玉和颐养老年公寓

场地分前后两块庭院，均采用砖红色地砖铺装，周围围墙墙壁为砖砌成，无涂料装饰，建筑外表面为绿色涂料，与地面有鲜明对比。建筑外部出入口坡道为灰色，铺有红色地毯，无扶手。门厅采用米色地砖，和白色墙面无鲜明对比，下方踢脚线为深褐色。通向走廊的坡道也采用与门厅相同的材质，无扶手，在坡道一侧地面贴有醒目红条用于提示边界。走廊地面和墙壁颜色为相近的米色，地面靠近墙壁两侧地砖呈深红色，提示边界，沿墙壁一侧设有枣木色扶手，

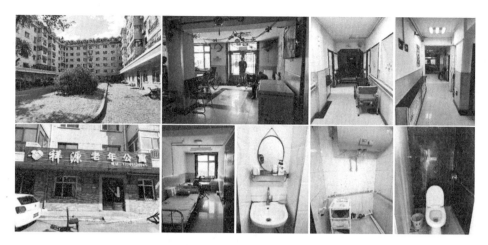

**图3-27 祥源老年公寓界面设计现状（图片来源：作者自摄）**

（从左至右依次为场地、门厅、走廊1、走廊2、入口、居室、自用卫生间、浴室、卫生间）

与背景对比鲜明。电梯无特殊贴面处理，楼梯间墙面沿用米色，踏面和踢面均为灰色，一侧设不锈钢扶手，颜色对比不鲜明。居室地面铺设米色瓷砖，墙面呈白色，家具为深木色，整体呈暖色调。卫生间地面为灰色马赛克瓷砖，墙面主色调为白色，对比较鲜明，洁具多为白色，扶手为不锈钢材质，与背景对比较为鲜明（见图3-28）。

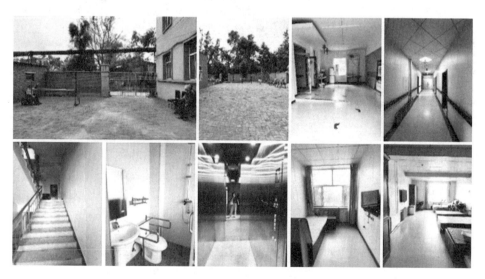

**图3-28 玉和颐养老年公寓界面设计现状（图片来源：作者自摄）**

（从左至右为场地1、场地2、门厅、走廊、楼梯、自用卫生间、电梯、居室1、居室2）

### （六）鑫爱老年公寓

场地内地面主色为红色，白色和黄色做装饰，墙面为绿色，对比鲜明。场地内部路缘石为灰色，健身设施和亭廊采用鲜艳颜色，易于分辨。出入口为灰色坡道，一侧有金属扶手，对比度不高。门厅采用米色地面，墙面为白色。走廊采用白色地砖，墙面下部用木色做装饰，上部为米色花纹，走廊内的扶手采用醒目的蓝色，与墙地面形成鲜明对比。电梯门为不锈钢材质，与墙面对比明显，但无特殊造型处理，不易判断位置。楼梯间墙面为米色，楼梯踢面和踏面均为灰色，扶手一侧为蓝色，一侧采用深木色，与墙面对比明显。居室地面为米白色有光泽瓷砖，容易眩光，墙面为米色，墙地面无鲜明对比，家具也多为白色和浅灰色，对比度不高。私人卫生间采用浅米色地砖，墙面为与之相近的浅灰色，容易混淆，洁具多为白色，整体对比度不高，不易于快速分辨其位置（见图3-29）。

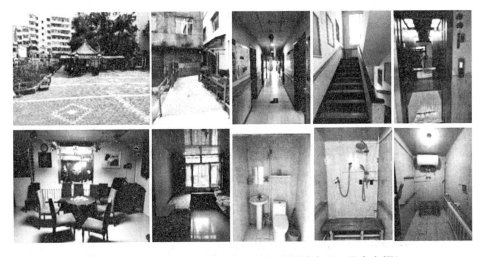

**图3-29　鑫爱老年公寓界面设计现状（图片来源：作者自摄）**

（从左至右依次为场地、入口、走廊、楼梯、电梯、活动室、居室、自用卫生间、公共浴室）

## 第三节　视障老年人照料设施设计内容解析

基于以上对于视障老年人心理及行为特征的梳理以及在实际案例中对视障

老年人对环境的特殊需求的分析，提出基于生活需求、通行安全以及社交融入的视障支持环境设计内容。

## 一、基于生活需求的设计

提高空间的辨识度和可感知性：因为视障老年人的视觉能力受限，所以在设计时应该注重提高空间的辨识度和可感知性。例如，在空间设计中，可以采用不同的材质和色彩，以便视障老年人可以通过触摸和听觉感知环境。

提高安全性和易用性。针对视障老年人的特殊需求，设计应该注重提高环境的安全性和易用性。例如，在建筑设计中，应该采用防滑材料和配备栏杆，以保老年人的行动安全性。在家居设计中，应该采用易于操作和易于识别的家具和器具。

提高社交性和互动性。因为视障老年人容易产生孤独感和社交隔离感，设计应该注重提高社交性和互动性。例如，在社区设计中，可以设立共享活动空间和座椅区，方便老年人进行交流和互动。

提高自主性和自尊心。视障老年人通常会感到对生活的控制力不足，设计应该注重提高他们的自主性和自尊心。例如，在家居设计中，可以采用智能化的家居设备，方便老人自主完成日常生活中的基本任务。

综上所述，基于视障老年人生活需求的设计目标应该注重提高空间的辨识度和可感知性，提高安全性和易用性，提高社交性和互动性，提高自主性和自尊心。这些设计目标能够帮助视障老年人更好地适应环境，提高他们的生活质量。

## 二、基于通行安全的设计

基于通行安全的设计是指在视障支持环境设计中，确保视障老年人的通行安全。视障老年人的视觉障碍使得他们在环境中的行动和感知存在很大的局限性，因此需要通过设计来保障他们的安全。以下是基于通行安全的设计目标：

提供清晰的导航和标识。在环境中设置清晰的导航标识，包括语音提示、触觉标识、声音提示等多种形式，使得视障老年人可以准确地判断自己所在的位置和方向，避免迷路或走错路线。设计无障碍通道和设施：在环境中设置无障碍通道和设施，包括无障碍坡道、扶手、栏杆等，使得视障老年人可以方便、安全地进行行动。

考虑人流密度和交通流线。在环境设计中，需要考虑人流密度和交通流线，避免视障人士在行动过程中受到拥挤或阻塞。同时，在设计中需要避免设置过多的障碍物，减少视障老年人的碰撞风险。

提供应急救援设施。在环境中设置应急救援设施，包括紧急呼叫按钮、火警报警设备等，保障视障老年人在紧急情况下的安全。

照明设计。在环境中设置适当的照明设施，确保视障老年人可以辨别周围环境，避免摔倒或碰撞。同时，照明设计需要避免刺眼或造成眩晕的情况，避免视障老年人的不适。基于通行安全的设计目标是视障支持环境设计的重要部分，它可以保障视障老年人在环境中的安全和舒适，使他们可以更加自由地行动和生活。

### 三、基于社交融入的设计

视障老年人需要基于社交融入的视障支持环境设计，是因为社交融入可以满足他们的社交需求，帮助他们建立和维护人际关系，增加他们的自我认同感和生活满意度，减轻他们的孤独感和抑郁感。具体包含以下方面：

（一）社交活动场所设计

为视障老年人提供合适的社交活动场所，如社区活动中心、公园、咖啡馆、餐厅等。这些场所需要考虑到视障老年人的行动便利性，如配备无障碍设施和导盲设施，提供足够的信息提示和导航标识等。

（二）社交活动组织设计

社交活动组织需要充分考虑到视障老年人的需求和特点，组织形式可以是小组活动、对话交流、文化娱乐、体育健身等形式。活动内容需要符合视障老年人的兴趣爱好和文化背景，同时需要提供足够的信息和指导，确保视障老年人的参与度和积极性。

（三）社交技能培训设计

视障老年人需要学习和提高社交技能，如沟通技巧、表达能力、社交礼仪等，以便更好地参与社交活动和维护人际关系。社交技能培训可以结合社交活动组织，或者专门开设培训课程，提供针对性的教学内容和方法。

（四）社交支持网络设计

视障老年人需要建立社交支持网络，包括亲友、志愿者、社工等社会资源的支持和帮助。社交支持网络需要通过信息化手段进行管理和维护，确保视障老年人能够随时随地得到支持和帮助。

## 第四节　本章小结

本章首先总结了视障老年人生理、心理和行为特点，视障老年人由于生理的缺陷、身体的衰老和社会的忽视不愿接触外部事物与环境，不敢独立出行，产生自卑与自闭的消极心理。总体而言，视障老年人存在容易幻想，有较强的依赖性，容易产生焦虑和自卑感、内疚感或孤独感。他们情感丰富，自尊心强又很敏感，情绪不稳定。其次对不同床位数的老年人照料设施视觉支持环境进行了调研，分析了与视障老年人的生活和行为相关性最强的光环境和界面设计，通过调研存在的问题，结合视障老年人特殊的非视觉感知行为与他们的知识水平、认知能力和生活习惯，我们发现要设计满足视障老年人需求的室内环境的特点，既要理解视障老年人自己的生理、心理和行为习惯，也要对室内环境中的各个因素对他们的积极影响进行分析，并对室内因素与他们的相互作用进行分析。环境与照料设施在一定程度上对人的心理上和精神有帮助，有助于消除视障老年人的紧张和疲惫，可以丰富和充实视障老年人的精神生活，因此视障老年人照料设施的专门化设计是必要且紧迫的。

# 第四章

# 视障老年人无障碍环境支持

## 第一节　无障碍环境通行设施建设

由于看不见而行动受限并且伴随着年龄的增长致使身体机能下降，使得视障老年人相较于普通老年人在行走时会更加容易遇到来自周围环境的阻碍。视障老年人每日的必须行为和休闲行为以及其在紧急情况下的疏散行为中，都不可避免地涉及通行空间。因此，在设计时应保证通行空间畅通无阻，没有形成安全隐患的障碍物，通行空间内设有全面的导引标志系统，旨在提供视障老年人的位置提示和路线指引。系统的设计目的在于满足视障老年人在日常出行中对于定位和导航的需求，借助视觉和触觉线索为他们提供有效的空间感知能力。通过在通行空间的关键位置安装导引标志，视障老年人可以依靠这些标志识别自己所处的位置，并获得清晰明确的路径指引，以便安全、独立地完成出行任务。其次为了保证通行行为时的连贯，在空间布局上也有考量，线性的空间具有更明显的指向性，因此，空间布局简单清晰，也能使视障老年人在行进时更加畅通，在一定程度上也减少了迷失方向的概率。

除了视障老年人在日常生活中从居室到其他空间的移动行为之外，他们在紧急情况下的疏散行为也必然涉及通行空间。当面临火灾、地震或其他紧急灾难时，视障老年人与其他人一样需要通过通道、走廊等通行空间，迅速安全地离开危险区域。然而，由于视觉障碍造成的视觉信息缺失和空间感知困难，视障老年人在紧急情况下可能面临更大的困难和风险。

## 一、空间布局构建清晰的方位感

### （一）交通流线设计

视障老年人照料设施空间布局主要呈现三种模式：主辅连接式、多栋围合式、独栋集中式、核心布局模式。不同规模和不同人群所在的养老设施，根据其场地限制，选择适宜的简明布局方案。在确保无障碍通行的前提下，尽可能简化交通流线，增强空间之间的连通性。针对不同规模的养老设施，应根据其特定需求，合理规划布局。对于较大规模的设施，我们可以考虑采用分区分段的布局策略，将设施划分为多个功能区域，如生活区、娱乐区、医疗区等，以满足不同居民的养老需求。通过在不同区域设置中心节点和主要通道，我们可以简化交通流线，使居民在设施内的出行更加便捷和高效。建筑平面布局分为四种模式，即单廊式、单侧房间内廊式、两侧房间内廊式、回廊式。海漫视障养老中心的平面则为两侧房间内廊式，这种布局形成了指向性明确的线性空间，交通路线清晰便捷。视障老年人的认知障碍导致空间定向移动的障碍。室内外空间中设计的主要交通路线应该清晰明确，并能辅助视障老年人从各处快速便捷地通过场地出入口到达指定的功能空间。通过视觉引导设施、易行的路径设计、技术手段等综合措施，可以为视障老年人提供更加舒适、便利和安全的出行环境，促进社会的无障碍发展。

### （二）空间定位设计

如图 4-1 所示，每个活动空间都应该在其外部形状、铺地颜色、整体比例、设施布置以及空间围合物等细节方面有所考虑，可以设计有明显差异的触觉材

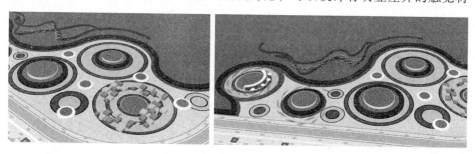

**图 4-1　醒目的空间布局**

料、标识醒目的视觉信息以及听觉提示信息等，以便于视障老年人进行空间及行走定位。

## 二、通行路径实现行走无阻易疏散

### （一）出入口无高差

公共建筑设计首要考虑的是出入口的设计，出入口无高差易识别非常重要，设计无障碍和包容性都是入口设计时应该考虑的因素。主入口应尽量不设置台阶，而是采取非常平缓的坡度，如图4-2所示。台阶和地面的高差应该尽量避免。

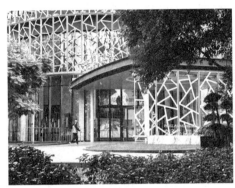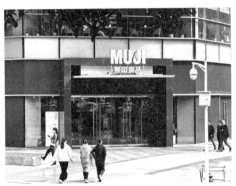

**图4-2　无高差易识别建筑案例**

为了确保视觉障碍者的独立通行能力，入口处的设计应该注重无障碍原则和视障友好性。通过采取适当的设计和技术手段，可以为视障者提供自主、安全、无障碍的进入体验。首先，入口处应该具备良好的辨识性和可辨认性。可以考虑在入口位置设置明显的标志牌，通过合适的颜色、形状和图案来吸引视障者的注意，并以确保其能够准确辨识入口位置。具体而言，可以使用明亮的对比色，如黑色和白色的组合，来增加标志的可见性。此外，为了帮助视障者更好地识别入口，可以在标识牌上使用盲文或凸起的文字，以便他们通过触觉感知标志上的信息。其次，入口的通行宽度和高度应该满足视障者的需求。根据相关规范和标准，应确保入口的宽度足够宽敞，以容纳使用辅助工具如导盲犬和导盲杖的视障者顺利通过。入口的最低高度需考虑视障者头部的高度，以避免意外碰撞或挂钩。此外，为了避免视障者在进入时发生意外，入口处的门槛应保持平坦，不存在高低落差。在设计入口的门体时，可以考虑使用自动门、触摸开关或感应装置等技术手段，以提高视障者的进出便利性。自动门可通过感应器检测到视障者的靠近并自动打开，从而减少他们的行动障碍。触摸开关可设置在合适的高度，方便视障者触摸和操作。感应装置可利用红外线或其他技术，感应视障者的接近并启动门体的开启。此外，在入口处设置适当的导引标识和指示器也是必要的。导引标识可以根据入口类型而定，例如箭头、文字指示、盲文标识等，以引导视障者准确找到入口。另外，为了提供更全面的导引，指示器可以设立在入口附近的注目点，如人行道、栏杆、墙壁等，为视障者提供明确的方向指引。最后，入口处的照明也是重要的考虑因素。室外入口应提供足够的照明，特别是在夜间或昏暗的环境中，以确保视障者能够清晰地辨认入口和周围环境。照明设备的位置和亮度应经过合理规划，避免产生强烈的光线反射或阴影，而影响视障者的视觉感知。

（二）引导设施明确

室内外无障碍环境设施的设置，应该形成一套完整的体系。各功能空间无障碍设施的衔接，保障整体路线的连续性，是视觉障碍者顺利行走的基础。在通行路径中配备盲道、扶手、语音提示等一系列完整的无障碍设施，保证视障者进入不同空间时路线的连续性。连续性还表现在提示装置的统一性上，对同类型障碍的提示应采用一致的提示方式，避免过多的差异导致视觉障碍者信息的混乱，影响其判断能力。

1. 扶手

在引导设施的设计中，扶手是一项不可或缺的元素，尤其对于后天失明的老年人来说，它在养老设施中的重要性不可忽视。当这些老年人在新住所中进行行走时，他们对扶手的依赖性很高。因此，为了确保老年人们在行走时感到安全和自信，扶手应该具备清晰的引导信息。首先，扶手的设计应考虑老年人的特殊需求。需要选择合适的高度和形状，以提供可靠的支撑和平衡。较宽的扶手能够让老年人更自然地握住，增加其稳定性。此外，扶手应该具有光滑的表面和舒适的触感，避免对老年人的手部造成任何不适或刺激。其次，扶手应该提供明确的引导信息。可以在扶手表面嵌入特殊的纹理或标记，以帮助老年人准确地感知和辨别扶手的位置和方向。这些纹理和标记可以通过触觉传达信息，帮助老年人们找到正确的行进路线，并与其他引导设施配合使用。此外，对于有限视力的老年人，还可以通过颜色对比或发光的方式使扶手更加可见，以提高其使用的可靠性和安全性。扶手不仅是为老年人提供支撑和引导的工具，还是增强他们行走时安全感和自信心的重要因素。正确的扶手设计，可以帮助老人们减少摔倒和受伤的风险，同时提高他们对自己行动能力的信心。在养老设施中，扶手的作用不仅仅是提供物理支持，更是为老年人提供一个可靠的行进引导和导航的工具。在海漫智慧养老中心里，扶手上会缠有麻绳和纱布提示方向的变化，在转折处也会缠有泡沫防止老人撞到其前方的扶手。并且栏杆应有连续性，在断开处应有其他的引导设施进行提示，如海漫智慧养老中心中，扶手断开处脚下会有提示的盲道，如图4-3（a）所示。

2. 盲道

在视障者的活动环境中，地面盲道是一项重要的设施，为他们提供了重要的导航和安全功能。地面盲道的铺设对于视障者的行动至关重要，它们是一种特殊设计的路面纹理，通过触觉传达信息，帮助视障者准确地辨别路径和方向。首先，地面盲道的纹理设计是经过深思熟虑的。选择与周围环境对比明显的颜色和纹理，以确保视障者能够清晰地感知它们。这种对比色和纹理的选择对于视觉受损的人来说尤为重要，它们能够增强触觉的敏感性，使其更容易辨别地面盲道的位置和方向。其次，地面盲道的铺设方式也十分重要。采用专业工艺，确保每个盲道的纹理均匀一致，没有任何凸起或缺口。这种均匀的纹理设计能够提供更好的触觉体验，使视障者在行动时感受到稳定和平滑的表面，从而减少摔倒和碰撞的风险。此外，为了提高地面盲道的可视性，配备颜色对比明显的导向标志。这些导向标志被嵌入地面盲道中，具有与盲道纹理不同颜色的材质，以引导视障者沿着正确的路径前进。这种设计不仅为视障者提供了直观的路径指引，还能帮助他们更好地识别和遵守交通规则，确保安全和有序的行动。需要强调的是，地面盲道的铺设并不仅仅局限于室内和养老院等特定场所，它们也应该得到广泛的应用和普及。在公共区域和交通节点，如街道、公园和车站等地方，地面盲道的设施应该得到充分的考虑和规划，以提供可靠的导航和保护视障者的安全，如图4-3（b）所示。

### 3. 语音提示

在养老院的不同区域，设置了语音提示装置，这些装置能够通过语音指令向视障者传达有关该区域的信息。例如，当视障者进入一间房间时，系统会自动播放语音提示，告知他们当前所在的位置和该房间的功能，如图4-3（c）所示。这样，视障者可以更轻松地识别和区分不同的区域，并根据需要选择相应的活动和服务。此外，为了提供更精确和有针对性的引导，设置个性化的语音提示功能。系统采用先进的语音识别技术，能够识别特定视障者的声音，并根据他们的个人偏好和需求，提供个性化的语音引导。例如，当某位视障者进入餐厅时，系统会自动识别他的声音并播放相应的语音提示，语音信息可能包含该位视障者的餐点偏好或者餐食摆放的位置等。另外，为了确保视障者能够更加方便地获得语音提示的信息，将语音提示系统与视障者的个人设备相连。通过这种方式，视障者可以通过自己的个人设备接收到语音提示，无需依赖周围的扬声器或设备。这不仅提高了视障者获得信息的便捷性，还增加了隐私保护和个人化的特点。值得一提的是，语音提示系统还具备可扩展性和灵活性。可以根据不同养老院的布局和需求进行定制化设置，确保适应各种环境和场景。同时，定期更新语音提示系统的指令和内容，以保持其与视障者的需求和习惯的一致性。

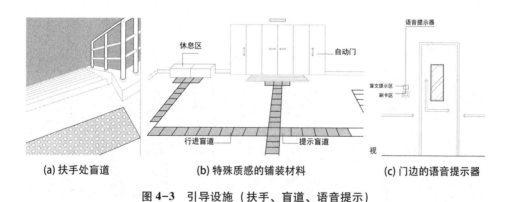

(a) 扶手处盲道　　　(b) 特殊质感的铺装材料　　　(c) 门边的语音提示器

图4-3　引导设施（扶手、盲道、语音提示）

### （三）地面平整防滑

在建筑设计中，不论是出入口还是台阶和地面，都应考虑到防滑性和平整度，以确保安全。防滑表面和平整度是关键因素，对于预防意外事故、保护居民和使用者的身体健康至关重要。首先，防滑表面的选择非常重要。我们可以考虑在建筑材料表面增加纹理、凸起或其他特殊处理，以提供附着力和增加摩擦力。这样可以有效减少人们在行走时的滑倒和摔倒风险。防滑性不仅适用于出入口，也包括楼梯、走廊和公共区域等各种地面。无论是干燥环境下还是潮湿的环境中，防滑表面都能提供稳定的脚步和舒适的移动。平整度对于人们的行走和移动也至关重要。任何不平整或凸出的地面都可能成为摔倒和绊倒的危险源。因此，在建筑中，维持地面和台阶的平整度至关重要，这需要在设计和施工过程中合理选择和安装材料，确保地面水平、台阶等高度和长度一致、边缘无突出物等。同时，在使用过程中，需要定期检查和维护地面，修复任何损坏或变形，以确保平整度。保持建筑各处的防滑性和平整度对于用户的安全和舒适至关重要。不论是行人、老年人、儿童还是残障人士，所有人都应该能够在建筑物内部、外部或过渡区域自由移动，而不必担心滑倒或摔倒的风险。因此，在建筑设计和维护中，防滑表面和平整度应被视为优先考虑的因素。如图4-4（a）所示为英国伯明翰图书馆阅览空间的通道，为了确保使用者，尤其是残疾人的安全通行，在走廊两侧应设置保护板或缓冲壁条。这些保护措施可以起到防止使用者碰撞走廊边缘的作用。此外，为了提高可见性，扶手、保护板和缓冲壁条的颜色应与地面形成鲜明的对比。这种对比可以帮助使用者更容易地识别这些辅助设施，提供额外的导引和支撑，进而确保他们的安全。如图

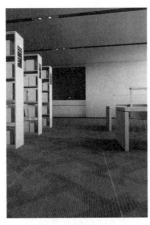
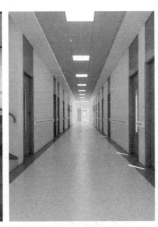
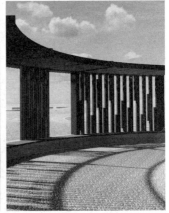

(a)伯明翰图书走廊　　　　(b)赫瑞瓦特大学走廊　　　　(c)科瑟穆斯岛无障碍度假村

**图4-4　地面平整防滑建筑案例**

4-4（b)所示为英国赫瑞瓦特大学教学楼的走廊，其设置了与地面颜色对比鲜明的扶手、保护板和缓冲壁条。如图 4-4（c）所示为科瑟穆斯岛无障碍度假村，设置了特殊涂料的防滑地面，走廊地面采用特殊涂料也是一项重要举措。这种特殊涂料具有防滑的特性，可以增加地面的摩擦力，减少使用者行走时滑倒的风险。特殊涂料可以在各种环境条件下提供良好的防滑效果。它在走廊上的应用可以有效地增加使用者的安全性，特别是对于那些行动不便或平衡能力较差的人群。

4. 设施避免危险

为了保证通行路畅通无阻，在室外道路上不应包含任何台阶、楼梯、十字转门、旋转门、自动扶梯等其他会对视障老年人带来障碍的构建，除非在附近提供合适的方法使其能够绕开，并且能够保证其始终无障碍使用。为了维持通行的连贯性和无障碍性，应该优先考虑使用坡道或斜面来替代台阶和楼梯。这种设计能够使行动不便的人士，尤其是视障老年人更容易地在室外道路上行走。此外，应确保坡道或斜面的坡度符合相关标准，既不会过于陡峭，也不会过于平缓，以确保使用者的安全和舒适。

为了确保路径的宽度设计能够容纳两位轮椅使用者并排通行，需要考虑以下几个方面。如图 4-5 所示，首先，路径的宽度应足够宽敞，以适应并排通行的需求。根据相关规范和标准，但对于并排通行的轮椅用户而言，更宽的路径将是更好的选择。因此，在设计过程中，建议将路径宽度增加，以确保轮椅用户之间有足够的空间，避免阻塞和相互碰撞。其次，路径的设计应考虑横向的空间需求。轮椅使用者通常需要一定的横向空间来保持平衡和操作轮椅。这意

单位：米

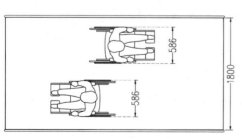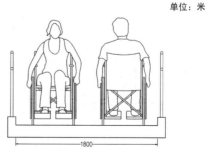

图 4-5 无障碍路径的标准设计图

味着路径两侧应留出额外的空间，以容纳轮椅用户的侧向移动和转弯。建议将每边的横向扩展，以提供足够的横向空间和舒适度。此外，在路径设计中应避免出现任何潜在的障碍物。这包括但不限于突出的树根、交通标志、电线杆等。这些障碍物可能会妨碍轮椅用户的通行，并增加意外碰撞的风险。因此，路径的设计和布局应确保潜在障碍物的最小化，并提供充足的空间以避免轮椅用户与障碍物发生碰撞。

无障碍路径中潜在的危险及其部分一般细节设计要求。无障碍路径是为了满足具有行动障碍的人们的需求而设计的。然而，在设计无障碍路径时，必须考虑潜在的危险因素以确保路径的安全性。一些常见的潜在危险因素包括路面的不平坦和倾斜、突起物、过度光滑的表面以及不正确的标识等。为了提供更好的导航和定位体验，无障碍路径应该经过适当的规划和布局。这包括提供足够的转弯空间、合理的路径宽度以容纳轮椅和其他辅助设备，以及合理的通行高度。

英国技术标 BS8300 中规定了无需危险保护的突出障碍物情况和需要危险保护的突出障碍物情况，如图 4-6、图 4-7 所示，无需额外保护的突出障碍物指的是那些不会给行动障碍人士带来伤害或危险的障碍物，这些障碍物不需要进行特殊的防护措施。例如，某些低于标准可达性范围的施工材料，如标识和墙

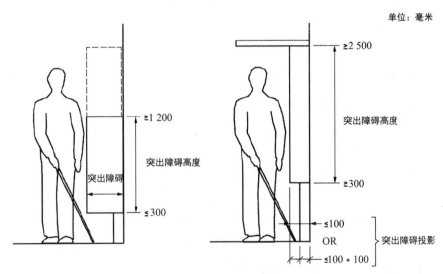

图 4-6　无需危险保护设施尺寸

壁装饰，一般不会对行动能力受限人士造成伤害。然而，需要额外保护的突出障碍物则指的是那些有潜在危险、可能会对行动能力受限人士造成伤害或危险的障碍物。这些障碍物需要采取特殊的安全措施。例如，在无障碍步道上有可能发生绊倒的高突出物，诸如边缘石或园区设施的突起物等，应设计成无需额外保护的障碍物。

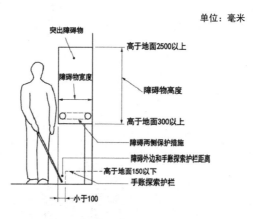

图4-7　需要危险保护设施尺寸

5. 竖向交通

竖向交通是指楼梯、电梯和平台升降梯等设施，它们是公共建筑交通系统中不可或缺的组成部分。在这些设施中，楼梯被认为是其中最基本的一部分，同时也是重要的疏散通道，尤其是在紧急情况下。因此，可以说楼梯在无障碍设计中扮演着不可忽视的重要角色。楼梯除了作为连接不同楼层的交通工具之外，还承担着紧急疏散的功能。在火灾、地震或其他紧急情况下，电梯往往会被关闭或禁止使用，这时楼梯成了人们逃生的主要通道。因此，在无障碍设计中，确保楼梯的安全性和可达性至关重要。对于无障碍设计来说，楼梯需要满足一系列的标准和要求。楼梯需要具备合适的坡度和踏步尺寸，以便行动障碍人士可以舒适且安全地使用它们。此外，楼梯的扶手、踏步和踏板等部件也需要符合相关的规范，以确保行动障碍人士的稳定性和支持性。

如图4-8所示，楼梯的良好照明环境是至关重要的。特别是对于视力障碍者来说，恰当的照明环境和色彩对比的运用可以帮助他们清楚地识别踏步的位置和尺寸，从而确保他们能够安全地使用楼梯。照明环境是提供良好可见性的关键因素之一。楼梯周围的照明应足够强烈，以确保视力障碍者能够清晰地看到踏步和踏板的轮廓。合适的照明可以帮助他们准确判断楼梯台阶之间的高度和深度差异，从而降低意外事故的发生率。此外，色彩对比也是提升楼梯可视性的重要手段之一。通过使用不同颜色的踏步和踏板，或者在楼梯和墙壁之间应用鲜明的色彩对比，可以让视力障碍者更容易识别和区分不同的楼梯部件。合理的色彩对比设计可以帮助他们更准确地感知楼梯的结构和布局，从而提高他们在使用楼梯时的安全性和信心。除了照明和色彩对比，还可以考虑使用辅助技术来增强楼梯的可视性。例如，在楼梯上方或侧面安装导向灯，可以通过引导光线的方式，提供额外的导向和提示，帮助视力障碍者更好地辨别楼梯的位置和形状。

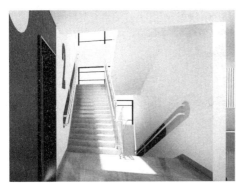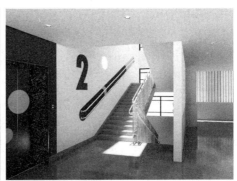

**图 4-8　楼梯内楼梯扶手设计案例**

目前，随着现代公共建筑的发展，电梯已经成为其竖向交通的不可或缺的组成部分。为了确保公共建筑内的无障碍交通，专门配置无障碍电梯已成为一项迫切的需求。如图 4-9 所示为无障碍电梯的设计示意图，这些无障碍电梯必须按照无障碍设计的技术标准进行规格和设施的设置，以满足各种用户的需求和提供无障碍的使用体验。无障碍电梯需要满足一系列规格要求。其中之一是电梯的大小和空间布局，在保证足够的容纳能力的同时，必须有足够的空间以容纳轮椅、助动设备和其他辅助设备。此外，电梯的门口和内部按钮应符合统一的标准，以便视力障碍者和运动障碍者能够方便地使用。同时，电梯内部还应配备易于阅读和理解的指示标识，以方便残障者了解当前所处楼层。无障碍电梯应配备特殊的设施，以满足各类用户的需求。例如，电梯内部应设计为容纳轮椅和助动设备的空间，以确保身体残障者能够方便地进出电梯。此外，电梯的按钮控制板应设置在易于触及的位置，以帮助视力障碍者和运动障碍者更容易操作。此外，一些高级无障碍电梯还配备了语音提示和触摸屏等辅助功能，以满足各种用户群体的需求。在电梯的无障碍设计中，还需要考虑到用户的安全性。无障碍电梯应配备紧急呼叫按钮和安全设备，以保障用户在紧急情况下的安全。此外，电梯的运行速度和平稳性也需要得到充分考虑，以防止对用户造成不必要的不适或恐慌。

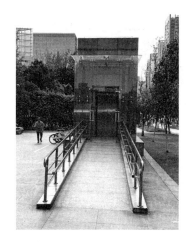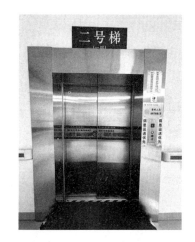

图4-9　无障碍电梯案例

平台升降梯是广泛应用于对已建的公共建筑进行无障碍环境改造的方案之一，如图4-10所示。这种技术可以有效地解决不同高度之间的垂直交通需求，为行动不便的人群提供便捷和可靠的上下楼通道。在公共建筑的改造过程中，平台升降梯是一种常见的选择，因为它具有多项优势。平台升降梯可以适应不同的场所布局和空间限制。由于建筑结构和布局的多样性，平台升降梯可以根据实际需求进行定制设计，以适应不同高度之间的垂直连接点。因此，它可以在已有的建筑结构上进行精确的安装和集成。平台升降梯可以提供良好的安全性和可靠性。在设计和制造过程中，平台升降梯会严格遵守相关的安全标准和规定。这确保了用户在使用过程中的安全和舒适性，减少了发生意外事故的风险。此外，平台升降梯还经过严格的测试和质量控制，以确保其稳定性和可靠性。平台升降梯具有简便的操作和易于维护的特点，其操作界面和控制系统设计得非常友好和直观，以方便人们快速上手操作。同时，平台升降梯的维护和保养也相对简单，可以通过定期检查和维修来确保其正常运行和延长使用寿命。平台升降梯在社会和经济层面上也具有重要意义。通过提供无障碍的垂直交通解决方案，平台升降梯为行动不便的人群提供了更多的社会参与机会和公共服务使用便利性，这进一步促进了社会的包容性和多样性。从经济角度来看，平台升降梯的使用可以最大程度地利用已有建筑资源，避免了大规模拆除和重新建造的成本和时间投入。

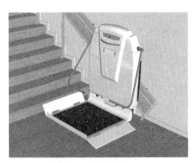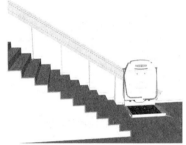

图 4-10　无障碍平台升降梯案例

### 三、空间转接加强路线的连续性

#### （一）局部扩大构建适度缓冲

在设计视障养老设施通道空间的起始转接、拐角转折或竖向衔接等区域时，需要考虑到通行流线的汇合、分歧以及视障人群的暂歇等候和觅径行为。这些行为可能会对通过的人造成一定程度的干扰。因此，为了减轻这种干扰，合适的措施是通过适当放大空间尺度，利用边界建立缓冲空间来将这些流线隔开，以供视障人群避让。这将有助于减弱他们对正常穿行人群的影响。要解决这个问题，需要考虑以下几个方面。首先，对于这些区域的设计，应该充分考虑到视障人群的需求和行为特点。他们需要有足够的空间通过和转弯，以适应他们的行动方式。因此，在规划和设计过程中，需要适当增加通道的宽度和转角处的弯曲半径，以确保他们能够顺畅地进行转弯、迂回和折转。通过设置边界来建立缓冲空间是一种行之有效的方法。边界可以采用引导线、栏杆、墙体等形式进行设置，将视障人群与正常穿行人群的流线进行分隔，这样做的好处是能够为视障人群提供一个相对安静和独立的区域，使他们能够进行暂歇和寻路等行为，同时减少对正常穿行人群的干扰。

1. 逐步扩张端口聚合节点空间

逐步扩张端口聚合节点空间指的是在视障养老设施中，门厅、中庭等室内空间逐渐增大以扩展节点的容纳能力。研究者们提出了逐步扩张端口聚合节点空间的策略。通过逐步地扩展门厅、中庭等区域的直接衔接聚合节点面积，可以为人群提供更宽敞的通行空间，减少因拥挤而导致的阻塞现象。这种策略旨在优化人群疏散的效率和安全性，确保人们在紧急情况下能够迅速且安全地撤离，如图4-11所示。

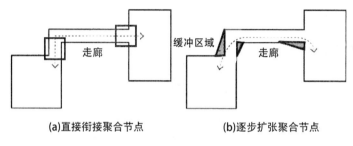

(a)直接衔接聚合节点          (b)逐步扩张聚合节点

图4-11 局部扩大通道转接点

2. 削减转折界面拓展局部尺度

通过削减转折处的界面，可以提升转折界面的层次，将通道外部空间转化为内部使用空间，并扩展转折处的空间尺度，进而创造出缓冲空间。通过对转折处的界面进行削减，即减少或缩小其尺寸，可以产生一种逐渐过渡的效果，增加转折界面的层次。这种层次性的设计可以为用户提供更丰富的视觉体验，使空间更加开敞和通透。削减转折处的界面还能够将原本被边缘空间浪费的外部区域，转化为内部使用空间。通过在转折处创造出可利用的内部空间，可以提高空间利用效率，最大限度地满足用户的需求。通过拓展转折处的空间尺度，可以为用户提供更加宽敞和舒适的环境。这种拓展可以通过增加转折处的尺寸或通过合理的布局设计来实现，从而优化空间感知和使用体验。削减转折处的界面还可以形成缓冲空间。这种缓冲空间可以在两个不同功能区域之间起到过渡和连接的作用，使转折处不再显得生硬和突兀。同时，缓冲空间还可以提供额外的功能性，比如用于放置家具、艺术品或者提供休憩区域。根据削减次数的不同可分为单次削减与多次削减，如表4-1所示。

表4-1 不同削减次数的通道转折形式

| 分类名称 | 无削减转折 | 单次削减转折 | 多次削减转折 |
|---|---|---|---|
| 分类图示 | | | |

## （二）柔滑棱角实现平滑过渡

### 1. 扶手在转折处可利用圆角进行缓慢过渡

在海漫视障养老中心调研访谈过程中，老年人反应室外扶手转折生硬，在走路速度过快或者是注意力不集中时容易在转折处撞到前方的栏杆，因此对栏杆进行转折处的圆滑处理，可以形成缓冲，以保证沿着扶手行走时候的连贯性，如图4-6所示。

### 2. 利用衔接被空间转折处割裂的视觉

在空间转折棱角较大时，贴边行走的人往往存在视觉盲区，视障老年人由于视力下降，会有视野模糊或者视域狭窄的情况，因此，当他们沿着墙上扶手前进时，在转弯的空间转折处，人们容易出现视线受限的情况，因此无法及时发现对向行人。这种情况尤其在步行速度加快时更加突出，因为步伐加快会缩短每个转弯的时间，为了减少潜在的碰撞风险，可以采用视距三角形原理来合理规划和设计空间，如图4-12所示。此外，在维也纳 Suedtiroler Platz 地铁站设计方面，主通道采用了拱形的空间形态（如图4-13所示），使其与其他空间相交处形成了充满弧形的界面边角。设计者巧妙地添加了一组交叉两个界面的U字形扶手，这些扶手以鲜明的红色为标志，成为白色界面中引人注目的图案之一。这一设计既能够引导人们注意到空间的转折，又能够平稳地连接不同空间之间的过渡，同时也起到了安全的作用。主通道被塑造成一个形状优美的拱，与其他空间的交错形成了微弧形的接触区域。为了连接这两个不同界面之间的过渡，设计师采用了U形扶手，并将它们涂成鲜艳的红色，以作为白色界面中的显著标识。这一设计不仅引导人们发现空间的变化，还平缓而安全地连接了它们的转接部分。主通道采用了优雅的拱形空间形式，与其他空间形成弧形交叉的界面边缘。为了连接这两个界面，设计者之间设置了 U 字形扶手，并鲜明地涂成红色，使其成为白色界面中的标志性图案。这样的设计不仅提示了空间的转折，还平滑地过渡了空间之间的连接，同时保证了安全性。

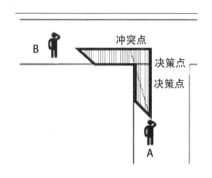

图 4-12　视距三角形

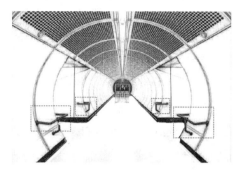

图 4-13　维也纳地铁站通道

## （三）以坡代台实现无障碍

在通道中出现的细微的特殊高度差往往会带来安全风险。即使在高度转变处设置特殊的颜色和标志作为提醒，对于行动不便的视障老年人而言，这种局部的高度差可能成为阻碍他们通行的因素。如表 4-2 所示为建筑内部坡道规范。室外建筑内外高差处不设置台阶，而是采取非常平缓的坡度的策略，在设计中考虑坡道的设置去解决无法避免的高差。

表 4-2　建筑坡道规范

| 高度 | 最大坡度 | 最大坡道长度 |
| --- | --- | --- |
| 10 米 | 1：20 | 10 000 毫米 |
| 5 米 | 1：15 | 5000 毫米 |
| 2 米 | 1：12 | 2000 毫米 |

在欧洲城市，出现了一种名为"平层街道"的新型街道建设模式，该模式致力于为所有人提供安全的交通环境。平层街道的背后蕴含着对城市空间中人与人之间平等关系的全新体现。传统的街道设计往往采用分隔行人和机动车辆

的方式，以确保交通的流畅和安全。然而，这种设计模式导致了行人在城市空间中的次要地位，并且给行人带来了潜在的风险。平层街道的设计理念则打破了传统模式，力求实现人与人之间的平等关系。平层街道的设计基于以下几个主要原则。首先，平层街道将行车道和人行道融为一体，消除了行人和机动车辆之间的显著分隔。这种无缝连接的设计使得行人可以更加自由和安全地在城市空间中行走。其次，平层街道强调行人的权益，设置更多的人行道空间和绿化带，并减少机动车道的宽度。这样一来，行人的需求得到了更好的满足，也提醒着机动车辆要更加注意行人的存在。此外，为了提高行人的安全性，平层街道通常在交通流向上采用减速措施，如设置凸起的路面或减速带，以降低车辆速度。平层街道的推广带来了许多好处。首先，它促进了城市的可持续发展，并提倡低碳出行。通过鼓励步行和骑行，减少了机动车辆的使用，进而减少了交通拥堵和空气污染。其次，平层街道改善了城市居民的生活质量。更安全和宜人的行人环境鼓励人们出门散步，增加了社区互动和城市活力，如图4-14所示。此外，平层街道还创造了更多的商业机会，使得商店和餐馆更容易吸引顾客，并促进了商业的繁荣。

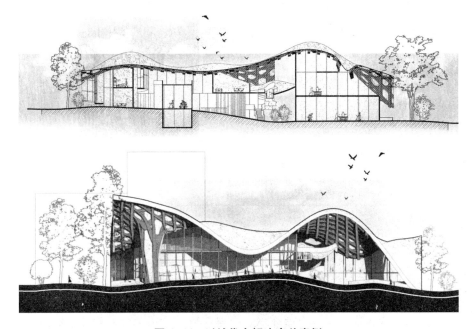

**图4-14　以坡代台解决高差案例**

## 第二节　无障碍环境服务设施建设

养老设施中的老年人分为两大类别：介助老人和介护老人。介助老人指那些在日常生活中需要轻度或中度依赖他人帮助的老年人，而介护老人则指那些基本上没有生活自理能力的老年人。对于这两类老人而言，养老设施的一个重要任务就是提供专业的医疗护理服务，特别需要注意的是，随着老年人身体机能的逐渐退化，即使是身体较为健康的老年人，也面临较高的患病几率。由于老年人的行动能力受到限制，外出就诊显得相当烦琐。因此，在养老设施内部提供医疗护理空间，并将其与老年人的居室空间合理布局，形成合理的护理线是至关重要的。通过在养老设施内设置医疗护理空间，可以满足老年人高度依赖医疗护理的需求。这些专用空间设施应配备医疗器械、药品、抢救设备和必要的床位，以应对老年人可能面临的突发疾病和紧急情况。同时，这些区域应该具备隐私性和舒适性，以提供老年人安心接受医疗护理的环境。因此，在设计养老设施时，要充分考虑医疗护理空间的位置、大小和布局，以确保老年人在获得医疗护理时的便利性和舒适感。合理规划医疗护理空间与老年人的居室空间之间的位置关系也是值得重视的。将医疗护理空间与老年人的居住区域相邻或相接，可以缩短老年人在紧急情况下的应对时间，并方便护理人员在紧急情况下提供及时的医疗护理服务。这种合理的布局还有助于加强医护人员和老年人之间的沟通交流，提高医疗护理的效果和质量。

### 一、生活服务空间

生活服务空间是指为满足视障老年人日常生活需求而特别设计的专用区域，旨在提供各种相关的便利服务。这些空间的设置主要包括洗衣房、污物处理室、按摩室、超市或小卖部等设施，以满足视障老年人的基本生活需求。洗衣房是生活服务空间中不可或缺的一部分。由于视障老年人可能面临使用传统洗衣设施的困难，专门为他们设计的洗衣房将提供配有辅助设施和标识的洗衣机和烘干机，以方便他们清洁衣物。这些设备可能配备大型按钮和触摸屏幕以及语音提示系统，以帮助他们正确选择洗涤程序和操作命令。污物处理室的设置将解决排泄物处理方面的问题。专门涉及视障老年人需求的污物处理室将配备易于操作和清洁的设备，例如有声音提示的坐便器、放置辅助设备的卫生纸架等。此外，房间中可能还设有清洁用品和消毒设备，以确保卫生条件良好，满足他们的卫生需求。为视障老年人提供按摩室也是重要的生活服务空间之一，按摩对于他们的身心健康具有积极的作用，有助于缓解肌肉疲劳和增加血液循环。为此，按摩设施可能会配备针对视障老年人的舒适按摩床椅和专业按摩设备。房间内可能还设有柔和的照明和放松音乐，以提供一个宁静的环境，使他们放松并产生愉悦感。此外，生活服务空间中的超市或小卖部也是为视障老年人提供便利的重要部分。在这些商店中，商品的摆放和标识将特别考虑到他们的需求。易于辨识的商品分类标示、超市内道路的引导系统和有声读取设备等，将帮助视障老年人更轻松地找到所需商品并进行购物。此外，付款过程也可能配备刷卡设备或语音支付系统，以提高他们的自主性和便利性。

### 二、医疗护理空间

以满足老年人日常医疗需求。考虑到老年人身体功能的逐渐衰退，即使是身体状况良好的老年人，也更容易面临健康问题的困扰。由于老年人行动能力的限制，他们面临着外出就医的诸多不便。为应对这一问题，养老设施内部应该配备医疗护理空间，以满足老年人日常的医疗需求。因老年人身体机能的逐渐退化，即使是身体健康的老年人，也很容易患病。受到其行动范围的限制，外出就医变得异常复杂。鉴于此，养老设施内应设立医疗护理空间，以满足老年人的日常医疗需求。老年人的身体机能逐渐衰退，即使是身体状况良好的老人，也很容易患病。受到行动范围的限制，外出就诊变得烦琐。因此，在养老设施内部提供医疗护理空间对于满足老年人的医疗需求至关重要。

## 第三节　无障碍环境信息设施建设

随着年龄的增长，老年人的记忆力、视力、听力和方向辨识能力均有所下降，因此在养老设施中建立完善的信息感知系统显得尤为重要。简单醒目并清晰易懂的标识系统是信息感知系统最重要的组成部分，它对于引导老年人使用建筑的各项功能、保障老年人在养老设施建筑中的安全有着相当重要的作用。首先，标识牌上的文字应当有足够的尺寸，并与背景色彩间保持足够的对比度，如采用黑和白、黄和黑、红和白等颜色组合，并尽量缩短标识牌中的文字数量，保证重点突出、简洁明了，并注意标识牌的高度、位置和亮度等。其次，应在养老设施中保证连贯的导向装置，在养老设施中充分考虑老年视觉障碍者的需求，从场地出入口铺设盲道或音响提示装置至少一个以上的建筑出入口或服务台的位置，保证这部分视觉存在障碍老年人使用时的安全性。

## 一、视觉信息设施建设

### （一）光线

针对不同情况，在进行设计时，可以根据实际需求酌情考虑对光线进行必要的设计。以白内障病人为例，相对于夜间而言，他们在白天的视力明显较差。所以，在白天，需要特别关注采用自然光的使用，以使光线更柔和。针对不同情况，为了确保光线设计的有效性，在建筑或室内设计中可以引入一系列的策略和措施。充分利用建筑的朝向和窗户的布置，以最大程度地利用自然光，从而最大限度地减少人工照明的使用。这样的设计可以确保在白天有足够的自然光进入室内，从而改善白内障病人在白天的视觉质量。可以采用遮阳设备，如百叶窗、窗帘或遮光布等来控制进入室内的自然光的强度。通过调节这些遮阳设备，可以在保证足够的光线进入室内的同时，使其变得更加柔和和舒适。这对于白内障病人在白天的视觉感受至关重要。还可以考虑在室内使用调光灯具或光线亮度调节装置。这些装置可以根据需要调整光线的亮度和色温，以适应不同情况下的光线需求。对于白内障病人来说，这样的调节可以在白天提供更加柔和和适宜的照明，有助于改善他们的视觉体验。

### （二）色彩

视障老年人因为视力模糊而对颜色的辨识能力相对较弱，但对于色彩鲜艳的物体却很敏感。基于这一特点，可以在他们的居住环境中利用科技为他们提供更加便利的生活体验。在视障老年人的居住空间中，可以采用智能照明系统来提升他们的生活品质。这种智能照明系统会根据环境和时间的变化,自动调整灯光的色彩。通过选择色彩艳丽的光源,可以吸引视障老年人的注意力,以帮助他们更好地辨认和感知周围的环境。例如,选择鲜亮的颜色作为灯光的背景,可以使他们更加容易辨认房间的物体和结构,提高他们的居住安全感。

## 二、触觉信息设施建设

触觉在助力视障老年人感知环境中湿度、温度和材质肌理等信息变化方面扮演着关键角色。通过触觉,人们能够捕捉和理解来自环境的变化信号。对于视障者而言,他们能够基于不同位置的热量强度差异来识别热源的来源,并借助触觉来感知和区分不同功能空间中的材质肌理,尤其是在盲文的使用中。盲文是一种以触觉为基础的文字系统,它通过凹凸的点刻在特定表面上,为视障者提供了一种通过触摸来阅读和理解信息的能力。触觉的细胞感受器在视障者的手指、手掌和指尖等触觉敏感区域,接收到凹凸不平的点刻信息,然后将其转化为神经信号传递给大脑。通过触摸盲文,视障者能够逐字逐句地感知和解读文字,从而获取知识和信息。盲文的设计和编码旨在使视障者能够轻易地识别字母、数字和标点符号等不同的符号。视障者通过触摸和觉察小型凸起和凹陷的点刻,能够辨别出特定的字母和符号,同时结合上下文理解其含义。这种通过触觉感知文字的能力,使得视障者能够独立地阅读书籍、报纸、标签以及其他文字内容。

## 三、听觉信息设施建设

在环境中,听觉感知能力受到物体振动的影响。物体通过振动发出声音,然后被具有敏锐听力的人接收和理解,进而产生听觉意识。这一过程有助于视障者确定周围环境中的重要信息。听觉感知能力是视障老年人对环境中物体振动的感知能力。当物体振动时,它会产生声音,而敏锐的听觉能帮助视障老年人捕捉这些声音并产生相应的听觉意识。通过听觉意识,人们能够获得关于环境中重要信息的线索,帮助他们了解周围的情况。物体振动是影响听觉感知能力的关键因素。当物体发生振动时,它会通过振动传递能量,并产生声音。这些声音可以被具有敏感听力的视障老年人察觉并引起他们的听觉意识。在语音提示系统的应用中。语音提示系统通过发出声波信号来向视障者传递音频信息，帮助他们感知环境、获取所需信息并进行导航。语音提示系统利用视障者的听觉感知能力，将文字和指示转化为可听的语音信息。通过使用合成语音技术和语音合成引擎，系统将预先设定的文字转换为声音，并通过扬声器或耳机传递给视障者。视障者可以通过听觉感知声音中的信息，如导航指令、交通信号灯状态、公共场所布局等，从而在日常生活中更加独立自主地行动。

### 四、嗅觉信息设施建设

嗅觉和味觉是人类感觉系统中至关重要的组成部分。某些人具有特别敏锐的嗅觉和味觉，他们能够通过感知环境中物体散发的气味来准确辨别界面材质、植物、食物等的种类，并确定它们的摆放位置。对于大多数人来说，丰富的气味信息对于营造室内氛围以及激发某些欲望具有重要作用。例如，在餐厅中，食物的香味会引起人们的食欲，而这种香气也能明确提示人们当前所处的是用餐场所。嗅觉是人类最基本的感觉之一，它能够向视障老年人传递关于周围环境的重要信息。与其他感觉相比，嗅觉对于识别物体和状况具有独特的优势。当视障老年人进入一个房间时，嗅觉能够快速告诉视障老年人房间的清洁程度，以及是否有令人不愉快的气味存在。与嗅觉相伴的是味觉，它是与口腔中味觉感受器官相连的一种感觉。味觉帮助我们感知食物的味道，包括它们的甜、咸、酸、苦和酸味等。人们凭借味觉可以辨别不同食材的特点，以及判断食物是否适合食用。有些人具有非常敏感的味觉，可以分辨出微妙的味道差异，而这种能力使他们在餐饮领域中拥有独到的优势。对于视障者来说，嗅觉和味觉的重要性更为突出。由于他们缺乏或受限于视觉信息，嗅觉和味觉成为他们感知世界的重要途径之一。他们能够通过闻气味来判断环境中的物体种类和位置，从而更好地适应周围环境。

## 第四节 老年人照料设施视障支持环境设计要点

### 一、基本生活空间设计实现交互便利性

（一）私人空间建立便捷舒适

1. 私人空间功能配置合理

视障老年人的居室功能可以分为基础功能和扩展功能，如图 4-15 所示。基础功能主要负责满足视障老年人的日常生活中的需求；而扩展功能主要为视障老年人提供休闲娱乐的场所，满足其精神层面的需求。

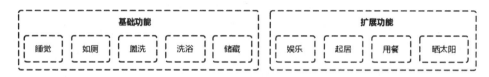

图 4-15 视障老年人居室的功能

考虑到视障老年人在日常生活中由于视力缺失或者下降的影响，在居室的功能配置中，应注意以下几点：

（1）尽量设置独立卫生间，对于视障老年人来说，独立卫生间可以提供更多的隐私性和自主性，让他们能够更加自主便捷地管理个人卫生。

（2）视情况配置卫生间的功能，在海漫智慧养老中心的调研中，为了避免老年人在自己淋浴时滑倒的可能，老年人房间并没有配置淋浴设施，有部分老年人反映去公共浴室会比较麻烦，因此，老年人居室卫生间内的淋浴设备可以视老年人的健康情况进行配置，在低视力老年人或者自理能力较强的失明老年人居室可以设置淋浴设施。

（3）确保有充足的储藏空间，视障老年人由于长期居住，一般会携带较多的衣物和生活用品，因此需要足够的空间来放置储存家具。

（4）建议考虑配置阳台，相比于健视者，阳台空间对于视障老年人来说同样重要，可以为视障老年人提供晒太阳、休息场所，因此有条件时可以考虑配

置，为保证安全性，建议设置为封闭阳台。

如下图 4-16 所示，本研究就海漫智慧养老中的平面对视障老年人居室的平面进行解析，直观展现各功能空间的布置。

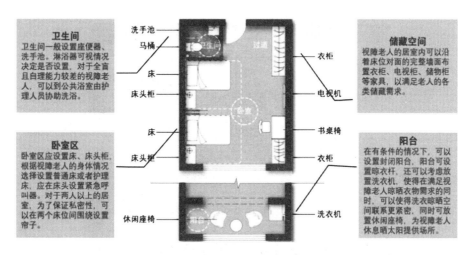

**图 4-16 视障老年人居室空间布局**

**（二）设备设施视障支持设计**

配备尽可能齐全的设备以及相应的防护措施可以增加居室生活的便捷性（见图 4-17、图 4-18）。居室空间建议选择稳固、舒适、易于清洁的家具，由于视觉障碍者在看不见的情况下极其容易产生磕碰，因此，在床、桌椅、柜子的选择上，尽量避免使用带有尖角或锋利边缘的家具，避免意外碰伤，也可以使用泡沫条将桌子角部包住，以达到防撞的效果，另外桌子的边缘可以稍稍突起，防止视障老年人东西掉落。视障老年人可能需要使用辅助设备来帮助他们独立地生活。安装大字体的显示器、语音提示器、语音控制的家居系统等，可以使他们更加自如地使用电子设备和控制家居设施。可在入口处的衣柜上放置盲杖夹，更容易在需要使用的时候快速找到自己的盲杖。同时还应在卫生间的转角处以及门框处贴上防撞条。使用明亮的颜色和纹理，帮助视障老年人更容易地辨认家具、墙壁和地板等物品。可以采用灰底橙色孔的插座，插孔部位突出，更便于老年人使用。开关底板可以用白色、按钮部分可采用明亮的颜色，便于老年人区分（见图 4-19）。地面可采用原木色地板，与墙面形成对比的同时可以营造温馨的氛围。

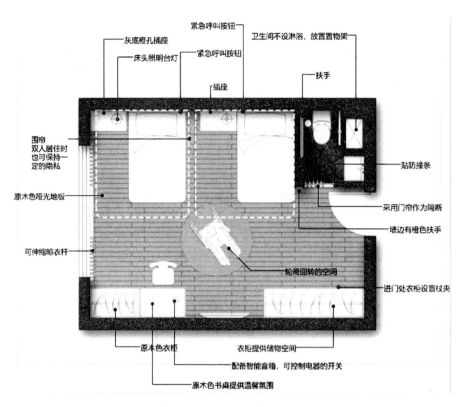

图 4-17 视障老年人居室空间视障支持环境设计

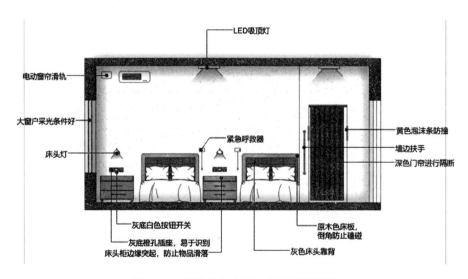

图 4-18 视障老年人居室空间剖界面图

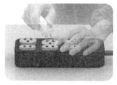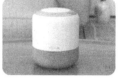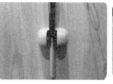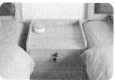

(a)插座配色示意图　　(b)智能语音设备　　(c)盲杖夹　　(d)家具突起边缘

**图4-19　视觉无障碍家具**

（三）卫浴空间保障安全性

视障养老院中卫浴空间的设计策略应当围绕着提高视障者的自主性和安全性展开。可以从移动路线、安全防护措施以及采光照明等方面来进行设计，以保证视障老年人在使用时的安全性。

1. 公共卫生间设计

（1）空间布局

考虑移动路线的连通性和障碍物的清除：卫生间内的移动路线必须足够宽敞和连通，同时避免设置障碍物，以方便视障者在卫生间内行动。（如图4-20所示）

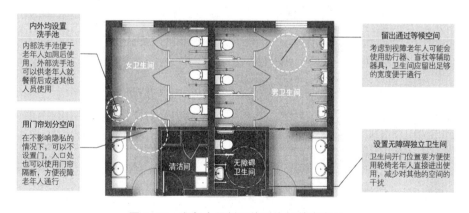

**图4-20　老年人照料设施卫生间基本布局**

（2）卫生间安全防滑措施

增加触觉标识和声音提示：在卫生间中，可以在门把手、水龙头以及洗手池边缘加入突起的圆形或者三角形，以便视障者能够更容易地辨认和找到各种设施，马桶冲水的按钮上设置触觉按键，方便视障老年人使用，也可以采用智能冲水马桶。

增加防护和应急措施：对于有视障的老人来说，地面防滑极为重要。地面光滑对使用盲杖的老人来说是很危险的，应该使用防滑的铺装材料如灰色哑光大理石地砖，以防止他们摔倒。并且在洗手池附近也应该增加扶手，为老人提供倚靠的地方。卫生间内需要设置紧急呼叫装置或者应急处理设施，以方便视障者在紧急情况下求助或者进行自我保护。并且增加颜色的对比度来让低视力的老人更容易识别周围的环境。相关设计细节如图 4-21 所示。

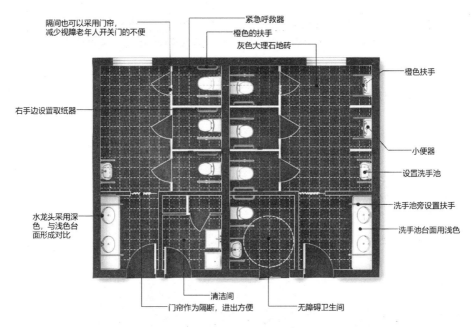

隔间也可以采用门帘，减少视障老年人开关门的不便
紧急呼救器
橙色的扶手
灰色大理石地砖
橙色扶手
右手边设置取纸器
小便器
设置洗手池
洗手池旁设置扶手
水龙头采用深色，与浅色台面形成对比
洗手池台面用浅色
清洁间
门帘作为隔断，进出方便
无障碍卫生间

**图 4-21 老年人照料设施卫生间视障支持环境设计**

（3）采光照明和细节设计

提高照明亮度和照明均匀性：在卫生间中加入足够的照明，确保整个空间都有良好的照明，并考虑照明的均匀性，以避免视障老年人在进入明暗不均的空间时感到不安全。卫生间的隔间也应设置照明。视障老年人由于视觉的缺失，上厕所时，开关门也会对其形成一定的阻碍，如果在紧急情况下，可能会出现一定的安全隐患，因此，可以考虑将门换成帘子，既可以达到隔断的效果，也有一定的安全性和便捷性（如图 4-22 所示）。

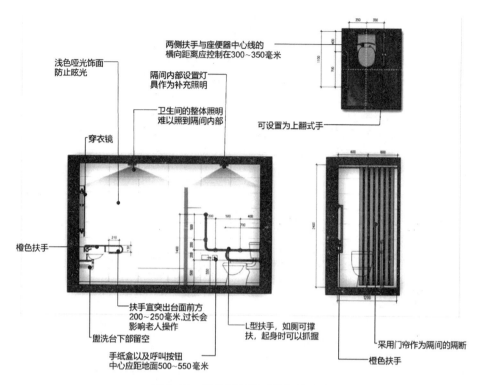

浅色哑光饰面
防止眩光

两侧扶手与座便器中心线的
横向距离应控制在300~350毫米

隔间内部设置灯
具作为补充照明

穿衣镜

卫生间的整体照明
难以照到隔间内部

可设置为上翻式手

橙色扶手

扶手宜突出台面前方
200~250毫米,过长会
影响老人操作

盥洗台下部留空

手纸盒以及呼叫按钮
中心应距地面500~550毫米

L型扶手,如厕可撑
扶,起身时可以抓握

采用门帘作为隔间的隔断

橙色扶手

图 4-22 卫生间照明以及细节设计

## 2. 浴室设计

对于视障人士来说,由于其视力的影响,有时候独立完成洗浴会很困难,所以设置公共洗浴空间必不可少。但洗浴空间通常较为湿滑,因此在设计中要特别注意安全性的设计,避免老人因为看不见而磕碰或者滑倒,并保证在紧急情况下护理人员能及时进行救助。

### (1) 浴室空间布局

在设计时需要考虑到老人更衣/洗浴所用的空间,合理的空间布局与动线设计可以减少老人寻路的成本,增加其洗浴的独立性与安全性。在考虑空间功能布局时,需要先考虑老人洗浴的一般流程,如图 4-23 所示。

洗浴空间的布局应该简单明了,避免太多的障碍物和复杂的结构,确保视障者可以方便地进出和移动。同时,应该为洗浴区域、更衣区域和储物区域等分别设置不同的空间区域,方便视障者辨认和使用。根据老年人的流线进行公共浴室的功能布局,如图 4-24 所示。

浴室主要功能区如下图 4-25 所示。

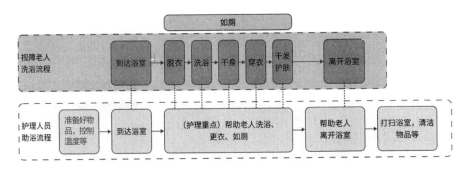

图4-23 洗浴空间动线设计

来源：改绘自《养老设施建筑设计详解》

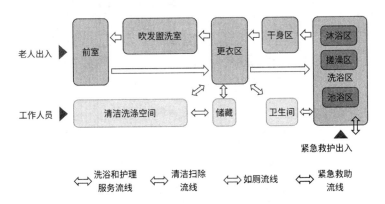

图4-24 洗浴空间功能布局

来源：改绘自《养老设施建筑设计详解》

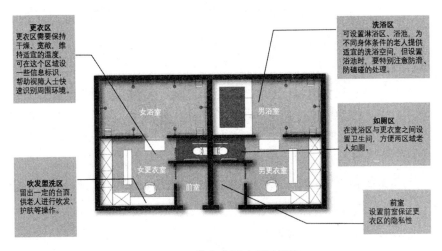

图4-25 浴室主要功能区示意

（2）安全措施

洗浴空间的安全性设计可以从防滑、信息标识、辅助设施三个方面进行考虑。由于洗浴空间是潮湿环境，因此，需要考虑防滑设计，以避免发生滑倒事故。例如，在洗浴区域和更衣区域的地面上应该使用防滑材料（更衣区等干区可使用 PVC 地板、竹席；湿区可选用防滑地砖等耐水易清洁的材料），同时还可以在浴室地面上设置凸起的防滑条或者铺设防滑地垫，提供额外的防滑保障。

洗浴空间中的设施应该符合视障者的使用需求，例如，应该设置易于操作的马桶、淋浴喷头和洗脸盆等设施，同时，应该为这些设施添加明显的触觉标识，方便视障者辨认和使用。

另外，还可以在浴室墙面上设置触觉标识，标明各种设施的位置和使用方法。也可在衣柜上设置盲文，方便老年人辨认自己衣物所在的位置。为了提供更好的使用体验，可以在洗浴空间内设置一些辅助设备，如扶手、座凳、洗浴椅等，为视障者提供额外的支撑和安全保障，如图 4-26 所示。

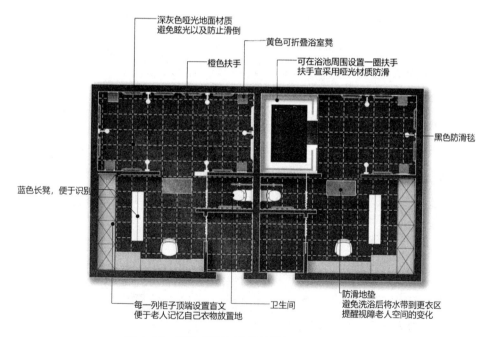

**图 4-26　浴室标明各种设施的位置和使用方法**

需要避免空间过于空旷，通行空间尽可能设计为线性，并在两侧设置坚固、可靠的扶手或者台面，供老人行走时扶靠，这样即便老人脚下打滑也能及时扶稳不摔跤。另外在洗浴区设计时，还应避免空旷的空间导致老人无处可以倚靠，如图 4-27 所示。

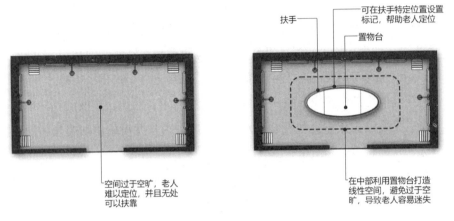

图 4-27 浴室设计避免空旷示意

（3）采光照明

洗浴空间的照明应该充足，同时避免使用过于刺眼的灯光，以免刺激视障者的视觉系统。此外，应该根据洗浴空间不同区域的使用需求，设置不同的照明方式，例如，在洗浴区域设置足够明亮的灯光，而在更衣区域则可以使用柔和的灯光。

（四）餐饮空间实现使用自主性

1. 餐厅布局

就餐空间的布局应该简单明了，避免太多的障碍物和复杂的结构，确保视障者可以方便地进出和移动。就餐区域、餐具区域和取餐区域等应该分别设置不同的空间区域，方便视障者辨认和使用。

2. 提示性设计

就餐空间中对于提示性的设计，可以让视障人士更快地识别自己所在位置。良好的可识别环境可提高视障人士的自主性，减少对于护理人员的依赖。

（1）触觉标识设计。为了方便视障者识别就餐空间内的不同区域和设施，可以在墙面、地面等位置设置触觉标识。例如，可以在地面设置颜色和凸起的条纹来标识不同的区域，如就餐区、取餐区、餐具区等。同时，在墙面上也可以设置触觉标识，标识菜单、服务台、洗手间等设施的位置和使用方法。

（2）桌椅及餐具设计。就餐空间内的餐具应该具有良好的手感和易于识别的特点，例如，餐具可以设计成不同形状、材质、重量和颜色，以方便视障者使用和辨认。

（3）声音环境设计。在视障人士就餐空间内设置良好的声音环境，避免过于吵闹和嘈杂的环境，保持空间的安静和舒适。同时，在空间内适当地播放柔和的音乐，以提高视障人士的就餐体验。

本研究就海漫视障养老中心的餐饮空间进行分析，如下图4-28所示。

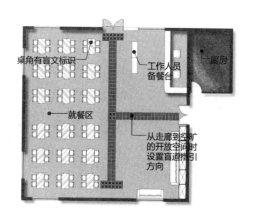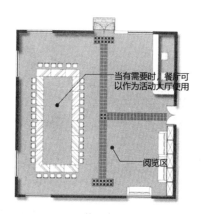

图 4-28　海漫智慧养老中心餐厅平面图（来源：作者自绘）

## 二、交通空间设计保障老年人行走连贯性

盲人养老院中的居住者大部分是视力有障碍的老年人，这些老年人在行动和导航上存在一定的困难。因此，为了方便他们的日常生活，交通空间的设计应该提供方便的通行环境，使老年人能够自由、安全地在养老院内行动。

### （一）建筑平面布局体现可记忆性

建筑物的布局应该尽可能地简洁明了，避免复杂的转弯和曲折，走廊应该尽量直线，不要设置障碍物和狭窄的通道。各功能空间要具有一定的可达性。

养老设施中常见的平面布局如下图4-29所示，该图分析了各一字型、L型、U型以及回字形平面在视障支持方面的优缺点。一字型平面布局虽然缺乏变化，但由于简单的流线使得其路线容易被视障老年人记住。而U型布局由于是多个一字型串联而成，因此也有着路线便于记忆的特点，同时在一字型布局的基础上有着活动空间集中的特点，适用于有一定护理需求和规模的养老设施。相比之下 L 形和回字形，由于拐角部分容易出现死角，在通行路径中降低路线的连续性，使得视障老年人在寻路过程中会花费更多的时间寻找方向。

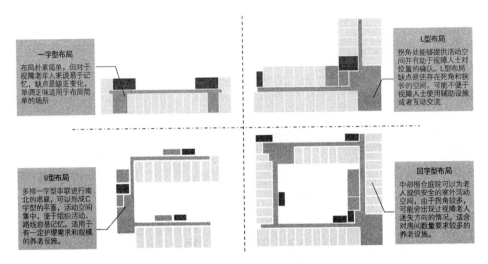

图 4-29 常见养老设施平面布局优缺点分析（来源：作者自绘）

### （二）出入口实现进出无障碍

#### 1. 出口可达性

视障养老院中出入口的可达性可以通过以下几个方面来体现：（1）在建筑物外部设置明显的指示标志和路线导引，为视障人士提供准确的导引信息，帮助他们找到正确的出入口。（2）建筑物外部的环境应该设计得易于辨认和记忆，如设置突出的建筑物标志、特殊的材质和颜色等，以便视障人士能够快速辨认出建筑物的位置和特征。（3）建筑物内部的环境应该设置明显的指示标志和路线导引，为视障人士提供准确的导引信息，帮助他们找到正确的出入口，如设置盲文标识、凸起标识等。

#### 2. 出入口安全性与提示性

在出入口的位置设置醒目的标识，包括大型的指示牌、标志、地标等，以方便用户迅速找到出入口。对于视觉障碍者，色彩对比的差异可以帮助他们识别出入口位置。因此，在出入口的设计中应使用色彩对比明显的元素，比如用不同颜色的砖块铺设地面或者在门边加上明亮的色带等。在出入口的位置要设置充足的照明，特别是对于夜间或者光线较暗的情况。光线充足可以帮助视觉障碍者更快地找到出入口，并且增强出入口的可见性。在出入口的位置设置提示标识或者提示音，特别是对于危险的出入口，比如楼梯口、斜坡口等。通过设置警示提示可以有效地提醒视觉障碍者注意出入口的位置和安全问题。对于出入口的斜坡，坡度的设置应当符合相关标准，避免斜坡过陡或者过缓。同时，应设置防滑设施，如橡胶防滑垫等，以提高出入口的安全性。

以海漫视障养老中心为例，其出入口设计如图4-30所示：

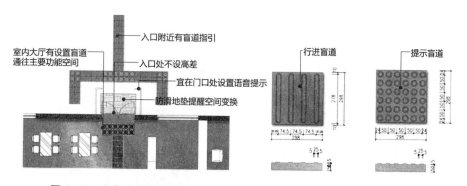

**图4-30　老年人照料设施出入口以及盲道细节设计（来源：作者自绘）**

## （三）通行路径保证行走畅通性

### 1. 室内外走道安全性和引导设施

（1）室外走道。为了确保视障老年人在室外走道上的安全性，需要采取以下设计策略和引导设施：在室外走道上设置不同颜色、材质或高度的路面标识，帮助视障老年人区分通行区域和障碍物，提高其安全性。在室外走道上使用防滑材料，以确保视障老年人在行走时不易滑倒。设置合适的照明设施，以便视障老年人在黑暗环境中也能较好地识别周围环境。在室外走道上设置导盲线或地面凸起的警示条，帮助视障老年人更好地识别和避开障碍物。在室外走道上设置提示标志或语音提示装置，提示视障老年人行走方向、障碍物、施工区域等，提高其安全性。设施的高度应该适中，不要过高或过低，以便视障老年人更容易触摸和感知。

（2）室内走廊。对于视障老年人来说，室内走道的安全性和引导设施同样至关重要。以下是一些常见的设计策略：在走道上设置明显的地面标记，如不同颜色、纹理、高度等的标记，以帮助视障老年人感知方向和距离。走道应保持畅通无阻，避免摆放障碍物，如花盆、桌椅等。同时，要注意走道的高度和坡度，以确保轮椅和助行器的顺畅通过。室内走道的照明要充足、均匀，避免强烈的反光或阴影，同时，应注意照明设施的高度和位置。在必要的地方设置扶手和栏杆，以提供支撑和平衡。在走道上设置指示标志和语音提示，例如指示箭头、目的地标志等，以帮助视障老年人辨识方向和位置，如图4-31所示。

　　总之，室内走道的安全性和引导设施应从视障老年人的需求出发，以提高他们的生活质量和保障他们的安全。

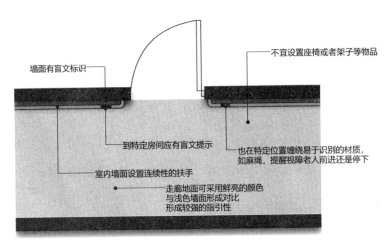

图4-31　老年人照料设施走廊视障支持设计（来源：作者自绘）

2. 楼、电梯

（1）楼梯。楼梯的颜色应与地面和墙壁形成对比，以帮助视障老年人区分楼梯的位置和高度。例如，可以在楼梯的前缘和侧面涂上鲜明的颜色，或者在楼梯的前缘和侧面加上反光材料，使其在光线不足的情况下更易于被视障老年人发现。楼梯的扶手应该与楼梯的颜色形成对比，以帮助视障老年人找到扶手的位置和高度。扶手的高度和宽度应该符合人体工学标准，以提供充分的支持和保护。楼梯的护栏应该与楼梯的颜色形成对比，以帮助视障老年人找到护栏的位置和高度。护栏的高度应符合安全标准，以防止视障老年人意外摔落。在楼梯的上下口，应该设置提示牌或地面凸起条，以帮助视障老年人确认楼梯的位置和方向，并提醒他们小心上下楼梯（见图4-32）。楼梯的照明应该充足，以确保视障老年人在上下楼梯时能够看清楼梯的位置和高度。照明的位置和角度应该考虑到视障老年人的视觉需求，以最大限度地提高其可见性。

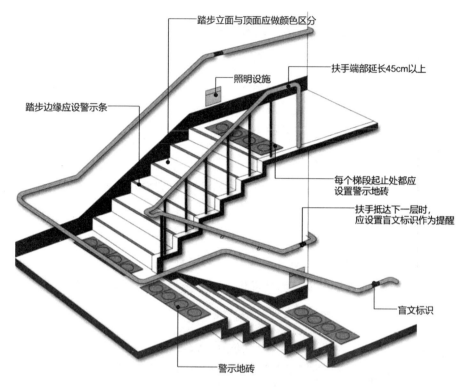

图 4-32　老年人照料设施楼梯间视障支持设计（来源：作者自绘）

（2）电梯。为方便视障老年人使用电梯，电梯按钮应该是易于触摸和操作的。建议采用凸起的标记和较大的按钮，以便视障老年人能够轻松找到和按下所需的楼层按钮。为方便视障老年人识别电梯运行状态，电梯应该有声音提示。例如，电梯到达楼层时应有"叮咚"声，并且应有电子语音提示所在楼层。电梯内外都应有明显的楼层标志，以便视障老年人在电梯内外都能知道自己所在的楼层。为避免视障老年人在电梯门关闭时被夹伤，电梯门应该有透明的玻璃或塑料板来使视障老年人能够看到门是否关闭。电梯内应设置紧急呼叫按钮，以便视障老年人在紧急情况下能够立即联系管理员或其他人员。在电梯内外都应有明显的安全提示标识，以提醒视障老年人如何正确、安全地使用电梯。

通过以上的设计策略，可以为视障人士提供更加便捷、安全的电梯使用环境。同时，还需要充分考虑视障人士的行动能力和特殊需求，让设计更加贴近用户实际需求。

### 三、休闲交往空间设计提升活动疗愈性

良好的生活环境是大部分人的普遍偏好，而对于用其他感官感知环境的视障老年人而言，通过感知环境的营造可以大大丰富他们的感官体验。视障老年人虽然看不见周围环境的变化，但可以通过感知空间的多元刺激克服相关障碍，从而获取外界信息，此外，有益的多感官刺激还能帮助视觉障碍老年人进行疗愈康复。良好的感知空间环境能有效提升视障养老中心的环境品质，愉悦人体身心，同时也为视障老年人们提供了一个交流互动的场所。

#### （一）室内活动空间提升社交参与度

1. 活动空间类型与布局

在服务于视障老年人的照料设施中，活动空间应该多样化、丰富，既要满足视障人士的生活需求，也要为其提供一个有趣、愉悦的社交空间，增强其生活质量和幸福感。活动空间类型如下表4-3所示：

表4-3　活动空间类型

| 类型 | 用途 |
| --- | --- |
| 阅读室 | 设置盲文图书、盲人电子书阅读器等，让视障人士可以自由阅读各类图书、杂志等，提高其文化水平和生活质量 |
| 多功能活动室 | 可以在此举办各种文艺、娱乐等活动，如音乐会、舞蹈、手工制作、瑜伽等，满足不同视障人士的兴趣爱好 |
| 游戏室 | 设置多种适合视障人士玩耍的盲人棋类游戏、音乐游戏等，为视障人士提供一个轻松、愉悦的娱乐空间 |
| 休闲区 | 在盲人养老院的室内或室外设置一些舒适的座椅、休息区域，让视障人士可以放松身心，享受悠闲时光 |
| 健身房 | 设置一些适合视障人士进行锻炼的器材和设施，如哑铃、引体向上器等，让他们保持身体健康 |

底层面积较为充裕时，可在建筑的低层部分结合主入口、主走廊集中布置公共活动空间，相比于将活动空间分散在各层，这种方式避免了视障老年人频

繁上下楼的不便，使得视障老年人可以更方便地选择参与自己喜欢的活动，而且有助于提高活动区工作人员的服务管理效率。

2. 活动空间设计

空间布局和导航：设计广阔、开放的空间布局，确保没有障碍物阻挡老年人的行动。提供明确的路径指示和导航标识，如触摸地标、盲文标识和明亮对比度的指示牌。划定活动区域的边界，使用地板颜色或纹理的变化，以帮助视障老年人辨认空间范围。活动空间的视障支持环境设计策略可以从以下几个方面考虑：

（1）照明和视觉对比度，使用光线柔和、明亮且均匀的照明，避免眩光和阴影。提供足够的照明，特别是在活动区域和社交空间。增加视觉对比度，使用明亮的颜色、高对比度的标识和清晰可读的字体。

（2）舒适的座椅和布置，选择舒适、支持性好的座椅，如有扶手的椅子和软垫座位。确保座椅的高度和布局适合视障老年人的使用，易于坐下和站起。提供足够的座位空间，以方便视障老年人与其他参与者进行交流。

（3）多感官体验，引入多感官刺激，如音乐、自然声音、香气和触觉体验，以增加活动空间的吸引力。使用音响系统播放音乐，确保音量适中且清晰可听。提供香氛或花草的气味，以刺激嗅觉感受。

（4）社交活动策划，定期组织丰富多样的社交活动，以吸引视障老年人的参与。活动内容可以包括座谈会、讲座、文化活动、小组游戏等。确保活动的难度和要求适应不同能力水平的视障老年人，鼓励他们积极参与和分享。

（二）活动场地优化交互体验感

活动场地的视障支持环境的设计策略可以从以下几个方面考虑：

1. 平整的地面。为了避免视障人士摔倒或绊倒，场地的地面应该是平整的，并且没有突起或坑洞。可以使用文化石、人行道砖等材料来营造不同的纹理，以帮助视障人士判断方向和位置。

2. 合适的坡度。场地的坡度也要考虑到视障人士的行动能力，太陡的坡度会使他们感到不安全。建议使用不超过5%的坡度。

3. 足够的空间。为了确保视障人士能够自由移动和探索环境，场地应该足够宽敞。可以考虑在场地周围设置栏杆或其他边界，以帮助视障人士确定空间的范围。

4. 植被和花园。植被和花园可以为视障人士提供丰富的触觉和嗅觉体验。可以使用多种植物，包括触感柔软的草坪、有刺的灌木和花卉、芳香的香草等。

5. 路线和标识。在场地中设置清晰的路线和标识可以帮助视障人士找到目的地。路线可以使用不同颜色或纹理的人行道砖、石材等材料营造。标识可以使用大字体、高对比度的标志、盲文、语音提示等方式呈现。

6. 设施和设备。为了让视障人士能更方便地使用场地，可设置一些设施和设备，如座椅、手扶梯、导盲绳、触摸屏等。这些设施和设备应该易于识别和操作。

### （三）景观小品提高精神愉悦度

1. 小品设计

借助触觉和声音来设计景观小品，如铜铃、石头和水流等，以便视障老年人可以通过听觉和触觉感受到周围环境。避免在场地内设置高低起伏的地形，避免老年人摔倒。选择平整的绿化带、花坛和其他地面装饰物，使老年人更容易行走。在活动场地内设置固定的座椅和休息区，让老年人在活动过程中可以休息和放松，同时为老年人提供方便的指示和定位。在活动场地周围设置芳香植物，如花草、香薰等，让老年人能够通过嗅觉来感受自然环境。针对老年人的身体特点，设置容易识别和触摸的景观小品，如雕塑、石头、树木等，以便老年人能够通过触摸来感受它们的纹理、形状和大小。使用高对比度的颜色，如白色和黑色，来增加景观小品的可见性，同时避免使用过于花哨和混乱的颜色。综上所述，盲人养老院活动场地的景观小品应该以视障老年人的需求为主导，通过合理的设计和布置，提供更加友好和便利的活动环境。

2. 景观设计

（1）声音景观。景观设计中，声音景观的考虑十分重要。对于视障养老院来说，声音景观的设计更是至关重要。以下是一些声音景观设计要点：

对于视障老年人来说，安静的环境可以减少干扰和混乱，有助于他们集中注意力。尽可能避免机械和其他设备产生噪声，选择低噪声的设备。在室内和室外都可以引入自然声音，如流水声、鸟鸣声等，有助于创造宁静和放松的环境。同时，选择柔和、舒缓的背景音乐，以此帮助视障老年人放松身心，创造温馨舒适的氛围。为视障老年人提供声音导航，如语音提示，有助于他们更好地了解环境、方便出行。将室内和室外不同区域分隔开，可以减少干扰和杂音的传递，有利于视障老年人安静和舒适地休息。

（2）触觉景观。触觉景观设计策略是指通过设计创造具有触感的环境，以提高视障人士的舒适感和可访问性。具体的策略包括：采用具有明显质感的地面材料，如石材、木材、人造石等，使视障人士能够通过脚感来感知环境。地面纹理的设置需要有规律性，如通过设置凸起的条形纹理或刻痕等方式，以提示行走方向和路线，同时也能带来触感的刺激。扶手的设置：在合适的位置设置扶手，以提供支持和指引，同时也可以作为触感的指示物，让视障人士更容易找到和识别。通过采用具有明显质感的标识牌，如凸起的文字、图案等，以提供触觉上的指示。水流的声音和触感能够提供放松和舒适的感觉，同时也能够提供视觉上的变化和丰富性。植物的触感、气味和声音都能够提供舒适的感觉，同时也能够提供视觉上的变化和丰富性。

# 第五节　本章小结

依据第三章的设计原则，参考前文相关文献梳理与调研案例的优秀设计做法，分别对功能空间设计创造舒适的生活环境、交通空间设计提供畅通的通行环境、休闲交往空间打造愉悦的社交休闲环境三个维度设计提出针对性的设计策略。

# 第五章

# 视障老年人健康舒适环境调查

## 第一节 调查地点与调查方法

### 一、调查地点

本研究的调研对象是位于辽宁省沈阳市沈北新区的沈阳市海漫智慧养老中心,该照料设施是全国首家专门为视障老年人提供精准化关怀服务的养老机构,成立于 2019 年 10 月 15 日,接收自理与半护理的视障老年人。照料设施的建筑面积为 4385 平方米,占地面积为 1035 平方米,建筑有 5 层,共 96 个护理单元,223 张床位。入住视障老年人约 30~50 人,工作人员 12 人,视障老年人照料设施的环境情况如图 5-1 和图 5-2 所示。

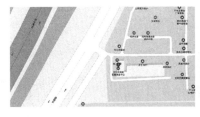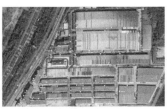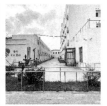

图 5-1 视障老年人照料设施场地环境

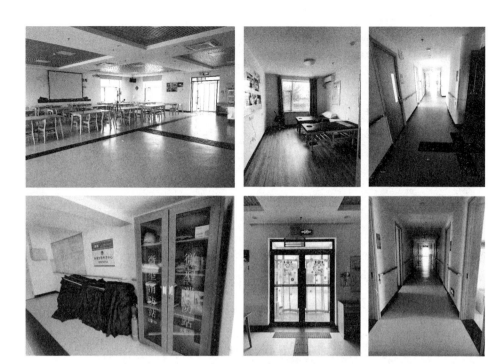

**图 5-2　视障老年人照料设施室内环境**

　　视障老年人照料设施的总平面图如图 5-3 所示，该照料设施的场地紧邻通顺街与厂房，距京哈高速约 120 米，场地周边的自然环境与声环境条件皆不利于视障老年人的康养生活。因此在场地内，如图 5-4 所示，照料设施在西侧为视障老年人提供了由凉亭、廊架、水池和绿植构成的户外休闲空间，北侧放置的健身器材和在建筑外围设置的环形走道供视障老年人行走运动，建筑东侧布置一排座椅，供视障老年人饭后在户外休闲聊天，而场地东侧的黑暗体验馆可以使视力正常的客人在全黑的空间内体验视障人士日常购物、逛公园、坐地铁等活动，使体验者能够切身感受到视障人士的生活不易，摒弃对视障老年人的误解与偏见。

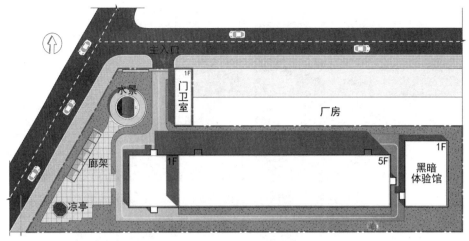

图例 ▨▨▨ 花园地铺 —·—·— 用地红线 ▬▬▬ 环形走道 ——— 扶手栏杆

**图5-3　视障老年人照料设施的总平面图**

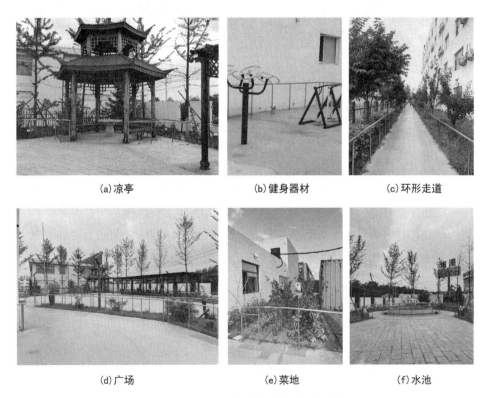

| (a)凉亭 | (b)健身器材 | (c)环形走道 |
| (d)广场 | (e)菜地 | (f)水池 |

**图5-4　视障老年人照料设施的场地设施**

视障老年人照料设施的平面图如图 5-5 所示，建筑一层以活动空间和办公用房为主，承担了视障老年人的娱乐和集体活动与管理者的办公任务，建筑的二至五层皆为视障老年人居住的护理单元。除了在自己房间内进行日常起居外，视障老年人们还会移步至他人护理单元进行社交，或在恶劣天气下选择在走廊内走步运动。

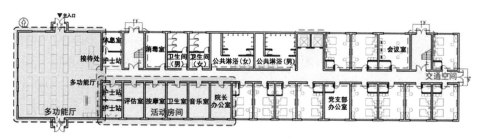

(a) 一层平面图

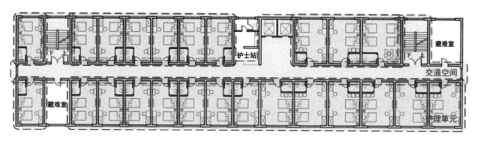

(b) 中间层平面图

图例：[_] 多功能厅 [_] 活动房间 [_] 交通空间 [_] 护理单元

图 5-5 视障老年人照料设施的平面图

## 二、调查方法

### （一）行为观测

影像采集是观察使用者行为的重要研究方法。为避免摄像机与视障老年人发生碰撞，本研究分别于 2021 年 7 月 20 日和 12 月 27 日视障老年人居民醒时的 5：00-20：00 时间段内，两日分别为夏与冬的典型气候。观察照料设施的监控，并记录视障老年人在多功能厅、活动空间、户外空间、交通空间、个人与他人护理单元六类空间中进行的活动的数量和类型。

## （二）实地测试

在前期的文献梳理和实地调查中发现，影响视障老年人照料设施健康舒适程度最重要的环境因素是声环境，其次是光环境，热环境和空气质量在相关标准和规范中有明确要求。因此，本研究中仅对声环境和光环境的最重要影响指标进行了测量。

### 1. 声环境测试

作为声环境最重要的指标，SPL可以反应照料设施室内声环境随时间的变化情况。测量仪器为BSWA801声级计，将仪器设置为快速模式，记录每个测点30次A声级，过程约20秒，计算出的平均值作为某点在某时段内的测量结果。如图5-6所示，声压级的测点设置在无人居住的北（T1）/南护理单元（T2）、走廊中部（T3）、多功能厅（T4），在2021年7月21日至7月23日老人醒时的5：00-21：00时间段内，每测点每小时测量一次，三日测试结果接近，波峰波谷相似，本研究选择7月23号的数据分析照料设施的声环境变化，测量过程参照ISO3382标准要求。

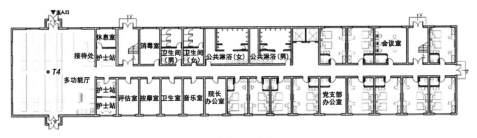

（a）1F测点位置示意图

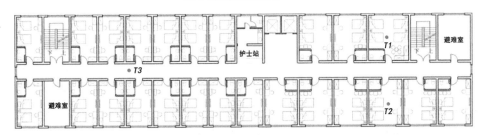

（b）3F测点位置示意图

图5-6　视障老年人照料设施的声压级测点

另外，主导声源对于视障老年人的环境感知尤为重要，在声压级测量的同时，在2021年7月20日和12月27日视障老年人居民醒时的5：00—20：00时间段内，研究员每小时在室内环绕照料设施一周，并记录当前能够在照料设施室内被感知的声源。

2. 光环境测试

对于该养老院的主要房间照度进行测量，对该养老院的主要内部空间布置了38个点，如图5-7所示，其中1F设置18个点，3F和5F各设置10个点，涵盖门厅、卧室、卫生间、楼梯间、电梯间等多种空间类型。为便于数据记录，3F的点从20开始计数。照度计放置在距离地面0.9米的工作平面高度进行测量。早5点到晚8点每间隔一个小时测一次，每个点测6次数据的形式确保数据准确性，其中，晚8点为人工照明，其余时间均为自然采光。

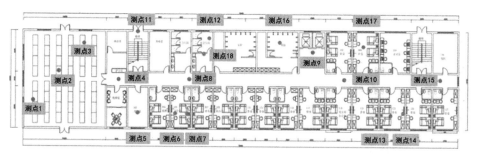

(a)1F测点位置示意图

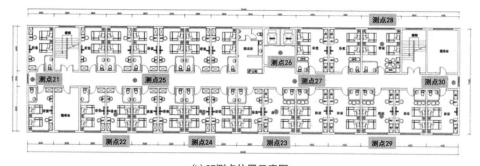

(b)3F测点位置示意图

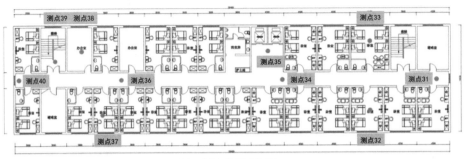

(c) 5F测点位置示意图

**图 5-7 视障老年人照料设施的声压级测点**

**（三）主观评价**

由于视障老年人的生理和心理的特殊性，对于环境需求的调查，需要用多种方法来保证全面性、科学性，因此，主观评价采取访谈和问卷两种形式。

1. 访谈

扎根理论是一种定性研究方法，旨在通过对数据的收集、分析和解释来发现概念和理论。在视障老年人照料设施的调查中，我们运用扎根理论来深入了解视障老年人的需求、照料设施的现状以及改进措施，为政策制定者和实践者提供有价值的参考。

访谈对象可以包括视障老年人、照料者、照料设施管理者。在访谈过程中，要保持开放的态度，鼓励受访者分享他们的经历、感受和看法。在访谈过程中，我们可以关注以下几个方面的内容：

（1）视障老年人的生活状况和需求：了解他们在日常生活中遇到的困难，以及对照料设施的期望和需求。

（2）照料者的观点：了解他们在照顾视障老年人过程中的经历和感受，以及对照料设施的评价和建议。

（3）管理者和专业人士的意见：了解他们对视障老年人照料设施的现状、挑战和改进措施的看法。

2. 问卷调查

本研究将主观评价调查问卷划分为个人信息、环境评价和自身健康评价 3 个部分，参与者的态度使用 1 至 5 的 5 级李克特量表，如表 5-1 所示。先前许多声环境研究特别注意了声音响度、声学舒适度和声音偏好评价并探讨了自身情况的影响，因此，本研究的主观评价也主要探索了这几个方面。

表 5-1　问卷和量表

| 类别 | 题项 | 程度 |
|---|---|---|
| 背景信息 | 性别、年龄、光感、居住时长 | |
| 声环境评价 | 舒适度 | 1（非常不舒适）~5（非常舒适） |
| | 声音响度 | 1（非常小）~5（非常大） |
| | 声音清晰度 | 1（非常不清晰）~5（非常清晰） |
| | 声源偏好度 | 1（非常不喜欢）~5（非常喜欢） |
| 光环境评价（全盲老年人不填） | 舒适度 | 1（非常不舒适）~5（非常舒适） |
| | 明亮度 | 1（非常黑暗）~5（非常明亮） |
| | 色彩偏好 | 1（非常不喜欢）~5（非常喜欢） |
| 自身情况 | 听力 | 1（差）~3（好） |
| | 行动能力 | 1（差）~3（好） |
| | 睡眠质量 | 1（差）~3（好） |

　　在进行问卷调查前，所有研究员均经历培训，保证所有人了解问卷内容并理解每个选项代表的含义。另外，由于受访者的特殊性，问卷调查时需选择在一个安稳、静态的地点，并由问卷调查员亲自提问和填写调查问卷，因此，本问卷调查略带访谈性质，在询问过程中可以记录问卷之外的有用信息，对本研究不足的地方进行补充。

## 第二节　客观测试分析

### 一、行为观测结果

　　如图 5-8 所示，生活在照料设施的视障老年人居民作息比较规律，他们一般在凌晨 5 点陆续起床，早餐时间是 7：30-8：00，在早餐前老年人们会在房中休息或在院中漫步。上午视障老年人们会在室内的活动室活动，如唱歌、按摩、打牌、跳舞等，或在自己的房间娱乐，如上网、听歌、听新闻、玩乐器等，还可能会移动到他人房中一起闲聊。午餐后，有些视障老年人会在院中散步消食，而有些人会在房中休息，之后他们会在自己的护理单元中午睡。14：30-16：30，大部分视障老年人们会聚集在多功能大厅进行一些集体活动，如表演、做游戏、包饺子等，而另外一些老年人会在自己的房间娱乐。晚饭后，大部分视障老年人们选择在户外散步、健身或聚集在一起交谈，一些不愿出门的老年人会在自己的房间娱乐。19点后，大家都回房休息，且许多视障老年人会在公共淋浴室洗澡，20点后照料设施便安静下来，老年人们陆续进入梦乡。在冬季，寒冷的天气降低了老年人们外出活动的意愿，多数老年人会选择在走廊中来回行走运动，他们的晨起时间变晚，且待在护理单元的时间增加。

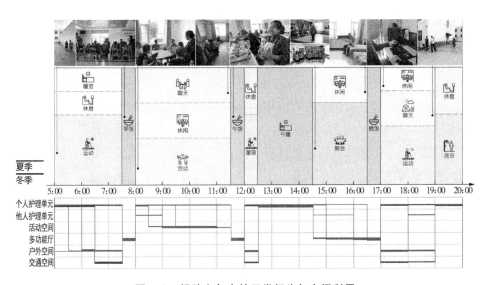

图 5-8　视障老年人的日常行为与空间利用

## 二、声环境分析

### （一）声压级

作为声环境最重要的指标，声压级可以反应照料设施室内声环境随时间的变化情况。照料设施醒时的声压级变化如图5-9所示，不论南北向，在门窗开启的情况下，护理单元的声压级大致保持在40~50 dB之间；空置南北卧室在醒时的声压级水平平均值分别为 42.5 dBA 和 43.6 dBA。谢辉等人调查了重庆市五家养老院护理单元的声环境，发现醒时空置卧室的背景噪声水平平均值为 47.6 dBA；李忠哲在黑龙江省的 3 家养老院与崔等人在中国哈尔滨市的一家照料设施中测得的老年人房间内醒时的 A 声级均保持在 30 到 40 dB 之间。Thomas P 等人在 AcustiCare 项目由五个疗养院开展的案例研究中测得在老年人卧室 24 小时的 A 加权等效声级（LAeq-15min）分布在 40~50 dB。

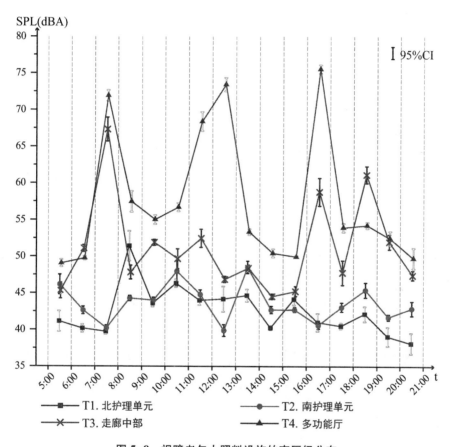

**图 5-9　视障老年人照料设施的声压级分布**

另外，走廊中部和多功能厅（餐厅）在醒时的声压级水平平均值为51.1 dBA 和 57.6 dBA。多功能厅因承载三餐出现三个高峰，就餐期间的声压级在 70~75 dB，其他时段大约在 50~60 dB；另外，除就餐时段，走廊的声压级在老年人餐后活动或洗澡回房的 18：00-19：00 时段也出现 60 dBA 以上的高峰，忙时的走廊声压级大致在 50~65 dB 波动，其余时间的声压级处于 45~55 dB 之间。在杨峻调查的南京市 10 家养老机构中走廊的声压级分布在 45~60 dB。彭等人监控了中国广州 11 个不同疗养院的客厅和餐厅背景噪声水平平均值为 36.8 dBA 和 55.1 dBA。

虽然视障老年人照料设施在闲时与其他照料设施声压级相近，在三餐前后的忙时声压级大多高于其他照料设施。由于视力缺失，视障老年人在行进、进食、娱乐等日常行为中，都十分依靠制造或接收声音来寻路、辨物、交流或避免磕碰。声音是他们日常生活中不可或缺的因素，因此，视障老年人照料设施的声级普遍在 40~60dB 之间，这里并不"安静"。

### （二）主导声源

#### 1. 室内主导声源

研究根据场地位置、建筑布局与居民行为归纳了照料设施的主导声源类型。如图 5-10 所示，照料设施室内声源有：

• 交谈声：由于视障老年人们的生活、娱乐与社交需求，在照料设施的交通空间、活动空间与居住空间中会产生大量交谈声。

• 走步声：有些视障老年人在走路时伴随吹哨、摇铃、拍手等动作来避免碰撞，另外，由于行动能力下降，一些老年人需要依靠拐杖与轮椅辅助行走，这些行为造成了照料设施内的走步声。

• 活动声：除了在活动室娱乐，唱歌、健身、玩乐器、洗衣服等行为都会造成活动声。

• 提示声：除了电梯间内提示楼层的语音，照料设施的多功能厅与走廊内设置了音响用来传递就餐、集合等通知。

• 设备声：设备声包括支持照料设施运行的机械和视障老年人小家电产生的机械声、视障老年人的电子产品读屏声和智能音箱的语音声等。

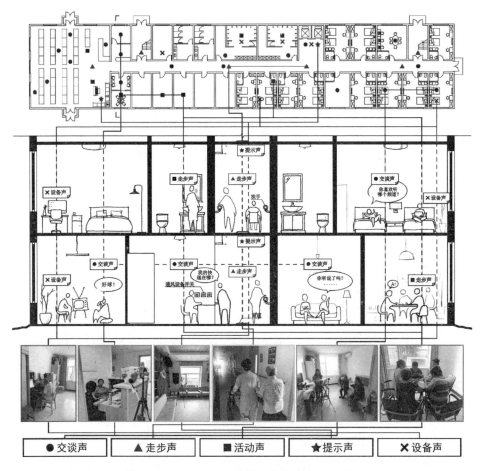

图 5-10  视障老年人照料设施的室内主导声源

2. 室外主导声源

研究根据场地位置、建筑布局与居民行为归纳了照料设施的主导声源类型。

如图 5-11 所示，照料设施室内声源有：

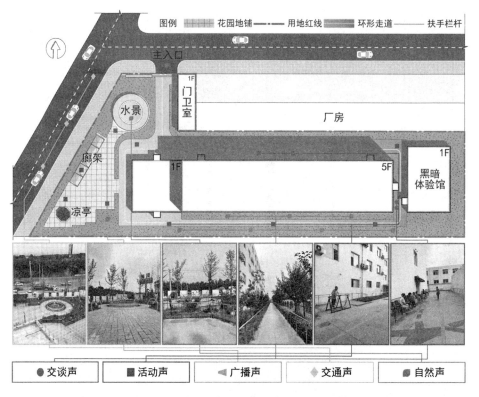

图 5-11 视障老年人照料设施的室内主导声源

## 3. 主导声源类型

如图 5-12 所示，根据声音的来源和功能可以将照料设施的主导声源归为人为声、信息声、设备声和环境声四类。人为声是由人主动展开的语言活动或行为活动而产生的声音，是照料设施中难以避免的声音；信息声向视障老年人传

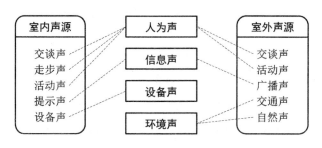

图 5-12 视障老年人照料设施的主导声源类型

递难以获取的环境信息以减弱视障老年人视力缺失所造成的生活不便，并帮助他们规避危险；设备声由维持照料设施日常运转的设施与家电产生，设备声不可避免，且会对居民造成不利影响；环境声取决于场地情况，环境声会为居民带来积极或消极的影响。

### 三、光环境分析

9点、12点、16点、20点的照度值详见表5-2、表5-3、表5-4、表5-5。

表5-2 测点1~9照度值

| 位置 | 餐厅 | 餐厅 | 餐厅 | 走廊 | 办公室 | 卧室 | 卧室 | 走廊 | 电梯间 |
|---|---|---|---|---|---|---|---|---|---|
| 采光方向 | 南侧窗 | 南侧门 | 北侧窗 | 大厅自然光 | 北侧窗 | 北侧窗 | 北侧窗 | 大厅自然光 | 人工照明 |
| | 点1 | 点2 | 点3 | 点4 | 点5 | 点6 | 点7 | 点8 | 点9 |
| 9点 | 878.7 | 226.5 | 948.3 | 30.9 | 426.7 | 480.3 | 408.7 | 15.7 | 0.6 |
| 12点 | 1205.7 | 231.7 | 973.3 | 25.2 | 413.7 | 454.3 | 435.5 | 16.5 | 0.6 |
| 16点 | 2374.7 | 189.4 | 1085.8 | 25.3 | 532.8 | 517.0 | 558.5 | 9.6 | 155.4 |
| 20点 | 249.8 | 140.6 | 191.5 | 31.5 | 45.7 | 57.0 | 72.7 | 70.9 | 137.2 |

注：测点9为电梯间，无自然采光，测量的数据为间接采光数据。

表5-3 测点10~18照度值

| 位置 | 走廊 | 楼梯间 | 卫生间 | 居室 | 居室 | 走廊 | 浴室 | 居室 | 卫生间 |
|---|---|---|---|---|---|---|---|---|---|
| 采光方向 | 走廊门 | 南侧 | 南侧窗 | 南侧窗 | 北侧窗 | 走廊门 | 光源 | 南侧窗 | 间接采光 |
| | 点10 | 点11 | 点12 | 点13 | 点14 | 点15 | 点16 | 点17 | 点18 |
| 9点 | 10.6 | 291.8 | 205.7 | 335.7 | 398.8 | 322.3 | 92.3 | 124.0 | 120.0 |
| 12点 | 6.4 | 191.7 | 149.6 | 530.5 | 501.2 | 135.5 | 91.2 | 109.2 | 22.5 |
| 16点 | 4.8 | 176.6 | 145.3 | 187.4 | 315.7 | 64.4 | 91.6 | 90.4 | 89.5 |
| 20点 | 118.0 | 32.9 | 27.7 | 44.6 | 48.8 | 89.0 | 87.2 | 95.5 | 141.2 |

注：测点16为公共浴室，无自然采光，测量的数据一直为人工照明照度。

表5-4　测点21~30照度值

| 位置 | 走廊 | 居室 | 居室 | 居室 | 走廊 | 电梯间 | 走廊 | 居室 | 居室 | 走廊 |
|---|---|---|---|---|---|---|---|---|---|---|
| 采光方向 | 西侧窗 | 南侧窗 | 南侧窗 | 南侧窗 | 西侧窗 | 人工照明 | 东侧窗 | 北侧窗 | 南侧窗 | 东侧窗 |
| | 点21 | 点22 | 点23 | 点24 | 点25 | 点26 | 点27 | 点28 | 点29 | 点30 |
| 9点 | 1177 | 1209 | 959 | 1067 | 35 | 8 | 41 | 537 | 654 | 2480 |
| 12点 | 1630 | 1120 | 990 | 1100 | 40 | 20 | 40 | 610 | 1430 | 2130 |
| 16点 | 2200 | 600 | 517 | 510 | 28.4 | 7 | 19 | 202 | 379 | 618 |
| 20点 | 86 | 48 | 34 | 112 | 113 | 140 | 87 | 83 | 68 | 92 |

注：测点26为电梯间，无自然采光，测量的数据为间接采光数据。

表5-5　测点31~40照度值

| 位置 | 走廊 | 居室 | 居室 | 走廊 | 电梯间 | 走廊 | 居室 | 办公室 | 楼梯间 | 走廊 |
|---|---|---|---|---|---|---|---|---|---|---|
| 采光方向 | 东侧窗 | 南侧窗 | 北侧窗 | 东侧窗 | 人工照明 | 西侧窗 | 南侧窗 | 北侧窗 | 北侧窗 | 西侧窗 |
| | 点31 | 点32 | 点33 | 点34 | 点35 | 点36 | 点37 | 点38 | 点39 | 点40 |
| 9点 | 1277 | 1360 | 840 | 40 | 10 | 40 | 930 | 800 | 160 | 1070 |
| 12点 | 3110 | 1860 | 1211 | 40 | 10 | 30 | 970 | 870 | 110 | 1120 |
| 16点 | 610 | 410 | 682 | 13 | 1 | 17 | 505 | 448 | 70 | 1199 |
| 20点 | 6 | 19 | 81 | 80 | 106 | 105 | 74.2 | 69 | 32 | 79 |

根据表5-2至表5-5的照度测量结果，我们可以分析不同位置、采光方式和时间对照度的影响。

首先，从位置的角度来看，南侧窗户的照度值普遍较高，尤其在12点和16点，这是因为南侧窗户能够充分接收阳光。而北侧窗户的照度值相对较低，但在9点和12点，照度值有所上升。这说明南侧窗户的采光效果较好，而北侧窗户的采光效果相对较差。

其次，从采光方式来看，自然光照射下的照度值普遍较高，尤其是在有窗户的区域。而间接采光和人工照明的照度值相对较低。例如，电梯间和公共浴室的照度值在晚上20点时较高，这是因为这些区域在晚上依赖人工照明。这说明自然光照射对于提高照度值具有重要作用，而人工照明在自然光不足的情况下起到辅助作用。

再次，从时间的角度来看，照度值在 9 点、12 点和 16 点时较高，而在 20 点时较低。这是因为阳光在早晨和下午时段较为充足，而在晚上时段自然光照射减弱，照度值受到影响。

综合以上分析，我们可以得出以下结论：位置对照度的影响较大，南侧窗户的采光效果较好，而北侧窗户的采光效果相对较差。采光方式对照度的影响明显，自然光照射下的照度值普遍较高，而间接采光和人工照明的照度值相对较低。时间对照度的影响也很大，照度值在 9 点、12 点和 16 点时较高，而在 20 点时较低。

分别对南向卧室、北向卧室、走廊、楼梯间、电梯间、卫生间和浴室的数据进行统计分析（见图 5-13、图 5-14、图 5-15、图 5-16）。

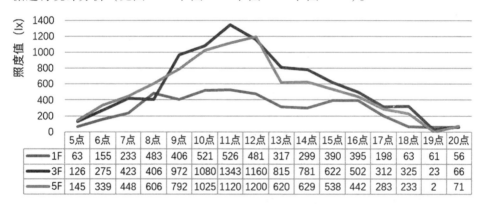

| | 5点 | 6点 | 7点 | 8点 | 9点 | 10点 | 11点 | 12点 | 13点 | 14点 | 15点 | 16点 | 17点 | 18点 | 19点 | 20点 |
|---|---|---|---|---|---|---|---|---|---|---|---|---|---|---|---|---|
| 1F | 63 | 155 | 233 | 483 | 406 | 521 | 526 | 481 | 317 | 299 | 390 | 395 | 198 | 63 | 61 | 56 |
| 3F | 126 | 275 | 423 | 406 | 972 | 1080 | 1343 | 1160 | 815 | 781 | 622 | 502 | 312 | 325 | 23 | 66 |
| 5F | 145 | 339 | 448 | 606 | 792 | 1025 | 1120 | 1200 | 620 | 629 | 538 | 442 | 283 | 233 | 2 | 71 |

**图 5-13　1F、3F、5F 南向卧室照度值变化折线图**（图片来源：作者自绘）

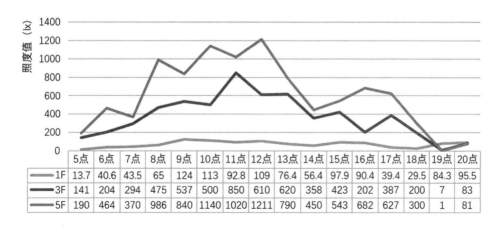

| | 5点 | 6点 | 7点 | 8点 | 9点 | 10点 | 11点 | 12点 | 13点 | 14点 | 15点 | 16点 | 17点 | 18点 | 19点 | 20点 |
|---|---|---|---|---|---|---|---|---|---|---|---|---|---|---|---|---|
| 1F | 13.7 | 40.6 | 43.5 | 65 | 124 | 113 | 92.8 | 109 | 76.4 | 56.4 | 97.9 | 90.4 | 39.4 | 29.5 | 84.3 | 95.5 |
| 3F | 141 | 204 | 294 | 475 | 537 | 500 | 850 | 610 | 620 | 358 | 423 | 202 | 387 | 200 | 7 | 83 |
| 5F | 190 | 464 | 370 | 986 | 840 | 1140 | 1020 | 1211 | 790 | 450 | 543 | 682 | 627 | 300 | 1 | 81 |

**图 5-14　1F、3F、5F 北向卧室照度值变化折线图**（图片来源：作者自绘）

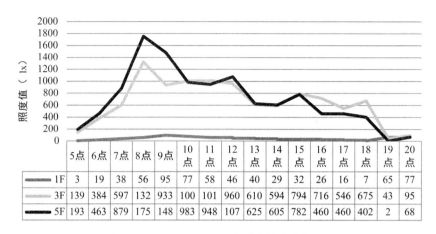

| | 5点 | 6点 | 7点 | 8点 | 9点 | 10点 | 11点 | 12点 | 13点 | 14点 | 15点 | 16点 | 17点 | 18点 | 19点 | 20点 |
|---|---|---|---|---|---|---|---|---|---|---|---|---|---|---|---|---|
| 1F | 3 | 19 | 38 | 56 | 95 | 77 | 58 | 46 | 40 | 29 | 32 | 26 | 16 | 7 | 65 | 77 |
| 3F | 139 | 384 | 597 | 132 | 933 | 100 | 101 | 960 | 610 | 594 | 794 | 716 | 546 | 675 | 43 | 95 |
| 5F | 193 | 463 | 879 | 175 | 148 | 983 | 948 | 107 | 625 | 605 | 782 | 460 | 460 | 402 | 2 | 68 |

图 5-15　1F、3F、5F 走廊照度值变化折线图

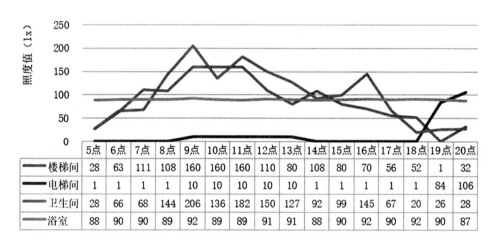

| | 5点 | 6点 | 7点 | 8点 | 9点 | 10点 | 11点 | 12点 | 13点 | 14点 | 15点 | 16点 | 17点 | 18点 | 19点 | 20点 |
|---|---|---|---|---|---|---|---|---|---|---|---|---|---|---|---|---|
| 楼梯间 | 28 | 63 | 111 | 108 | 160 | 160 | 160 | 110 | 80 | 108 | 80 | 70 | 56 | 52 | 1 | 32 |
| 电梯间 | 1 | 1 | 1 | 1 | 10 | 10 | 10 | 10 | 10 | 1 | 1 | 1 | 1 | 1 | 84 | 106 |
| 卫生间 | 28 | 66 | 68 | 144 | 206 | 136 | 182 | 150 | 127 | 92 | 99 | 145 | 67 | 20 | 26 | 28 |
| 浴室 | 88 | 90 | 90 | 89 | 92 | 89 | 89 | 91 | 91 | 88 | 90 | 92 | 90 | 92 | 90 | 87 |

图 5-16　楼梯间、电梯间、卫生间、浴室照度值变化折线图

　　根据图 5-13 至图 5-16 的照度测量结果，我们可以分析不同楼层、位置和时间对照度值的影响。

　　首先，从楼层的角度来看，1F、3F 和 5F 的南向卧室照度值变化折线图（图 5-15）显示，随着楼层的升高，南向卧室的照度值整体呈上升趋势。这可能是因为高层楼层的南向卧室受到更多的阳光照射。而在北向卧室照度值变化折线图中，楼层对照度值的影响不明显，各楼层的照度值变化趋势相似。

　　其次，从位置的角度来看，南向卧室的照度值普遍高于北向卧室，这是因为南向卧室能够充分接收阳光。走廊照度值变化折线图显示，走廊的照度值相对较低，这可能是因为走廊的采光条件较差，受到自然光照射的机会较少。楼梯间、电梯间、卫生间和浴室照度值变化折线图中，这些区域的照度值也相对较低，这是因为这些区域通常依赖人工照明或间接采光。

最后，从时间的角度来看，各区域的照度值在 9 点、12 点和 16 点时较高，而在 20 点时较低。这是因为阳光在早晨和下午时段较为充足，而在晚上时段自然光照射减弱，照度值受到影响。

综合以上分析，我们可以得出以下结论：楼层对照度值的影响主要体现在南向卧室，随着楼层的升高，南向卧室的照度值整体呈上升趋势。位置对照度值的影响明显，南向卧室的照度值普遍高于北向卧室，而走廊、楼梯间、电梯间、卫生间和浴室等区域的照度值相对较低。时间对照度值的影响也很大，照度值在 9 点、12 点和 16 点时较高，而在 20 点时较低。

为了提高光环境质量，建议在设计时充分考虑窗户的朝向和采光方式，尽可能利用自然光照射。同时，可以采用自动调节照明系统，根据实际照度需求自动调整照明强度，以提高能源利用效率和使用舒适度。

## 第三节　主观评价分析

### 一、访谈结果

#### （一）受访者

本次访谈的参与者是在这家照料设施中生活的视障老年人与照料设施的管理人员和护工，本研究分别在 2021 年 7 月、10 月与 12 月实地进行了 3 次访谈，共收集 37 份访谈数据，受访者基本情况见表 5-6 和图 5-17。

表 5-6　受访者基本情况表

| 项目 | 组别 | 视障老年人 | 员工 | 所有人 |
|---|---|---|---|---|
| 性别 | 男 | 14 | 3 | 17 |
| | 女 | 17 | 3 | 20 |

续表

| 项目 | 组别 | 视障老年人 | 员工 | 所有人 |
|------|------|------------|------|--------|
| 年龄 | 50- | 3 | 3 | 6 |
| | 50~59 | 12 | 3 | 15 |
| | 60~69 | 7 | 0 | 7 |
| | 70+ | 9 | 0 | 9 |

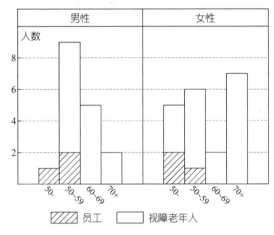

图 5-17  受访者的年龄和性别分布

## (二) 扎根理论数据分析

扎根理论由 Glaser 和 Strauss 于 1967 年提出，是社会科学中被广泛应用的定性研究方法，同时适用许多建筑研究。扎根理论要求研究者不提出理论假设，而是通过调查获得原始资料，从经验事实中抽象出系统的概念理论。

随着扎根理论研究的发展，扎根理论研究方法形成三大流派：Glaser 和 Strauss 的经典扎根理论、Strauss 和 Corbin 的程序化扎根理论和 Charmaz 的构建型扎根理论。本研究基于经典扎根理论对访谈数据进行编码、归纳和聚类。

### 1. 开放性编码

开放性编码是将数据进行逐行编码后，对其进行概念化和范畴化，通过不断比较把数据及概念打破、揉碎并重新综合的过程。首先将首次访谈得到的 25 份原始访谈数据贴上标签后归纳到概念和范畴的层面，表 5-7 展示了将部分原始数据贴标签的过程。首先通过对备忘录进行初步的提取，最终得到 74 个标签

（aa）；然后将表示同一内容的标签合并成一个概念，最终得到22个初步概念（a）；将概念化得到的结果进行再提炼，最终得到9个初始范畴（A），如表5-8所示。

表5-7　部分数据贴标签（a）过程

| 访谈文本 | 贴标签（aa） |
|---|---|
| 洗衣机声音在40dB以上，我感到很吵，如果在房间里开窗时能听到音乐广播声，关窗就听不到了，我还能听到外面红绿灯的声音。日常受他人说话声音影响，夜里受冰箱的机械声音影响。有人会开着门公放声音让我感到很烦躁，这时我会选择关门，并在自己房里播放声音以屏蔽掉他人的声音，我觉得北边房间挺吵闹的 | aa1. 设备声吵<br>aa2. 开窗听得到户外声<br>aa3. 关窗听不到户外声<br>aa4. 受交谈声影响<br>aa5. 受设备声影响<br>aa6. 受交通声影响<br>aa7. 关门可以阻隔声音<br>aa8. 播放声音掩蔽<br>aa9. 北边房间吵 |
| 交通的声音会引起恐惧，日常受他人说话和公放的声音影响，夜里受重型车声影响，但隔音好会耽误呼救 | aa10. 交通声会引起恐惧<br>aa11. 隔声好会耽误呼救 |
| 我日常会听新闻娱乐或在音乐室里唱歌，他人的音箱声音有些大，我感到不适 | aa12. 听新闻娱乐<br>aa13. 唱歌娱乐 |
| 我爱听鸟鸣声和流水声，平时会听小说娱乐，有时候还会放点音乐和广播。音乐广播声现在这么大正好，能听见就行 | aa14. 喜欢鸟鸣声<br>aa15. 喜欢流水声<br>aa16. 听小说娱乐<br>aa17. 广播声能听见就好 |
| 我平时喜欢唱歌，我觉得在找房间的路上应该设置盲文配合声音，给不会盲文的人提示。别人说话声、电脑声、播放声太大 | aa18. 寻路时可以给不会盲文的人声音提示<br>aa19. 他人交谈声大<br>aa20. 他人播放声大 |

表5-8　开放式编码过程

| 贴标签（a） | 概念化（aa） | 范畴化（A） |
|---|---|---|
| aa1. 设备声吵 | a1. 吵闹的感觉（aa1，aa19，aa20，aa41，aa56，aa68） | A1. 声音感知（a1，a2） |
| aa2. 开窗听得到户外声 | a2. 听到的声音（aa2，aa51） | A2. 噪声控制（a3，a4，a17） |

| 贴标签（a） | 概念化（aa） | 范畴化（A） |
|---|---|---|
| aa3. 关窗听不到户外声 | a3. 防止噪声（aa3，aa7，aa8，aa42） | A3. 房间分配（a5，a16） |
| aa4. 受交谈声影响 | a4. 噪声烦恼（aa4，aa5，aa6，aa38，aa45，aa46，aa52，aa54，aa60，aa62，aa69） | A4. 声景记忆（a6，a9，a14） |
| aa5. 受设备声影响 | a5. 声环境布局（aa9，aa24，aa49） | A5. 环境需求（a7，a13，a15） |
| aa6. 受交通声影响 | a6. 情绪触发器（aa10，aa59） | A6. 声音功能（a8，a11，a19，a21） |
| aa7. 关门可以阻隔声音 | a7. 隔声需求（aa11，aa67） | A7. 响度设计（a10，a18） |
| aa8. 播放声音掩蔽 | a8. 娱乐手段（aa12，aa13，aa16，aa31，aa36，aa37，aa44，aa53，aa55，aa57，aa64） | A8. 声源设置（a12，a20） |
| aa9. 北边房间吵 | a9. 声音偏好（aa14，aa15，aa32，aa30） | A9. 声音情境（a22） |
| aa10. 交通声会引起恐惧 | a10. 适中的响度（aa17） | |
| aa11. 隔声好会耽误呼救 | a11. 寻路作用（aa18，aa21，aa34，aa35，aa43，aa65） | |
| aa12. 听新闻娱乐 | a12. 声源需求（aa22，aa52，aa66，aa71） | |
| aa13. 唱歌娱乐 | a13. 安静需求（aa23） | |
| aa14. 喜欢鸟鸣声 | a14. 心理依赖（aa25） | |
| aa15. 喜欢流水声 | a15. 空间需求（aa26） | |
| aa16. 听小说娱乐 | a16. 分区方式（aa27） | |
| aa17. 广播声能听见就好 | a17. 规则约束（aa28，aa48，aa72） | |
| aa18. 寻路时可以给不会盲文的人声音提示 | a18. 过大的响度（aa29，aa41，aa58） | |

续表

| 贴标签（a） | 概念化（aa） | 范畴化（A） |
|---|---|---|
| aa19. 他人交谈声大 | a19. 信息传递（aa39，aa40） | |
| aa20. 他人播放声大 | a20. 声源影响（aa33，aa47） | |
| aa21. 通过声音辨向 | a21. 避免危险（aa50，aa63，aa70） | |
| … | a22. 热闹的氛围（aa61） | |

在反复比较范畴的过程中，视障老年人对照料设施环境感知数据涌现出"环境需求"（A2，A5，A6）、"声环境"（A3，A7，A8）和"环境认知"（A1，A4，A9）三大核心范畴。

2. 选择性编码

初步确定核心范畴后，对第二次与第三次获取的访谈数据进行选择性编码（Selective coding），过程中只将与视障老年人对照料设施声学感知的核心范畴有关的内容进行数据编码。如表5-9所示，提取了三个新的初步概念，并归纳到"声音感知"（a1，a2，a23）、"声源设置"（a12，a20，a24）和"声音情境"（a22，a25）的范畴中，并无新的核心范畴产生。

表5-9　开放式编码过程

| 贴标签（a） | 初步概念（aa） | 范畴化（A） |
|---|---|---|
| aa75. 尖锐声会刺激到老年人的心脏 | a12. 声源需求（aa22，aa33，aa52，aa66，aa71，**aa73**，**aa77**，**aa84**） | A1. 声音感知（a1，a2，**a23**） |
| aa76. 老年人觉浅夜间需要安静 | a13. 安静需求（aa23，**aa74**） | A8. 声源设置（a12，a20，**a24**） |
| aa77. 广播声用于定位 | a11. 寻路作用（aa18，aa21，aa34，aa35，aa43，aa65，**aa75**，**aa80**） | A9. 声音情境（a22，**a25**） |
| aa78. 员工之间打招呼尽量不发出声音 | a17. 规则约束（aa28，aa48，aa72，**aa76**） | |
| aa79. 在浴室增加声音提示 | **a23. 成为习惯（aa78）** | |

| 贴标签（a） | 初步概念（aa） | 范畴化（A） |
|---|---|---|
| aa80. 习惯吵闹声 | a20. 声源影响（aa47，**aa79**） | |
| aa81. 不需提示声的人会觉得吵 | **a24. 季节影响（aa81）** | |
| aa82. 食堂放风铃定位 | a2. 听到的声音（aa2，aa51，**aa82**） | |
| aa83. 冬天不放喷泉广播 | a9. 声音偏好（aa14，aa15，aa32，aa30，**aa83**） | |
| aa84. 听不到自然声 | a8. 情绪触发器（aa10，aa59，**aa85**） | |
| aa85. 喜欢自然声 | a4. 噪声烦恼（aa4，aa5，aa6，aa38，aa45，aa46，aa52，aa54，aa60，aa62，aa69，**aa86**） | |
| aa86. 设备噪声无法避免 | a22. 热闹的氛围（aa61，**aa87**） | |
| aa87. 因设备噪声感到烦躁 | **a25. 社会环境（aa88）** | |
| aa88. 休息时受交谈声影响 | | |
| aa89. 有声音会感到热闹 | | |
| aa90. 车声代表附近有人 | | |

注：加粗部分是新涌现的概念。

### 3. 理论性编码

理论性编码是指将实质性编码过程中形成的范畴间隐含的相互关系组织起来以构建理论。本研究在实质性编码过程中确定了环境需求、声环境和环境认知三个核心范畴，这三个核心范畴为递进关系，首先，视障老年人以生活需求为出发点对环境有一个基本的认知；其次从居住环境的视角感受最为重要的环境——照料设施的声环境；最后再结合情境记忆从环境认知的维度感知环境。

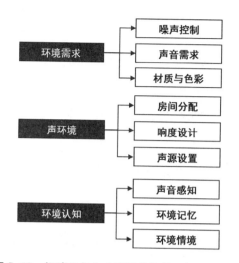

图5-18　视障老年人在照料设施的环境感知模型

（三）环境感知模型的核心范畴说明

1. 环境需求

访谈中的参与者表示，声音是他们日常生活中的重要组成部分，帮助他们获取语言和环境的信息，避免危险，并作为一种主要的娱乐方式，成为他们的常伴。但另一方面，声音也可能作为噪声干扰视障老年人的生活和休息。此外，参与者表示："我炒股时需要一个安静的环境"（aa23）"相比于常人，盲人会制造更多的声音，因此我们更需要独立的空间"（aa26）"我们需要听到外界的声音来确定自己处于社会环境中。"（aa73）他们还强调，"建筑隔声不能太好，不然会阻断老人的呼救声"（aa11）。

声音不仅能传达语言信息、承载娱乐活动，还能够帮助盲人定向、记忆和认知事物，是视觉缺失的一种补充，是盲人认知外部世界的重要工具。但另一方面，声音也可能作为噪声干扰视障老年人的生活与休息。噪声不仅可以导致烦躁、失眠、抑郁等心理健康问题，还会引发耳鸣、头晕、心脏病、认知障碍等生理健康问题。并且，居民在接触噪声时可能会感到噪声烦恼从而引起各种负面情绪，噪声烦恼是一个多层面的心理学概念，包括行为和评价方面，是噪声的主要影响。因此，视障老年人既需要一些声源来满足他们的需求，又希望避免其他声源所带来的干扰，相比于其他人，视障老年人的声需求是必须要实现的。针对不必要的环境声、设备声和人为声，从主观角度，视障老年人从防止噪声和规则约束两方面提出了对噪声的应对措施。照料设施的居民可以通过在声源处减小噪声（如购买静音设备（aa42））、在传播中设置阻隔手段（如关上门窗（aa7））、在接收处利用声音掩蔽（如在房间里播放声音（aa8）），或者加入人为干预（如建立管理规则（aa28）、进行自我约束（aa48））来满足使用者的噪声防控需求。而从客观角度，建筑师可以考虑在建筑场地周边进行人工筑坡、植物绿化、水景设置、建筑屏障等来阻断来自外界的环境噪声，或在室内设置内隔墙来隔绝设备噪声。此外还可以选择吸音棉、隔音板、毛毡等材料对隔声差的护理单元进行改造。

2. 声环境

视障老年人的一些声需求需要借由照料设施的声环境来实现。声环境通过照料设施的房间分配、声源和响度的设置影响视障老年人的声学感知。视障老年人居民依靠声环境了解与记忆当前的居住环境，因此，照料设施会在特殊环节制造声源来传递关键信息。如一些员工说道："喷泉广播声方便老人在室外散步时确定自己与参照物的相对位置，同时能够帮助他们记忆自己大致走了多少圈（aa77）。冬季老人会减少外出，便不播放音乐广播了。"（aa83）同时有老人表示"喷泉广播的声音过大会影响判断方位"（aa47）。可见声源设置与响度设计相辅相成才能够达到最好的传达效果。另外，有些参与者希望照料设施能够"在浴室里（aa79）/在难走的地方（aa22）/在他人经过时增加声音提示"（aa50），还有些视障老年人表示"有声音引导但不知道该怎么转"（aa66），这表明照料设施在提示路线和警示危险的声源设置上尚有不足，照料设施声环境仍需优化。

管理者对房间的分配也影响着照料设施的声环境。有些参与者觉得"照料设施的东部偏吵"（aa49），这可能由于照料设施东边临近交通道路，也可能由于管理者将年纪较大的老人安排在东部，而由于听力损失和行动能力的下降，他们往往会制造更大的声音。当然较吵的声环境并不一定是一件坏事，有些视障老年人居民更偏向热闹的环境。

另外有研究表明，针对声环境，建筑师更专注于控制声音的物理参数，其他人则希望使用理想的声音来创造良好的声学环境。视障老年人从使用者的角度提出了对声音和声环境的需求，为建筑师提供了新的设计方向。针对老年人或残障人士，特别是对视障人士的居住环境的声学设计，不仅要采取合理房间布局与隔声措施，更要考虑到使用者对声环境的特殊需求。

3. 环境认知

声环境是从能量的层面来描述声音和定义环境，而声景更多的是从心理层面来探讨人们对声能的感知。人们对声音的感知不仅取决于声环境，还取决于他们的注意力、当前活动、期望与先验知识。声景代表了人与声环境之间的关系，照料设施的声认知与视障老年人的声音感知、声景记忆和声音情境有关。王露莹在调查老年设施的声学需求时发现，普通老年人最常见的不需要的声音是人们说话的声音和其他噪声。虽然许多视障老年人在照料设施中能够经常感知到他人的交谈声，也会感到吵闹，但大多数人仍表示理解与接受，这正是声音情境的加持，如有的视障老年人在访谈中表示"大家一块聊天气氛好"（aa61）"有声音会感到热闹"（aa89），交谈能够避免孤独感，交谈声能够令视障老年人感到自己处于社交环境里。

盲人会使用已知的信息形成心理地图以支持行动，听觉与心理过程一起参与信息的感知、处理和评估，在此过程中形成的声景记忆也将成为听觉理解的一部分，而它们与声音情境一起成为视障老年人声认知的影响因素。声景记忆由刘等人在研究人们对英国谢菲尔德市声景的主观理解时提出，是由过往体验对声环境或声景产生的记忆与经验，当再次注意到某声音将使主体产生相对应的特殊心理情绪。视障老年人的主观喜好、个人经历和生活经验会对声音产生不同的主观感受，有些感受还会与当时的场景结合形成声景记忆，且声景记忆存在个体差异，以交通声为例，有些视障老年人觉得"交通声会引起恐惧"（aa10）"因红绿灯的声音而感到烦躁"（aa6），而有些视障老年人则认为"听到交通声会感到安全"（aa59）"车声代表附近有人"（aa90）"听到交通车声觉得自己生活在繁华的市区"（aa74）。因此，在优化声环境的基础上进行声景设计时，管理者应该注重视障老年人居民对声音的感知情况和声景记忆，并考虑声音所代表的情景，在声认知维度合理布控，强化声景设计，有益于增进视障老年人的健康福祉。

## 二、问卷结果

### (一) 声环境

#### 1. 舒适度

视障老年人对照料设施声环境舒适度的评价平均分为 4.08（±0.926）。有78.4%视障老年人给予其积极的评价，如图5-19所示，其中有41.7%的视障老年人表示照料设施的声环境比较舒适，36.7%的视障老年人认为其十分舒适。在调查过程中，有一些老年人表示自己"喜欢声音"或"需要动静"，所以即使生活环境并不安静，大多数老年人还是觉得舒适。这也许能说明视障老年人对声音的需求度更高，他们居所的声环境不宜过分安静。

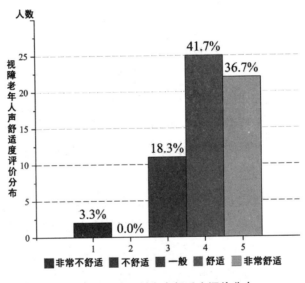

图5-19  视障老年人声舒适度评价分布

#### 2. 声音清晰度

如图5-20所示，对于声音的清晰度感知，分别有45.0%和46.7%的视障老年人认为交谈声和提示声十分清晰。对于声音的响度感知，有58.3%的视障老年人觉得交谈声偏大，有33.3%和35.9%的视障老年人认为走步声和活动声音较大，而38.3%的视障老年人觉得照料设施的提示声较大；另外，46.6%的视障老年人觉得设备声偏小。可以看出，多数视障老年人都认为交谈声、走步声和活动声这类人为声音的响度较大，而设备声的响度感知较弱。

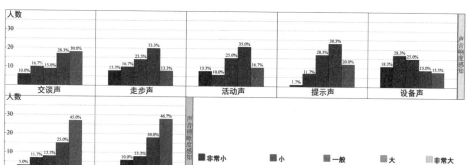

图 5-20　视障老年人声环境感知分布

3. 声源偏好度

图 5-21 显示了视障老年人对照料设施中各种声源的偏好程度。对于室内的声音，52%的视障老年人选择了"讨厌"或"十分讨厌"设备声；而对活动声和走步声主要持中立态度；另外，45%的视障老年人"较喜欢"或"喜欢"交

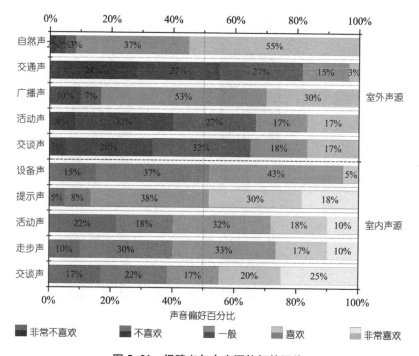

图 5-21　视障老年人声源偏好的评价

谈声；而仅有 13% 的视障老年人"讨厌"或"十分讨厌"提示声。对于室外的声音，55% 的视障老年人"讨厌"或"十分讨厌"交通声；而对活动声和交谈声同样持中立态度；分别有 83% 和 92% 视障老年人选择了"较喜欢"或"喜欢"广播声和自然声。

总的来说，视障老年人最喜欢自然声，其次是提示声和广播声这类信息性声音，这与以往一些声景研究一致；虽然有研究表明许多老人希望减少老年设施中的说话声和活动声，而视障老年人多对交谈声、走步声和活动声这类人为声音持中立态度，这也许说明视障老年人对于这类声音的接受和依赖程度要高于其他人；另外，视障老年人讨厌交通声与设备声这些噪声，这与其他有关声偏好的调查结果一致。

**（二）环境感知影响因素**

**1. 不同人群**

78.4% 的视障老年人给予照料设施的整体声环境积极的评价，其中 41.7% 的老年人表示照料设施的声环境比较舒适，有 36.7% 的人认为其十分舒适。另外，如图 5-22 所示，视障老年人对照料设施声环境的评价平均分为 4.08（±0.926），而其他参与者的评价平均分是 3.34（±1.495）。如图 5-23 所示，经

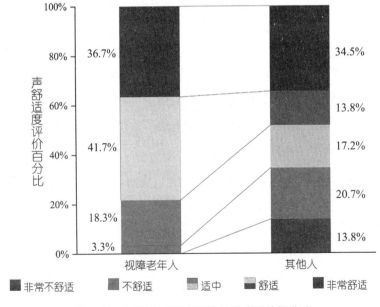

图 5-22 不同人群的声环境舒适度评价百分比

过独立样本 t 检验，视障老年人对声环境的评价显著高于照料设施中的其他人（p＝0.019）。李忠哲在调查照料设施老年人为声喜好时，发现老年人对声环境的评价平均分为 3.37（±1.120）。Cui 等人所调查的养老院声环境舒适度为 3.36（±1.120）。总之，无论是青年人还是老年人，对照料设施或居住环境的声环境舒适度评价均低于视障老年人，说明视障老年人对声环境的接受和认可程度更高。

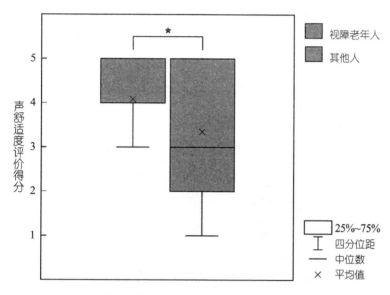

**图 5-23　不同人群的声学舒适性评估得分（* p-value<0.05）**

2. 老年人的社会背景差异

本节采用独立样本 t 检验确定视障老年人参与者对声音响度和清晰度感知的差异和有无光感和性别差异对声学感知的影响。采用单因素方差分析（One-Way ANOVA）确定视障老年人的年龄和入住时长对环境感知的影响。

（1）声音响度

如表 5-10 所示，视障老年人的光感、性别、年龄和入住时长对其声音响度感知影响均不显著，由此可见，视障老年人的这些因素对其声音响度感知没有影响。但从图 5-24 可以看出，除提示声响度外，无光感的视障老年人对其他声音响度的评价均值均高于有光感的视障老年人。

**表 5-10　视障老年人个人背景对声音响度的影响**

| 声源<br>因子 | 声音响度 | | | | |
|---|---|---|---|---|---|
| | 交谈声 | 走步声 | 活动声 | 提示声 | 设备声 |
| 光感 | 0.396 | 0.371 | 0.198 | 0.890 | 0.559 |
| 性别 | 0.642 | 0.450 | 0.570 | 0.890 | 0.312 |
| 年龄 | 0.325 | 0.064 | 0.781 | 0.916 | 0.096 |
| 入住时长 | 0.343 | 0.282 | 0.775 | 0.670 | 0.399 |

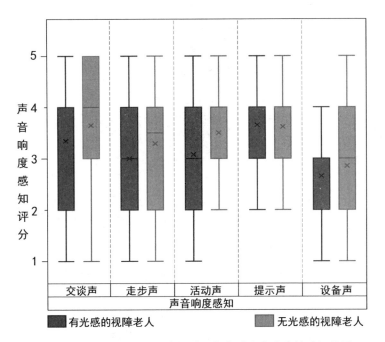

**图 5-24　有光感和无光感的视障老年人对声音响度的感知差异**

（2）声音清晰度

如表 5-11 所示，视障老年人的性别、年龄和入住时长对其声音清晰度感知影响均不显著，而有光感和无光感的视障老年人在声音清晰度感知上有显著差异。

表5-11 视障老年人个人背景对声音清晰度的影响

| 声源 因子 | 声音清晰度 | |
|---|---|---|
| | 交谈声 | 提示声 |
| 光感 | 0.049* | 0.248 |
| 性别 | 0.270 | 0.092 |
| 年龄 | 0.069 | 0.172 |
| 入住时长 | 0.811 | 0.297 |

注:* p-value<0.05。

如图5-25所示,经过独立样本t检验,无光感的视障老年人对交谈声的清晰度感知显著高于有光感的视障老年人,说明无光感的视障老年人能够比有光感的视障老年人更清晰地听到交谈声。虽然提示声的清晰度感知差异不显著,但无光感的视障老年人对其的评分仍高于有光感的视障老年人。

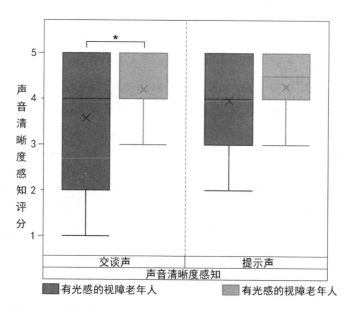

图5-25 有光感和无光感的视障老年人对声清晰度的感知差异

(3)声源偏好度

如表5-12所示,视障老年人的性别、年龄和入住时长对其声偏好影响不显著,而有光感和无光感的视障老年人在声偏好上有显著差异。

165

表5-12 视障老年人个人背景对声源偏好度的影响

| 声源<br>因子 | 室内声源偏好度 | | | | |
|---|---|---|---|---|---|
| | 交谈声 | 走步声 | 活动声 | 提示声 | 设备声 |
| 光感 | 0.217 | 0.048* | 0.156 | 0.260 | 0.529 |
| 性别 | 0.465 | 0.903 | 0.675 | 0.529 | 0.991 |
| 年龄 | 0.587 | 0.296 | 0.688 | 0.929 | 0.392 |
| 入住时长 | 0.848 | 0.771 | 0.098 | 0.817 | 0.433 |
| 声源<br>因子 | 室外声源偏好度 | | | | |
| | 交谈声 | 活动声 | 广播声 | 交通声 | 自然声 |
| 光感 | 0.004** | 0.014* | 0.359 | 0.660 | 0.022* |
| 性别 | 0.744 | 0.454 | 0.533 | 0.817 | 0.159 |
| 年龄 | 0.746 | 0.879 | 0.507 | 0.681 | 0.722 |
| 入住时长 | 0.982 | 0.956 | 0.346 | 0.727 | 0.102 |

注：* p-value<0.05,** p-value<0.01。

如图5-26所示，经过独立样本t检验，无光感的视障老年人对室内走步声偏好度和室外交谈声、活动声和自然声的偏好度显著高于有光感的视障老年人。从对走步声、交谈声和活动声的偏好上看，无光感的视障老年人更喜欢人为声，可能是因为他们更需要通过声音来确信自己处于群居环境中。另外，从对自然声的偏好上看，无光感的视障老年人更喜欢自然声，说明自然声能够在一定程度上弥补视觉景观感知，帮助无光感的老年人感知自然，从而愉悦心情。

另外，虽然对于其他声源的偏好差异不显著，但从上图可以看出，除了广播声，无光感的视障老年人对其他声音的偏好度均值都更高。这说明无光感的视障老年人对声音更敏感且更喜欢有声的环境。

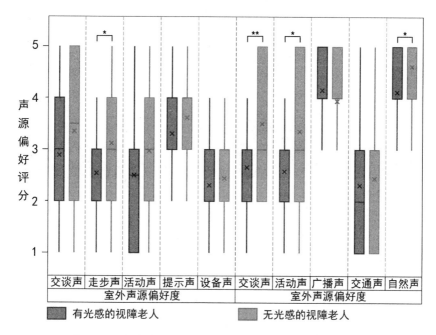

图5-26　有光感和无光感的视障老年人对声源的偏好差异

### 3. 老年人的行为习惯差异

本节将讨论视障老年人的自身情况对声音感知的影响，即视障老年人不同听力水平、行动能力、睡眠质量对声音响度和清晰度感知和声源偏好度的差异。

（1）声音响度

如表5-13所示，视障老年人的行动能力和睡眠质量对声音响度的感知没有显著差异，而不同听力水平的视障老年人对声音响度的感知存在显著差异，具体体现在交谈声、走步声、活动声、提示声和设备声的响度感知上。

表5-13　视障老年人自身情况对声音响度的影响

| 因子 ＼ 声源 | 声音响度 | | | | |
|---|---|---|---|---|---|
| | 交谈声 | 走步声 | 活动声 | 提示声 | 设备声 |
| 听力水平 | 0.041* | 0.001** | 0.003** | 0.137 | 0.007** |
| 行动能力 | 0.054 | 0.134 | 0.079 | 0.091 | 0.439 |
| 睡眠质量 | 0.542 | 0.495 | 0.591 | 0.148 | 0.239 |

注：* p-value<0.05，** p-value<0.01。

　　听力水平影响视障老年人的声音响度感知，图5-27反映了不同听力水平的视障老年人对声音响度感知评价得分，除在提示声的响度感知上没有显著差异外，听力差的视障老年人对于照料设施内其他声源的响度感知均较差。

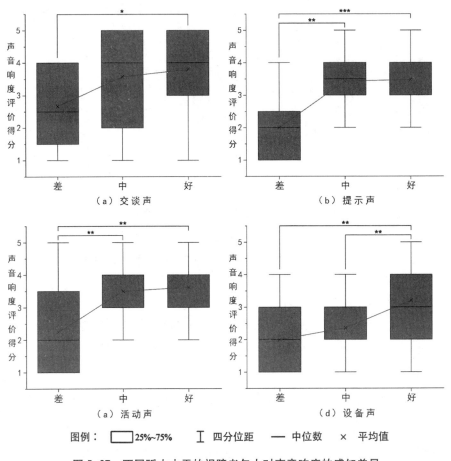

图例：　□ 25%~75%　　Ⅰ 四分位距　　— 中位数　　× 平均值

图5-27　不同听力水平的视障老年人对声音响度的感知差异

（2）声音清晰度

　　如表5-14所示，视障老年人的行动能力和睡眠质量对视障设施内声音清晰度的感知没有显著差异，而不同听力水平的视障老年人对交谈声和提示声的清晰度的感知皆存在显著差异。

表5-14 视障老年人自身情况对声音清晰度的影响

| 声源<br>因子 | 声音清晰度 | |
|---|---|---|
| | 交谈声 | 提示声 |
| 听力水平 | 0.000*** | 0.018* |
| 行动能力 | 0.086 | 0.315 |
| 睡眠质量 | 0.072 | 0.111 |

注：* p-value<0.05，** p-value<0.01，*** p-value<0.001。

听力水平影响视障老年人对声音清晰度的感知，如图5-28所示，听力差的视障老年人对于照料设施内的交谈声和提示声清晰度感知均较差。听力损失不仅会影响老年人的运动能力并增加跌倒风险，还会影响老年人在嘈杂的环境中感知和定位声源，削弱老年人对听觉警告的检测和定位能力，因此，在进行房间分配时，管理者应将听力较差的视障老年人安排在离广播和提示器较近的房间，且应根据视障老年人们对声音的偏好程度与听力水平来进行静区与闹区的划分与分配。

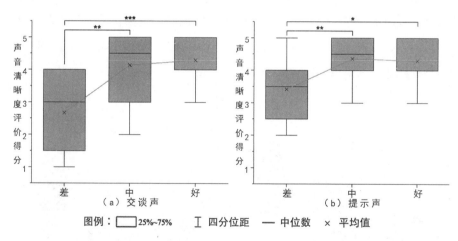

图5-28 不同听力水平的视障老年人对声音清晰度的感知差异

（3）声源偏好度

从表5-15可以看出，视障老年人的听力水平和行动能力对声源偏好度没有显著差异，而不同睡眠质量的视障老年人对声源偏好度存在显著差异，具体体现在对室内的走步、交谈声和室外的走步、活动声的偏好度上，这些声音恰好可以归类为人为声音。

表5-15　视障老年人自身情况对声源偏好度的影响

| 声源 因子 | 室内声源偏好度 | | | | |
|---|---|---|---|---|---|
| | 交谈声 | 走步声 | 活动声 | 提示声 | 设备声 |
| 听力水平 | 0.443 | 0.661 | 0.674 | 0.856 | 0.951 |
| 行动能力 | 0.421 | 0.712 | 0.362 | 0.179 | 0.824 |
| 睡眠质量 | 0.002** | 0.030* | 0.056 | 0.574 | 0.166 |
| 声源 因子 | 室外声源偏好度 | | | | |
| | 交谈声 | 活动声 | 广播声 | 交通声 | 自然声 |
| 听力水平 | 0.147 | 0.400 | 0.463 | 0.777 | 0.318 |
| 行动能力 | 0.593 | 0.500 | 0.521 | 0.498 | 0.161 |
| 睡眠质量 | 0.031* | 0.004** | 0.319 | 0.740 | 0.581 |

注: * p-value<0.05, ** p-value<0.01。

如图5-29所示，睡眠质量好的视障老年人对人为声有更高的评价。视障老年人的睡眠质量越好，他们对这些人为声音的偏好度越高；反之，睡眠质量越差的老年人越讨厌人为的声音。尽管这些声音大多出现在白天，因此，睡眠质量差的视障老年人更适合居住在较安静的生活区，同时也应帮助他们远离夜间交通声和设备声。

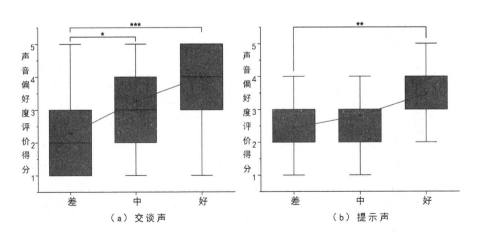

（a）交谈声　　　　　　　　　（b）提示声

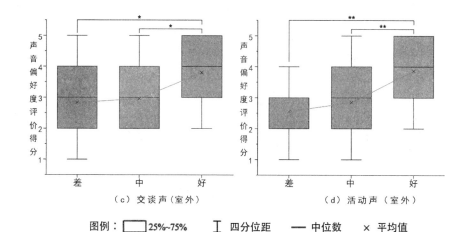

（c）交谈声（室外）　　　　　　（d）活动声（室外）

图例：▭ 25%~75%　　Ⅰ 四分位距　　— 中位数　　× 平均值

**图5-29　不同睡眠质量的视障老年人对声源偏好的感知差异**

# 第四节　环境的优化设计

## 一、声环境营造

### （一）听觉引导环境设计框架

本研究希望声环境设计能够在支持视障老年人居住的照料设施的全生命周期设计环节中皆发挥能效，为照料设施的适用、舒适予以加持，为视障老年人的乐活、康养提供环境支持。如图5-30所示，结合视障老年人的声感知模型与

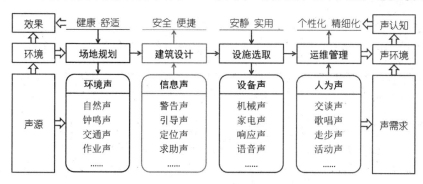

**图5-30　听觉引导环境设计框架**

照料设施的建筑设计流程，本研究提出了视障老年人照料设施声环境设计框架，设计师可以分别从照料设施的场地规划、建筑设计、设施选取和运维管理4个环节进行针对视障老年人的声环境的设计。

1. 场地规划

照料设施的场地选址不仅对视障老年人的身心健康有重要关系。视障老年人照料设施应符合视障老年人的生理与心理活动特征，并能够很好地维护视障老年人生活隐私与人格尊严。

从便于视障老年人生活、保障居民生活质量的角度，选址宜设置在地质条件稳定、地形地貌平整、基础设施完善地段；并尽可能保证场地日照充足、服务设施便利、通风和自然环境良好；远离工厂、干道等区域。

从符合视障老年人的障碍特点及其所带来的生理、心理和行为特征的角度，视障老年人照料设施的场地应避免视障老年人面临危险的情境，在安全便捷等角度益于视障老年人生活，场地内交通组织应便捷流畅，标识与导向系统应明晰连续；场地中的人行步道宜设置简单，便于寻路，同时尽量使场地地面平坦，避免高差，若无法避免高差应以缓坡过渡；最后，适量的运动益于视障老年人的身体健康，场地内应有适合视障老年人需要的健走与运动空间。

照料设施的场地为视障老年人营造健康舒适的生活环境的同时，也决定了基础的环境声源类型，因此在选址时，应尽量避免周围环境的噪声对视障老年人产生不利影响，并在步行重要节点上布局信息声为视障老年人提供寻路指导。

2. 建筑设计

在安全保障下，支持视障老年人居住的照料设施建筑设计应给予视障老年人自由自主的活动环境，应单独为视障老年人居民提供专门使用的生活用房、医疗保健用房、公共活动用房等。另外，视障老年人以听觉和触觉等非视觉感官为指导行动，因此照料设施的功能分区、体部组合和交通空间应简单明了，动线通畅，适当放宽走廊，避免居民发生碰撞和迷失方向，为视障老年人营造动线清晰、布局合理、自主舒适的居住环境。

视障老年人照料设施设计中应考虑不同空间的过渡及转换，在声环境设计方面，为切实满足视障老年人安全便捷的生活需要，室内空间设计应利于室内声引导，建筑师应在各环境节点布局信息声传递不同信息要素，或通过应用建筑高差和界面材质变化引起混响时间和回声声音的变化来提醒来往行人空间环境。

3. 设施选取

支持视障老年人居住的照料设施不仅要根据视障老年人的特点选择设施和设备，还要兼顾普通老年人的生活需求以实现通用设计，例如普通老年人也会因为行动不便需要进行无障碍设计，如走廊、电梯间和卫生间内的扶手和楼梯升降座椅等。

另外，在声环境设计方面，为了营造安静良好的室内声环境，良好的隔声手段与静音的设备选择是十分关键的。建筑的设施设备的基本配置和适宜配置应尽量选择静音实用的，并远离视障老年人的生活区。

4. 运维管理

视障老年人的自理能力较弱，内心较敏感，对于环境和照护要求高，因此针对设施老年人居民的运维管理是提升照料设施服务品质的重要环节。更加人性化、精细化的护理服务与建筑技术相辅相成，全方位提高视障老年人在照料设施内的生活质量。

在听觉引导环境设计方面，管理者应根据照料设施的功能布局进行动静分区，并按照老年人对于不同声源的感知和偏好情况进行针对性与个性化的房间分配与定制。

（二）听觉引导环境设计要点

1. 环境声

视障老年人照料设施环境声的设计要点如图 5-31 所示。一方面，有些环境声能够为居民带来积极的影响，如钟鸣声、鸟虫鸣声、海浪声、溪流声、草木晃动的沙沙声等，其中，有些声音能够让视障老年人感受到自然或韵律的存在，从而释放压力、愉悦心情，有些声音还因其来源的确定性帮助视障老年人来判断自己与声音的相对方向和把握自己与建筑或声源的距离，如海浪声、风车声、钟鸣声等。因此，照料设施可以选择在附近有这些声源的地方建设，如江河湖海、教堂、寺庙、公园等附近。另外，建筑师还可以在场地内规划一些水景、风车、钟等元素来营造积极的环境声。

另一方面，一些环境声会为居民带来消极的影响，如信号灯切换声、发动

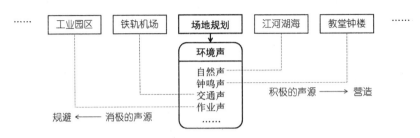

图 5-31　环境声设计

机轰鸣声、工厂作业声、工地施工声、飞机启动声、汽车鸣笛声等，这些噪声会影响视障老年人的正常生活与休息，严重者甚至会产生心理和生理问题。因此，照料设施在选址时应重点避开这些声源，远离机场、铁轨、交通干道、工业园区等产生消极声源的设施。如果无法避免，建筑师应在场地内采取相应的隔声手段来规避消极声源为居民带来不利影响。

2. 信息声

视障老年人照料设施信息声的设计要点如图 5-32 所示。视力缺陷使视障老年人在照料设施可能会面临迷失、磕碰、跌倒等风险，在照料设施的关键节点进行信息声的补充可以帮助视障居民避免不利事件发生，并指导他们找到自己的位置与方向。

| 信息声 | 设置节点 |
| --- | --- |
| 警告声 | 逃生通道、专业用房（走廊、消防电梯、储藏室、配电室、消防控制室等） |
| 引导声 | 空间转换（出入口、转角处、电梯间等） |
| 定位声 | 固定位置（多功能厅、走廊尽头等） |
| 求助声 | 私密空间、活动用房（护理单元、健身房、淋浴间、厨房等） |
| …… | …… |

图 5-32　信息声设计

当发生火灾、地震等险情时，建筑物全局开启警告声播放，传递报警信息并引导逃生方向。另外，警告声还可用于预防视障老年人居民无意间暴露在有危险的特定房间前，如储藏室、配电室、消防控制室、医务室等有专门用途、涉及摆放危险物品或设施的房间。在照料设施内，可以使用声光报警器帮助视障居民感知报警信息，并提供语音播报的告警信息，指引视障老年人逃生方向或提醒视障老年人前方危险不宜前行，保障视障老年人可感知告警和逃生引导信息。

引导声应设置在空间转换节点或固定位置，如出入口、转角处、电梯间等。引导信号声以清晰、简洁、便于接收为宜，且不宜打扰视障人群的正常行为和交流，应避免引导信号声受周围声音影响，引导信号声压级应控制在活动区域 70dB 之内，休息区域或卧室 50dB 之内。

定位声可以让视障老年人确定自己与定点声源的相对位置，帮助视障居民进行动线规划。建筑师可以在固定位置选取特殊的声源作为向导，如在场地内放置喷泉，在窗边放置风铃，在休闲区放置鸟笼，在楼梯、电梯间放置智能音箱等。

视障老年人在日常生活中将遇到许多困难，无论是视力的缺陷还是行动能力的下降，都使得视障老年人无法即时独自应对突发状况，如跌倒、发病、水管爆裂等，建筑师应在视障老年人的私密空间和活动用房中设置求助设备，如盲人求助铃、呼救报警器、随身对讲机等，为视障老年人的人身安全撑起保护伞。

3. 设备声

视障老年人照料设施设备声的设计要点如图 5-33 所示。设备声会对居民造成非常不利的影响，机械设备和家用电器运行时产生的噪声严重影响居民的正常生活，控制设备声的手段有选择静音设备以减少噪声源，还可以使用多种隔声手段来控制设备噪声的传播，如增强设备用房的隔声效果、在私密空间增设设备隔间等。

| 用户端 | 用户端 | 用户端 | 屏蔽手段 |
|---|---|---|---|
| 被动承受 | 机械声<br>家电声 | 机械设备（锅炉、消毒柜、通风系统）<br>家用电器（冰箱、洗衣机、空气净化器等） | 选择静音设备<br>增加隔声手段 |
| 主动释放 | 响应声<br>语音声<br>…… | 任务响应（按键响应、任务开始/完成提醒等）<br>语音功能（手机/电脑读屏、电视/收音机播放等）<br>…… | 增加房间隔声 |

图 5-33　设备声设计

对于由视障老年人用户主动释放的设备声，如操作设备的按键响应声、设备任务开始及结束的提醒声、手机电脑等智能设备的无障碍读屏声和电视收音机、智能音箱等文娱家电的播放声等，这些声音在帮助或辅助视障用户使用家电与享受生活的同时，又可能会影响到其他视障居民，为了避免这种影响，应保障护理单元墙的隔声，并增加护理单元门的隔声，使视障老年人居民可以通过开关门来自主选择自己想要的背景声音。

4. 人为声

如图 5-34 所示，视障老年人居民在照料设施内的人为活动与交谈将产生大量人为声，这些声音会影响其他居民的日常休息和娱乐，对居民造成了生活中的烦扰。视障老年人并不完全排斥人为声，也并不非常喜欢人为声，根据所处情景的不同，视障老年人对人为声持有不同的态度。因此，管理者可以将照料设施护理单元进行动静分区，再根据视障老年人的喜好与特征来规划房间分配方案。另外，丰富房间的隔声手段既可以防止声音与振动通过建筑结构垂直或水平传递，还可以将接纳或拒绝人为声的权利让渡给住户。

| 活动类型 | 典型活动 | 人为声 | 屏蔽手段 |
| --- | --- | --- | --- |
| 语言活动 | 聊天<br>表演 | 交谈声<br>歌唱声 | 合理分配房间 |
| 行为活动 | 行走<br>健身<br>…… | 走步声<br>活动声<br>…… | 增加房间隔声 |

图 5-34　人为声设计

二、光环境营造

（一）视觉辅助环境设计要点

良好的视觉环境可以减少跌倒和事故的发生，减少夜间失禁的情况，支持视障老年人寻路，协助低视力老年人识别通道、地标、空间和房间内的物体，帮助低视力老年人看清楚他人及其面部表情，协助低视力老年人安全和独立地进行日常生活活动。

1. 光线

光线是视觉信息的载体。当光线与物体相互作用时，会发生反射、折射和吸收等现象。这些现象使得物体能够反射出不同波长的光线，并进入我们的眼睛。通过视网膜上的感光细胞，我们能够接收到这些光线，并将其转化为神经信号，最终经由视神经传递到大脑。光线的强弱、颜色和方向等特性都会在这个过程中被捕捉和处理,从而形成我们对环境的视觉感知。低视力的老年人相对于正常人群来说,在光线的感知和利用方面更为依赖。由于他们的视觉功能受到退化和衰退的影响,他们更需要适宜的光照条件来辅助视觉感知。光线对他们而言是一种关键的信息来源,它不仅提供了有关环境的视觉信息,还帮助他们在室内和室外环境中确定方向和空间的感知。在这个背景下,冷光源成为他们更为喜爱的选择之一。相对于温暖的光源,冷光源的色温较高,呈现出蓝色调。这种光线让他们感觉到空间更为宽敞明亮,提升了他们对环境的感知和理解能力。冷光源的色温有助于增强对比度和清晰度,使得低视力的老年人能够更清晰地看到物体、人物和环境细节。为了提高低视力老年人的光环境舒适度,建筑师在空间设计中应该合理利用冷光源。通过在公共场所、住宅区和医疗机构等领域中使用冷光源,可以为这个群体的老年人创造出一个更加适合他们感知的光照环境。这不仅可以提升他们的视觉体验,还可以增加他们的独立性和安全性。

2. 光源

光源被分为两类,即自然光和人造光。在室内空间中,人们通常使用人造光源进行照明。然而,由于人造光源成本较高且无法满足环保要求,因此,自然采光方案在室内设计中广泛应用。同时,在有视力障碍的老年人的交流空间设计中,也可以运用自然采光的设计方案。通过将空间设计成半封闭半开敞或半透明的形式,可以引入自然光线,使视力有障碍的老年人既能享受阳光的照射,又更容易放松心情,最终促进他们的交流。

3. 色彩环境

通过对视觉受损个体对色彩刺激反应进行系统调查,得出如下结论:低视力患者在光照环境下对高纯度颜色,如红色和黄色,表现出显著的反应;然而,对于灰色色彩系列,他们的反应并不明显。

在进行室内色彩运用时,必须注意空间的平稳安定,因为不恰当的色彩应用可能导致消极的心理因素出现。对于视障老年人来说,室内空间应该是宁静和舒适的,设计师应该合理地搭配家具和陈设品的色彩,以营造一个舒适的氛围。色彩的运用应追求平衡和稳定。过于亮丽或过于暗淡的色彩可能会让视障老年人产生不适感和困扰,甚至可能引起他们的焦虑或恐惧。因此,在选择室内装饰色彩时，应优先考虑中性和柔和的调色板，如浅色调或中等饱和度的色彩；注意家具和陈设品的色彩搭配。家具和陈设品的颜色选择对于塑造室内空间的氛围和情感起到重要作用。在为视障老年人设计的室内空间中，应避免过于花哨或艳丽的色彩，而是选择相对低调的色彩，并与室内空间的整体风格相协调。还应注意对比度和亮度的控制。对于视障老年人来说，清晰的对比度和适度的亮度非常重要。

在进行色彩设计时，我们需要综合考虑面积的大小以及与其他色彩的对比比例。在一个给定的空间中，如果我们将所有的墙都涂上高纯度的色彩，这样的设计不仅不能有效地帮助低视力者辨识空间，还有可能引发他们压抑的心理感受。相反地，如果我们只在其中一面墙上使用色彩进行装饰，这样的设计会吸引低视力的老年人的注意力。因此，在进行色彩设计时，我们需要综合考虑面积和铺设方式，以传达适当的视觉刺激效果。

（二）视觉辅助环境营造策略

无论是改造家庭住宅还是设计专门化的照料设施，个人品位、需求和能力的差异意味着创建同时满足所有居住者需求的住宅是具有挑战性的。视障老年人在生活中面临着不同但并非完全不同的一系列挑战，他们的记忆力、学习和推理能力都会受到影响，并变得更加依赖感官。

1. 色彩

颜色能够为房间或走廊提供一些特征以支持寻路，然而，由于无法保证视障老年人能够识别颜色，颜色不能单独作为寻路工具。但颜色可以与其他寻路工具和定位标记一起使用，以更好地支持视障老年人寻路和定位。另外，建筑师应尽量使家具和墙壁的光亮，同时在关键的表面和特征之间仍有足够的光反射值差异，这将有助于确保光线被反射到房间里。用具有高光反射值的涂料将天花板的颜色涂成白色，有助于确保到达天花板的光线被引导回房间。如光反射值（LRV）在 90 以上的涂料，如果使用吸音天花板，则选择具有 LRV 在 80以上的瓷砖。

对比的颜色可以帮助低视力老年人或痴呆症患者识别不同的房间和家庭内外的关键特征。合理利用颜色可以促进他们独立生活，例如在无人协助的情况下使用照明等设备和设施找到他们自己的路。值得注意的是，随着年龄的增长，老年人的晶状体自然变厚，可能会感觉到颜色被冲淡，而且会越来越觉得蓝色、绿色和紫色难以分辨。另外，颜色可以影响人们的感觉。在选择色彩方案时，重要的是要考虑色彩可能对情绪的影响。视力的不同和特定的眼睛状况可能导致个人对对比色偏好的不同，有些人可能更喜欢将较暖的颜色（如橙色、红色和黄色）与浅色背景对比，而另一些人则更喜欢深色（如黑色或深蓝色）与浅色背景对比。在选择使用什么颜色以及如何实现对比之前，最好先咨询视障老年人使用者。

一个对比度良好的环境可以最大限度地提高环境内的视觉效果，并使环境和其中的关键要素之间产生差异。在规划一个对比度良好的环境时，还应该考虑到确保所选择的颜色能够促进环境中的健康状况。糟糕的色彩对比和不恰当的照明会妨碍人们对环境的认识、个人安全和独立工作。

（1）突出关键要素

使用与背景形成鲜明对比的颜色可以吸引人们对关键特征的注意。例如，如果开关和插座、栏杆和扶手的颜色与墙面形成对比，就会更容易找到和使用；与墙壁和地板形成对比的家具颜色有助于低视力老年人和痴呆症患者定位和定向。对比度还可以更清楚地界定物体。对门口的颜色与周围的墙壁、门窗的把手与门窗、马桶垫和附近其他表面等环境要素使用对比颜色可以使这些要素更加明显和可识别。

（2）突出潜在危险

对比的颜色还可以用来突出危险。例如，用颜色突出尖锐的边缘，使低视力老年人注意到它们可能带来的危险。另外，不同场景下使用相同的颜色或对比方式可能会导致混淆，必须注意确保区别开危险与关键要素的对比。而且低视力老年人可能并不能轻易记住颜色的意义，所以除了颜色和对比度的区分外，还应有图片或标牌等其他的视觉提示。

2. 照明

良好的照明可以充分利用低视力老年人的能力并帮助其补偿视力不佳，照明可以帮助低视力老年人在陌生或熟悉的空间内找到方向，并帮助他们完成特定的任务。

（1）自然光

建筑中应最大限度地引入自然光，日光比大多数家用电灯照明提供更高的光照水平，它的扩散性更强，照明面积更大，比人工照明更舒适。另外，一天中日光的变化有助于提示时间的流逝，并使视障老年人保持正常的睡眠模式。内部走廊需要仔细照明，窗户将为走廊提供舒适的自然光，使放置在走廊的任何东西都能清楚地被区分开来，增强对低视力老年人的视觉刺激，并能帮助他们找到自己的方向。

虽然对于视障老年人来说自然光是最好的光线形式，它能够真实地反映环境的颜色并帮助人们尽可能地看清楚环境情况。但是，自然光也是一种不可靠的光源，它会根据建筑物的方向和一天中的时间不断变化，自然光还可能是眩光的来源，并可能造成反射和阴影，这可能使视障老年人难以理解环境。有些视障老年人对光和眩光更加敏感，眩光会使他们感到十分不舒服和迷失方向，而其他普通视力的人却不觉得特别亮。照料设施需要优化收集自然光的方式，同时确保任何潜在的负面影响可以被最小化。

（2）人工照明

灯泡和灯具的选择对光线的质量和分布都很重要，设计师要仔细考虑在建筑环境中的不同部分使用合理的人工照明类型。首先，照明的位置很重要。直接放在床头的照明可能会让人在休息时感到不舒服，可以通过使用适当的阴影来修正这种情况。其次，在建筑内的某些特定区域提供人工照明能够更好地帮助低视力老年人完成生活任务，如橱柜下的条形照明有助于完成厨房任务，淋浴区的照明有助于独立的个人护理，外门的额外照明有助于安全地进出家门。最后，建筑师应在家庭电路中预留额外的电源接口，这样人们可以自主选择增加台灯、角形灯或标准灯等额外的照明方式，为需要更多光线的特定任务或活动中提供更多的照明。

眩光是由未扩散的光线发出的，缎面漆墙面会造成光斑，而使用哑光漆可以防止光线在墙上聚集。灯具的选择和位置应能防止从正常观察角度看时出现眩光。将灯具摆放在不会直视到的位置或为灯具罩一个灯罩有助于分散光线和扩散照明。

（3）光线的强度和均匀度

适当强度的照明支持和促进低视力老年人独立生活。照料设施应保证整个建筑有足够的光线强度。另外，光照的强度与控制取决于个人需求和偏好以及正在进行的任务，在设计照料设施时，应将照明的控制权交给低视力老年人居民以提高照明的舒适度与实用性。在一天中的特定时间段，背景照明可能比集中照明更舒适。例如，晚上的背景照明可以帮助低视力老年人识别周围的环境并安全地找到自己的路。由于低视力老年人很难适应变化的光线条件，患有阿尔茨海默症的居民还可能会将阴影误认为是其他威胁，因此，建筑师应保持不同房间和空间之间的照明水平是均匀、统一的。

人们对照明的偏好和需求各不相同。照料设施或视障老年人家庭的设计或改造应在照明供应方面具有灵活性，并定期根据使用者的个人偏好和需求调整照明方案。

（4）照明与颜色的交互

照明是影响颜色的关键因素，不同类型的灯泡会大大影响颜色的外观。即使在设计室里效果很好、很和谐的色彩方案，在现场也可能会因为不同灯光而影响效果。不同类型的照明会对颜色产生不同的影响，如白炽灯和暖白荧光灯可以强化暖色而中和冷色，冷白荧光灯可以强化绿色和蓝色等冷色。颜色与照明方案应结合起来统一规划或在现场进行。如果尚未指定灯具和灯泡，建筑师可以使用能提供接近日光的灯具，以便看到真实的颜色而不受灯泡色温影响，确保一般照明的灯泡显色指数在80~90之间，灯具的显色指数在60以内有助于颜色看起来接近日光。

3. 照料设施的视觉环境

（1）卧室

视障老年人可以通过盲杖摸索周边环境，也可以通过踩踏发现地板表面的触觉变化来获取危险提醒。而天花板上与墙边的突出物和悬挂物却无法通过以上方式察觉，因而支持视障老年人生活的卧室应摒弃个性化而强调专门化设计。

护理单元的交通路径上不应出现任何障碍物与危险元素，如盆栽、快递、垃圾桶等，如果无法避免，照料设施管理者可以使用触觉地板或颜色对比来突出它们。另外，所有尖锐拐角都应该被包裹或覆盖，防止视障老年人移动时刮伤、撞伤。

选择与地板和墙壁形成对比的床品和家具，可以使人更容易看到椅子或床的边缘，在光线不足的情况下还能突出床的位置。床品还应与周围的饰面形成对比，并突出床的边缘与位置，使用颜色和色调对比的床罩，以及与墙壁和地板形成对比的床头板，以支持视障老年人找到床和方向。

（2）卫生间

卫生间是存在潜在风险的地方，有限的空间、光滑的表面、突出的固定装置和配件、水、肥皂水、洗发水等要素都增加了视障老年人跌倒受伤的风险。良好的卫生间设计一方面可以减少潜在的风险，另一方面可以保护视障老年人的隐私权，维护他们的尊严，培养和促进他们的独立性。良好的光环境设计可以帮助视障老年人掌握卫生间布局，特别是在夜间。

在色彩方面，如果在一个铺着白色闪亮瓷砖的卫生间里，天花板、门、马桶、马桶座、水箱、浴缸、水槽、扶手、卫生纸、毛巾等也都选用白色，这样的环境会使视障老年人很难在卫生间里保持独立并找到所需的物品。卫生间门应使用与环境里其他房间门不同的颜色，这有助于低视力老年人识别卫生间。另外，卫生间的墙面与地面、墙壁与天花板、扶手与墙壁、马桶和浴缸、马桶座圈与马桶、热水水龙头与冷水水龙头等要素之间应附以不同的颜色以形成鲜明对比，这些对低视力老年人来说使得卫生间的使用更加方便与安全，更不容易混淆。

在照明方面，建筑师应在卫生间中的水槽、马桶和镜子两侧增加额外的照明。另外，若在晚上维持卫生间的照明，可将卫生间门虚掩着，其既可以作为夜间的背景照明，又可以帮助视障老年人居民在夜间找到并认出卫生间。但卫生间的抽风机应独立出照明系统，抽风机的持续运转发出的噪声会干扰视障老年人。

（3）厨房

良好的厨房布局和设计可以使食物和饮料的准备更容易，从而促进视障老年人独立并享受生活，展现个人价值。

在色彩方面，不带图案的纯色哑光表面更方便视障老年人工作，相较于高度抛光的亮光表面，哑光表面柔和不刺眼，且纯色可以减少视觉上的杂乱和误解，另外，浅色台面能够最大限度地分配光线，并充分利用低视力老年人的视觉能力。厨房单元、门窗、地面、台面、瓷砖和插座的表面处理应注重对比色的应用，以确保厨房有充分的对比并突出关键相邻表面之间的差异，如门窗把手与门、插座与墙面、地板/瓷砖与工作台等。在厨房里使用对比来突出橱柜的边缘，有助于低视力老年人在周围环境中找到自己的位置，避免被边缘意外伤害。使用与桌布形成对比的彩色橡胶垫和陶器，有助于界定盘子和碗的边缘，对低视力老年人可能有所帮助。厨房单元中形成的鲜明对比将支持视障老年人独立使用厨房。

在照明方面，最大限度地利用厨房的额外照明有助于视障老年人使用，如在橱柜内提供条形灯，在墙面上设置照明来照亮工作台面，在冰箱放置额外照明方便低视力老年人居民取用。

(4) 交通空间

1) 出入口

良好的内外出入口设计使视障老年人能够轻松地在不同房间和建筑室内外之间切换。建筑所有的出入口门都应该足够宽，以便不同流动性水平的人能够方便到达。有视障老年人使用的照料设施应避免使用台阶和门槛降低绊倒危险，若无法避免设置入户台阶，扶手可以帮助视障老年人安全地找到出入口。在门附近的地面上安装监控设备，在大门打开的前后可以发出声音报告，让视障老年人知道周边即将有人出入，避免相撞。

在色彩方面，建筑物的大门应与建筑物正面形成强烈对比的颜色，使低视力老年人从远处即可发现建筑出入口。另外，出入口的主要特征应用对比色予以突出，如门把手、锁眼、信箱、门铃、蜂鸣器、对讲机面板等。为了防止视障老年人难以记住和区分颜色的意义，建筑师还应在出入口补充适当的指示标或盲文。

在照明方面，在出入口补充室内和室外照明保障视障老年人全天候的使用，使用控制照明既节能又实用，视障老年人接近大门时可以通过运动或声音激活外部照明，使出入建筑变得更容易。另外，照亮门的关键部分也很必要，如钥匙孔、门铃和对讲机面板等。

2）走廊

走廊的地面、墙壁和天花板的饰面应确保色彩对比。将照料设施的护理单元门设置成不同的固定颜色有助于低视力老年人找到自己的房间，若能够将颜色设置成与居民以前的家门颜色相似可能会更有帮助。门框与墙壁、门与墙壁、门框与门、门与门把手形成对比，或将门设计成拱形以突出门的位置。在储藏室、配电间这类易使视障老年人暴露在风险中的房间前应设置警告措施或通过掩盖入口来转移注意力。走廊内应有自然采光和声控照明，保证即使关闭日常照明，居民也可以唤醒走廊的灯光照明。

3）楼梯

台阶边缘与楼梯踏步和踢步形成对比，有助于视障老年人从视觉上加强从平坦表面到台阶的变化。加宽楼梯和平台有助于视障老年人行动，滑动门可以减少视障老年人走到门边缘发生碰撞的危险。为了防止视障老年人与突出的扶手发生意外碰撞而造成的伤害，可以将楼梯间的扶手嵌入墙体，从而提高安全性。

4）电梯

电梯门与墙壁、电梯壁与地板、轿厢控制面板与电梯壁、电梯按钮、数字和文字应与控制面板应构成对比色。另外，英国皇家盲人协会（RNIB）建议电梯地板的颜色应高于 20 LRV，低于 20 LRV 会导致地板变暗，可能会被低视力老年人和阿尔茨海默症患者误认为是个洞。

## 第五节 本章小结

针对第二章中视障老年人的行为和心理特征挖掘室内环境各要素与视觉障碍者之间的互动，以涉及视障老年人生活的各个空间和能够与视障老年人发生互动关系的室内环境要素为基础提出室内设计思路，并提出了具体的视障老年人的感官支持环境设计。

本章从听觉引导、触觉支持和视觉辅助三个方面分析了建筑环境应如何为视障老年人提供环境支持，并探讨了视障老年人在这三种环境里不同于普通人的特殊性，最后针对照料设施服务空间的室内物理环境进行了剖析，对视障老年人支持环境与照料设施的建筑物理环境和室内环境提出了要求，并提出相应的设计对策。这种感官支持设计在照料设施中的应用不仅能为视障老年人和普通老年人都提供生活上的便利、促进老年人居民的社交与娱乐，还能够最大限度地保障他们的身体安全和心理健康，使更多人平等地生活、避免歧视、减少隔阂。

# 第六章

# 视障老年人照料设施综合评价

## 第一节 评价指标的选取

### 一、评价指标的选取原则

本评价体系的指标确定需要经历三轮筛选，首先通过对于国内相关规范标准和国内外视觉环境设计指南、视障人群住房指南等相关文献的梳理总结，初步建立评价体系的指标库。在此指标库的基础之上，结合实地调研结果和问卷数据的平均值以及变异系数对于指标库进行进一步优化。之后，将本轮优化过后的指标通过问卷形式向专家发放，专家结合自身素养对于指标进行详细修改，最终确定老年人照料设施视觉无障碍环境的评价指标（见图6-1）。

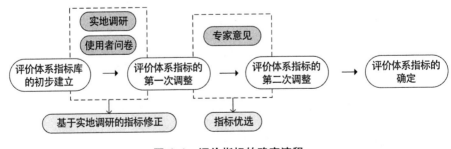

图6-1 评价指标的确定流程

老年人照料设施视觉无障碍环境评价体系是在既有的老年人照料设施评价体系中加入视觉无障碍环境的部分，评价指标的选取对于体系的建立具有重要意义，本研究的评价指标选取原则如下：

（1）整体性原则。老年人照料设施视觉无障碍环境的评价指标极多，需要在把握整体性的基础上进行梳理总结以确保大框架的全面性，除此之外，还需要对于每一个层级的指标进行细分，按照各因子的相关度和隶属度建立层级，最终建立一个科学、全面的层次结构模型。

（2）科学性原则。评价因子的选取需要在大量规范标准及相关文献的基础之上进行，站在巨人的肩膀上看待问题，选取其中有代表性的、影响较大的指标，确保评价体系的科学性和有效性。

（3）可量化性。评价因子的选取要遵循规范或相关文献，有据可依，将每个评价因子的打分标准都详细地列出来，量化成表，尽量减少主观性的论断，确保评价的相对客观性。


## 二、评价指标的初步选取

老年人照料设施视觉无障碍环境评价体系指标的初步选取流程如下。首先，对于现有国内老年人照料设施有关的规范标准中提取与视觉无障碍环境相关的部分，解析老年人照料设施的基本用房设置和需要进行视觉无障碍设计的位置，指出现有规范视觉无障碍部分的出发点和不足。再通过对于国内外现有的文献和指南中视障人群用房的设计要点的提取，结合其生理心理特点，对视觉无障碍环境设计进行分类梳理。最后将两者结合起来，完成老年人照料设施视觉无障碍环境的初步评价因子选取。

著者根据第三章中老年人照料设施的实地调研，并结合 GB 50867-2013《养老设施建筑设计规范》、JGJ 450-2018《老年人照料设施建筑设计标准》、GB/T 51223-2017《公共建筑标识系统技术规范》、GB 50763-2012《无障碍设计规范》、GB 55016-2021《建筑环境通用规范》等规范，结合国外视障人群住房指南《视觉环境设计指南》《失智者和失明者住房指南》《为痴呆症和失明患者设计住宅和生活空间的良好实践》《视力丧失者的额外护理住房：照明和设计》等文献，初步选取了老年人照料设施视觉无障碍环境评价的各级指标。

本研究借鉴美国的"生活环境质量评价工具"(EQUAL)和英国的"谢菲尔德照护环境评价矩阵"(SCEAM)等国外应用较为广泛的老年人照料设施环境评价工具,从建筑要素和评价目标两个维度共同进行建筑环境评价。最终选取使用频率最高的交通空间、老年人起居用房、老年人公共生活空间几类空间与视觉无障碍环境的光环境、表面设计、感官信息无障碍标识三大评价目标综合建立了老年人照料设施视觉无障碍环境评价体系(见表6-1)。

结合上述评价维度和以上三个步骤提取的评价指标,最终形成了包含7个一级指标,21个二级指标,68个三级指标在内的老年人照料设施视觉无障碍环境综合评价体系(见表6-2)。

表6-1 老年人照料设施视觉无障碍环境的评价维度二元矩阵

| 建筑要素<br>视觉<br>无障碍设计目标 | | 交通空间 | | | 老年人<br>起居用房 | | 老年人<br>公共生活空间 | |
|---|---|---|---|---|---|---|---|---|
| | | 水平交通空间 | 垂直交通空间 | 入口空间 | 居室 | 卫生间/浴室 | 餐厅 | 公共起居厅 |
| 空间尺度 | 空间宽度 | ○ | ○ | ○ | / | / | / | / |
| 光环境 | 防眩光 | ○ | ○ | ○ | ○ | ○ | ○ | ○ |
| | 照度 | ○ | ○ | ○ | ○ | ○ | / | / |
| | 综合照明系统 | ○ | ○ | / | ○ | ○ | / | / |
| 表面装修 | 表面图案 | ○ | ○ | ○ | ○ | ○ | ○ | ○ |
| | 颜色对比度 | ○ | ○ | ○ | ○ | ○ | ○ | ○ |
| | 光泽度 | ○ | ○ | ○ | ○ | ○ | ○ | ○ |
| 无障碍设施 | 视觉标识 | ○ | ○ | ○ | / | / | / | / |
| | 听觉标识 | ○ | / | ○ | ○ | ○ | ○ | ○ |
| | 触觉标识 | ○ | ○ | ○ | / | / | / | / |

**表6-2 老年人照料设施视觉无障碍环境评价体系指标因子初选**

| 总目标 | 一级指标 | 二级指标 | 三级指标 |
|---|---|---|---|
| 老年人照料设施视觉无障碍环境评价 | 水平交通空间视觉无障碍环境设计 | 走廊空间尺度设计 | 走廊宽度因子 |
| | | 走廊光环境设计 | 走廊防眩光因子 |
| | | | 走廊照明照度因子 |
| | | | 走廊夜间照明因子 |
| | | 走廊表面装修设计 | 走廊墙地面图案因子 |
| | | | 走廊表面及设施颜色对比度因子 |
| | | | 走廊材料光泽度因子 |
| | | 走廊无障碍设施设计 | 走廊语音警示标识 |
| | | | 走廊语音播报系统因子 |
| | | | 走廊内视觉标识可视化因子 |
| | | | 扶手尽端触感标识因子 |
| | | | 走廊内的通往重要空间的盲道因子 |
| | 垂直交通空间视觉无障碍环境设计 | 垂直交通空间空间尺度设计 | 楼梯宽度因子 |
| | | 垂直交通空间光环境设计 | 楼梯间防眩光措施因子 |
| | | | 楼电梯间照明照度因子 |
| | | | 楼梯间夜间照明因子 |
| 老年人照料设施视觉无障碍环境评价 | 垂直交通空间视觉无障碍环境设计 | 垂直交通空间表面装修设计 | 楼电梯表面图案因子 |
| | | | 楼电梯表面及设施颜色对比因子 |
| | | | 楼电梯表面材质光泽度因子 |
| | | 垂直交通空间无障碍设施设计 | 楼电梯间附近盲文地图因子 |
| | | | 楼梯扶手盲文标识 |
| | | | 楼梯扶手材质变化因子 |
| | | | 电梯语音提示因子 |
| | | | 电梯按钮盲文标识因子 |
| | 入口空间视觉无障碍环境设计 | 入口空间尺度设计 | 出入口宽度因子 |
| | | | 门厅宽度因子 |

| 总目标 | 一级指标 | 二级指标 | 三级指标 |
|---|---|---|---|
| 老年人照料设施视觉无障碍环境评价 | 入口空间视觉无障碍环境设计 | 入口空间光环境设计 | 门厅防眩光措施因子 |
| | | | 门厅照明照度因子 |
| | | | 出入口照度因子 |
| | | | 门厅分散照明因子 |
| | | | 门厅分区照明因子 |
| | | 入口空间表面装修设计 | 入口空间表面图案因子 |
| | | | 坡道、平台表面对比度因子 |
| | | | 门厅表面对比度因子 |
| | | | 入口空间材料表面光泽度因子 |
| | | | 入口处门的材质因子 |
| | | 入口空间无障碍设施设计 | 入口空间语音导航因子 |
| | | | 入口空间附近盲文地图因子 |
| | | | 入口前盲道因子 |
| | | | 入口空间地面材质变化因子 |
| | 居室空间视觉无障碍环境设计 | 居室光环境设计 | 居室采光系数因子 |
| | | | 居室防眩光措施因子 |
| | | | 居室照明照度因子 |
| | | | 居室分散照明因子 |
| | | | 居室局部照明因子 |
| | | 居室表面装修设计 | 居室表面图案因子 |
| | | | 居室表面对比度因子 |
| | | | 居室材料表面光泽度因子 |
| | | 居室无障碍设施设计 | 居室智能语音控制系统因子 |
| | | | 居室内外地面材质变化因子 |

续表

| 总目标 | 一级指标 | 二级指标 | 三级指标 |
|---|---|---|---|
| 老年人照料设施视觉无障碍环境评价 | 卫生间/浴室空间视觉无障碍环境设计 | 卫生间/浴室光环境设计 | 卫生间/浴室防眩光措施因子 |
| | | | 卫生间/浴室照明照度因子 |
| | | | 卫生间/浴室分散照明因子 |
| | | | 卫生间/浴室局部照明因子 |
| | | | 卫生间/浴室感应照明因子 |
| | | 卫生间/浴室表面装修设计 | 卫生间/浴室表面图案因子 |
| | | | 卫生间/浴室表面对比度因子 |
| | | | 卫生间/浴室光泽度因子 |
| | 餐厅空间视觉无障碍环境设计 | 餐厅光环境设计 | 餐厅防眩光措施因子 |
| | | | 餐厅分散照明因子 |
| | | 餐厅表面装修设计 | 餐厅表面图案因子 |
| | | | 餐厅内部对比度因子 |
| | | | 餐厅表面光泽度因子 |
| | 公共起居厅视觉无障碍环境设计 | 公共起居室光环境设计 | 公共起居室防眩光因子 |
| | | | 公共起居室分散照明因子 |
| | | 公共起居室表面装修设计 | 公共起居室表面图案因子 |
| | | | 公共起居室内部对比度因子 |
| | | | 公共起居室表面光泽度因子 |
| 合计 | 7 | 21 | 68 |

### 三、评价指标修正

#### (一) 问卷设计

将上述初步选取的评价因子向老年人以及视障老年人护理人员发放问卷，判断每个指标的重要程度，将问卷结果进行赋值分析。将本问卷采用的李克特7级量表"非常不重要、不重要、比较不重要、一般、比较重要、重要、非常重要"分别赋予1、2、3、4、5、6、7的分值，进行赋值计算。本研究采用得分均值和满分之间的百分比来分析该指标的重要程度，百分比越高，重要程度也就越高。得分均值的计算公式如下：

$$G_j = \frac{1}{n} \sum_{i=1}^{n} G_{ji} \tag{6-1}$$

其中，$G_j$——得分均值；

     $n$——参与调查者的人数；

     $G_{ij}$——第 i 个人对第 j 个指标的打分。

满分率的计算公式为：

$$K_j = \frac{G_j}{7} \tag{6-2}$$

其中，$K_j$——第 j 个指标的满分率；

     7——满分的数值。

## （二）赋值分析

本次调研共发放问卷 110 份，有效问卷 98 份，问卷有效回收率为 89.09%。其中，包含老人数量 87 份，护理人员 11 份。详细问卷见附录 1。按照上述赋值分析对于初步选取的指标进行计算分析。

一级指标的打分结果如图 6-2 所示，可以看出使用者更加关注老年人生活

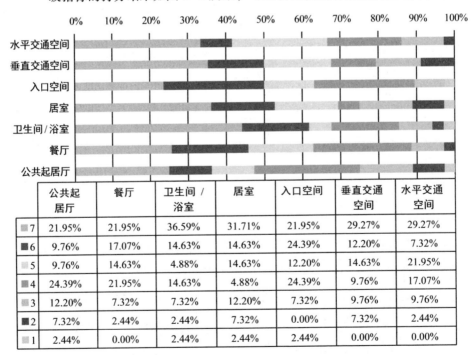

|  | 公共起居厅 | 餐厅 | 卫生间 / 浴室 | 居室 | 入口空间 | 垂直交通空间 | 水平交通空间 |
|---|---|---|---|---|---|---|---|
| 7 | 21.95% | 21.95% | 36.59% | 31.71% | 21.95% | 29.27% | 29.27% |
| 6 | 9.76% | 17.07% | 14.63% | 14.63% | 24.39% | 12.20% | 7.32% |
| 5 | 9.76% | 14.63% | 4.88% | 14.63% | 12.20% | 14.63% | 21.95% |
| 4 | 24.39% | 21.95% | 14.63% | 4.88% | 24.39% | 9.76% | 17.07% |
| 3 | 12.20% | 7.32% | 7.32% | 12.20% | 7.32% | 9.76% | 9.76% |
| 2 | 7.32% | 2.44% | 2.44% | 7.32% | 0.00% | 7.32% | 2.44% |
| 1 | 2.44% | 0.00% | 2.44% | 2.44% | 2.44% | 0.00% | 0.00% |

图 6-2　一级指标重要程度的打分结果统计

用房的视觉无障碍环境。就建筑环境要素而言，卫生间/浴室和居室空间的视觉
无障碍环境重要程度最高，水平、垂直交通空间次之，其次是入口空间和餐厅
以及起居室。此结果与老年人在不同空间的时间长短和频率有关。一级指标均
值与总均值的差值与满分率如图6-3、图6-4所示。

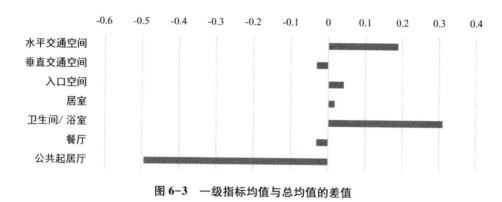

图6-3　一级指标均值与总均值的差值

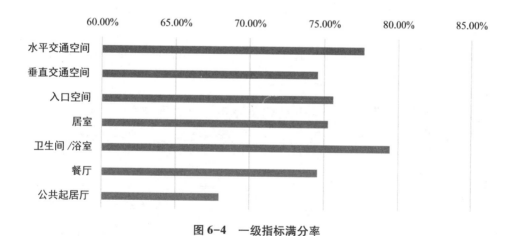

图6-4　一级指标满分率

二级指标得分最终结果如表6-3所示。

表6-3　二级指标计算结果

| 二级指标（%） | 非常<br>重要 | 重要 | 比较<br>重要 | 同样<br>重要 | 比较<br>不重要 | 不重要 | 非常<br>不重要 | 均值 |
|---|---|---|---|---|---|---|---|---|
| 走廊空间尺度 | 21.95 | 14.63 | 24.39 | 14.63 | 7.32 | 7.32 | 0.00 | 5.17 |
| 走廊光环境 | 29.27 | 14.63 | 12.20 | 7.32 | 12.20 | 4.88 | 4.88 | 4.95 |

| 二级指标（%） | 非常重要 | 重要 | 比较重要 | 同样重要 | 比较不重要 | 不重要 | 非常不重要 | 均值 |
|---|---|---|---|---|---|---|---|---|
| 走廊室内装修 | 21.95 | 7.32 | 7.32 | 26.83 | 12.20 | 7.32 | 4.88 | 4.41 |
| 走廊无障碍设施 | 46.34 | 19.51 | 12.20 | 2.44 | 7.32 | 0.00 | 0.00 | 6.10 |
| 垂直交通空间空间尺度 | 19.51 | 19.51 | 17.07 | 9.76 | 7.32 | 17.07 | 0.00 | 4.76 |
| 垂直交通空间光环境 | 21.95 | 9.76 | 17.07 | 19.51 | 7.32 | 4.88 | 4.88 | 4.73 |
| 垂直交通空间室内装修 | 17.07 | 14.63 | 12.20 | 14.63 | 9.76 | 14.63 | 4.88 | 4.24 |
| 垂直交通空间无障碍设施 | 41.46 | 14.63 | 12.20 | 12.20 | 4.88 | 2.44 | 2.44 | 5.78 |
| 入口空间尺度 | 21.95 | 21.95 | 19.51 | 14.63 | 14.63 | 0.00 | 2.44 | 5.17 |
| 入口空间光环境 | 24.39 | 9.76 | 17.07 | 17.07 | 12.20 | 2.44 | 4.88 | 4.95 |
| 入口空间室内装修 | 21.95 | 14.63 | 7.32 | 19.51 | 17.07 | 9.76 | 4.88 | 4.41 |
| 入口空间无障碍设施 | 46.34 | 17.07 | 9.76 | 9.76 | 7.32 | 0.00 | 0.00 | 6.00 |
| 居室光环境 | 31.71 | 7.32 | 19.51 | 17.07 | 4.88 | 2.44 | 4.88 | 5.22 |
| 居室室内装修 | 19.51 | 19.51 | 17.07 | 17.07 | 9.76 | 9.76 | 2.44 | 4.76 |
| 居室无障碍设施 | 36.59 | 12.20 | 17.07 | 14.63 | 9.76 | 0.00 | 0.00 | 5.66 |
| 卫生间/浴室光环境 | 31.71 | 7.32 | 19.51 | 9.76 | 9.76 | 4.88 | 4.88 | 5.00 |
| 卫生间/浴室室内装修 | 31.71 | 12.20 | 19.51 | 12.20 | 9.76 | 4.88 | 0.00 | 5.20 |
| 餐厅光环境 | 29.27 | 12.20 | 12.20 | 12.20 | 17.07 | 2.44 | 4.88 | 4.98 |
| 餐厅室内装修 | 21.95 | 17.07 | 17.07 | 14.63 | 17.07 | 4.88 | 0.00 | 4.83 |
| 公共起居厅光环境 | 26.83 | 7.32 | 19.51 | 17.07 | 14.63 | 2.44 | 2.44 | 5.00 |
| 公共起居厅室内装修 | 21.95 | 9.76 | 14.63 | 21.95 | 12.20 | 9.76 | 2.44 | 4.61 |

　　从二级指标的计算结果可以看出视觉无障碍设计目标的重要性排序（见图6-5、图6-6）。对于使用者而言，更为关注无障碍设施，其次为光环境，再次为空间尺度，最后为表面装修。其中走廊、入口等交通空间的无障碍设施最受关注，而室内表面装修的关注度相对较低。

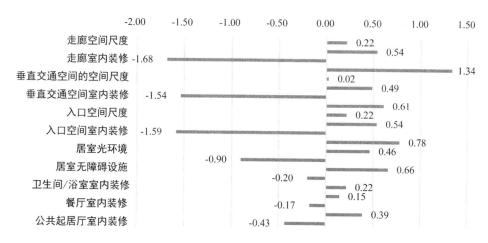

图6-5　二级指标均值与总均值的差值

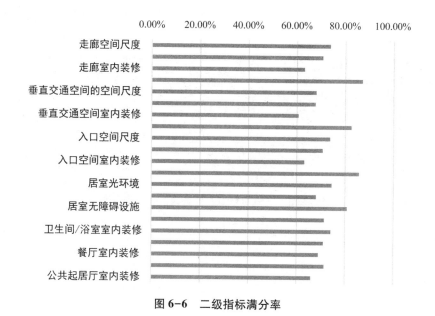

图6-6　二级指标满分率

三级指标数量较多，在此下面只展示统计分析结果，如图6-7、图6-8、图6-9、图6-10所示。

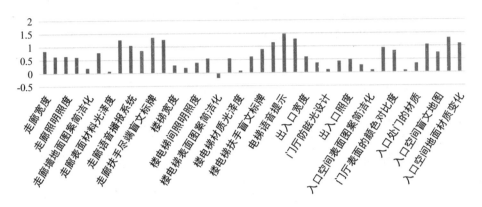

**图6-7 三级指标均值与总均值的差值**

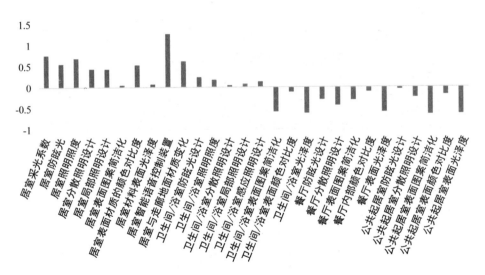

**图6-8 三级指标均值与总均值的差值**

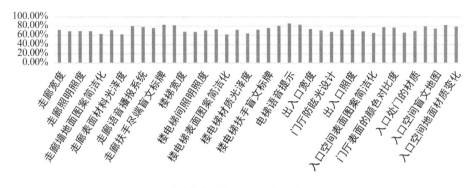

图 6-9　三级指标满分率

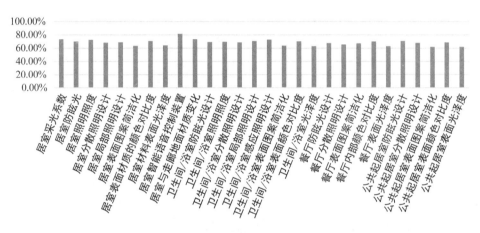

图 6-10　三级指标满分率

通过对比计算发现，从视觉无障碍设计目标的维度看，可分析出表面装修、光环境以及无障碍设施的重要性。从表面装修来看，使用者认为空间墙地面图案简洁化处理的重要程度较低，而颜色对比度的设计重要性相对较高。从光环境设计来看，防眩光处理与照度相差不大，综合照明系统次之。从无障碍设施来看，触觉和听觉标识对于视障老年人尤其是全盲老年人而言是极其重要的。从空间角度看，餐厅和公共起居厅的大部分指标重要程度低于平均值。

（三）修正结果

根据上文调研结果来看，场地环境对于有自理能力的视障老年人而言也是相当重要的，已建成的视障人群养老院对本研究有着较大的借鉴意义，如设置听觉标识、室外扶手设置触觉标识的方式等。因此，在一级指标中加入"场地视觉无障碍环境"，并与视觉无障碍设计目标中的"光环境""表面装修""感官信息无障碍标识"结合，加入与之相关的三级指标，并加入场地听觉和触觉标识的相关内容（见表6-4）。

表6-4  老年人照料设施视觉无障碍环境评价部分指标修改情况

| 一级指标 | 二级指标 | 三级指标 |
|---|---|---|
| 场地视觉无障碍环境设计 | 场地光环境设计 | 场地照度 |
| | | 场地防眩光 |
| | 场地表面设计 | 场地道路及铺装表面图案 |
| | | 场地表面及设施的颜色对比度 |
| | | 路面材料反射率 |
| 场地视觉无障碍环境设计 | 场地感官信息无障碍标识 | 听觉限制标识 |
| | | 听觉定位标识 |
| | | 盲道 |
| | | 扶手及材质变化 |
| | | 可触摸地图 |

根据使用者的意见，综合一级、二级、三级指标的得分和均值比较，将一级指标餐厅视觉无障碍环境与公共起居室视觉无障碍环境综合为老年人用房其他空间视觉无障碍环境，二级、三级指标的相应项也同样予以合并（见表6-5）。

表6-5  依据使用者意见的评价因子修正

| 指标 | 修改前 | 修改后 |
|---|---|---|
| 一级指标 | 餐厅视觉无障碍环境 | 老年人用房其他空间视觉无障碍环境 |
| | 公共起居室视觉无障碍环境 | |
| 二级指标 | 餐厅光环境 | 老年人用房其他空间光环境 |
| | 公共起居室光环境 | |
| | 餐厅表面装修 | 老年人用房其他空间表面装修 |
| | 公共起居室表面装修 | |

续表

| 指标 | 修改前 | 修改后 |
|---|---|---|
| 三级指标 | 餐厅防眩光措施因子 | 老年人用房其他空间防眩光措施因子 |
| | 公共起居室防眩光措施因子 | |
| | 餐厅分散照明因子 | 老年人用房其他空间分散照明因子 |
| | 公共起居室分散照明因子 | |
| | 餐厅表面图案因子 | 老年人用房其他空间表面图案因子 |
| | 公共起居室表面图案因子 | |
| | 餐厅内部对比度因子 | 老年人用房其他空间对比度因子 |
| | 公共起居室表面图案因子 | |
| | 餐厅表面光泽度因子 | 老年人用房其他空间表面光泽度因子 |
| | 公共起居室表面光泽度因子 | |

## 四、评价指标确定

为了增强本评价研究的科学性、全面性和有效性，本研究邀请了相关领域的专家以发放问卷的形式来对已选取的评价指标进行意见反馈，从而进一步修正指标。

参与本次指标确定的专家包含该领域的大学教授和设计院的资深设计师。这些专家均有着丰富的老年建筑设计和研究经验，充分了解老年人的生理和心理状态，熟知其视觉无障碍环境的现存问题和矛盾。借鉴专家评价的相关方法，本次问卷发放了 20 份，回收 17 份，相关反馈意见如下。

表 6-6 专家反馈意见

| 专家 | 反馈意见 |
|---|---|
| 专家 A | 目前，室内环境的视觉无障碍指标要素已经较为完善，而场地的视觉无障碍环境对于视力下降的老年人尤其是全盲老年人而言也同样重要，选取指标时应将其考虑在内，尽量完善老年人照料设施整体环境的评价指标 |
| 专家 B | 部分指标语义模糊，专业人员尚且难以辨别其中含义，如材料光泽度，应对部分指标的表述进行修正。无障碍标识中视觉标识除普通的标识设计外，还应适当增加建筑特殊造型等方面的内容，从外形上突出重要空间 |

续表

| 专家 | 反馈意见 |
|------|---------|
| 专家C | 指标表述不够全面。目前，评价指标中依靠手部的触觉标识均涉及盲文，而因年龄导致视力受损的老年人大部分不识盲文，难以获取信息，建议改为可触摸式标识。如盲文地图修改为可触摸地图、盲文铭牌修改为可触摸铭牌等 |
| 专家D | 分类逻辑不够清晰，评价体系的视觉无障碍设计目标中空间尺度仅有一个因子——空间宽度，整个体系类别不够均衡，与其他部分也无法相容，建议做出相应修正 |
| 专家E | 从人体工学的角度讲，视障老年人对于空间宽度的要求低于坐轮椅的老人，在现行标准中已有对此项内容的规定，因此本项指标可以予以删除。分区照明属于节能范围，不属于视觉无障碍环境的重点设计内容 |
| 专家F | 部分因子总结概括不清。无障碍设施一项内包含听觉、触觉、视觉标识几项内容，与设施关系不大，建议修改为与标识系统相关描述 |
| 专家G | 因子描述不够专业科学。标识系统的分类不够清晰，标识系统包含限制标识、定位标识、引导标识、识别标识、说明标识五大类，应按照所属类别进行评价因子的再梳理 |

综合上述，专家意见对现有评价体系进行修改。首先，明确视觉无障碍环境的设计目标，对空间尺度、光环境、表面装修、无障碍设施进行进一步修改。目前，空间尺度中包含宽度和空间的特殊设计两类，而对于视障老年人而言，现行标准已经可以满足其空间宽度需求，空间特殊设计属于标识系统的范畴，因此对设计目标"空间尺度"及其有关的"空间宽度"予以删除。"无障碍设施"包含视听触觉标识，因此将其修改为"感官信息无障碍标识"，并将"空间特殊设计"归类到"视觉标识"中。

其次，明确研究范围。本研究研究内容为老年人照料设施视觉无障碍环境，包含场地环境和建筑环境两部分。专家也同样强调了场地环境的重要性，因此加入与之相关的指标。本研究研究内容仅适用于具备自理能力、有自主意识的老年人，因此，一般而言，老年人护理院不属于本研究的范围。就评价空间而言，本书主要研究老年人生活活动的主要空间，包含老年人生活用房、交通空间、入口空间、场地环境四个部分。

最后，根据专家意见对相关表述不清或不全面的因子进行修改，如材料光泽度、盲文地图、盲文铭牌、盲文按钮、语音播报系统、语音提示危险。最终调整并规范指标名称如下，并对评价体系进行逻辑分类处理，删除"门厅分区照明"这一与节能相关度较高的三级评价因子（见表6-7）。

表6-7　老年人照料设施视觉无障碍环境评价部分指标修改情况

| 原指标 | 修改后指标 |
| --- | --- |
| 走廊材料光泽度因子 | 走廊材料表面反射率因子 |
| 走廊语音警示标识 | 走廊听觉限制标识因子 |
| 楼电梯表面材质光泽度因子 | 楼电梯表面材料表面反射率因子 |
| 楼电梯间附近盲文地图因子 | 楼电梯间附近可触摸地图因子 |
| 入口空间材料表面光泽度因子 | 入口空间材料表面反射率因子 |
| 入口空间语音导航因子 | 入口空间听觉定位因子 |
| 入口空间附近盲文地图因子 | 入口空间附近可触摸地图因子 |
| 楼梯扶手盲文标识 | 楼梯扶手可触摸标识因子 |
| 电梯按钮盲文标识因子 | 电梯按钮可触摸标识因子 |

经过上述两轮调整，本研究确定了最终的评价维度和评价因子。建筑要素包含场地环境、交通空间、老年人生活用房和老年人其他用房四项指标，视觉无障碍设计目标包含光环境、表面装修设计、感官信息无障碍标识三个部分。评价维度的二元矩阵如图6-11所示，最终的评价指标如图6-12所示。

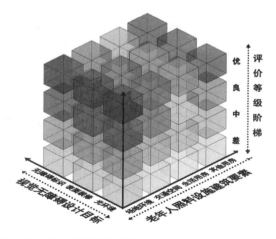

图6-11　老年人照料设施视觉无障碍环境最终评价指标

**老年人照料设施视觉无障碍环境**

**场地视觉无障碍环境 A**
- 场地光环境 A1
  - 场地灯具防眩光 A 11
  - 场地照度 A 12
- 场地表面设计 A2
  - 场地通道及铺装表面图案 A 21
  - 场地表面颜色对比度 A 22
  - 路面材料反射率 A 23
- 场地感官无障碍标识 A3
  - 场地听觉限制可识标识 A 31
  - 场地听觉定位标识 A 32
  - 盲道 A 33
  - 人行道扶手及转弯处材质变化 A 34
  - 可触摸地图 A 35
  - 场地内视觉可视化 A 36

**水平交通空间视觉无障碍环境 B**
- 走廊光环境 B1
  - 走廊防眩光 B 11
  - 走廊照度 B 12
  - 走廊夜间照明 B 13
- 走廊表面设计 B2
  - 走廊墙面图案 B 21
  - 走廊墙面地面及设施颜色对比度 B 22
  - 走廊表面材料反射率 B 23
- 走廊感官无障碍标识 B3
  - 走廊听觉限制可识标识 B 31
  - 走廊语音播报系统 B 32
  - 走廊内视觉可视化 B 33
  - 走廊扶手尽端触觉标识 B 34
  - 走廊内通往重要空间的盲道 B 35

**垂直交通空间视觉无障碍环境 C**
- 垂直交通空间光环境 C1
  - 楼梯间防眩光 C 11
  - 楼梯间照度 C 12
  - 楼梯间夜间照明 C 13
- 垂直交通空间表面设计 C2
  - 楼电梯表面图案 C 21
  - 楼梯间表面及设施颜色对比度 C 22
  - 楼梯表面材料反射率 C 23
- 垂直交通空间感官无障碍标识 C3
  - 楼电梯间附近可可触摸地图 C 31
  - 电梯语音提示 C 32
  - 楼梯扶手及电梯按钮触感标识 C 33
  - 楼电梯间特殊造型设计 C 34

**入口空间视觉无障碍环境 D**
- 入口空间光环境 D1
  - 门厅防眩光 D 11
  - 出入口外地面照度 D 12
- 入口空间表面设计 D2
  - 门厅表面图案 D 21
  - 门厅表面及设施颜色对比度 D 22
  - 坡道平台及扶手颜色对比度 D 23
  - 门的材质 D 24
- 入口空间感官无障碍标识 D3
  - 入口空间听觉定位标识 D 31
  - 入口空间附近可可触摸地图 D 32
  - 场地内通往入口的盲道 D 33
  - 入口空间内外地面材质变化 D 34
  - 入口空间特殊造型 D 35

**居室空间视觉无障碍环境 E**
- 居室光环境 E1
  - 居室采光系数 E 11
  - 居室防眩光 E 12
  - 居室照度 E 13
  - 居室分散照明 E 14
  - 居室局部照明 E 15
- 居室表面装修设计 E2
  - 居室表面图案 E 21
  - 居室表面及设施颜色对比度 E 22
  - 居室表面材料反射率 E 23
- 居室感官无障碍标识 E3
  - 居室智能语音控制系统 E 31
  - 居室内外地面材质变化 E 32

**卫生间/浴室视觉无障碍环境 F**
- 卫生间/浴室光环境 F1
  - 卫生间/浴室防眩光 F 11
  - 卫生间/浴室照度 F 12
  - 卫生间/浴室局部照明 F 14
  - 卫生间/浴室感应照明 F 15
- 卫生间/浴室表面设计 F2
  - 卫生间/浴室分散照明 F 13
  - 卫生间/浴室表面图案 F 21
  - 卫生间/浴室表面颜色对比度 F 22
  - 卫生间/浴室表面反射率 F 23

**其他老年人用房视觉无障碍环境 G**
- 其他空间光环境 G1
  - 其他空间防眩光 G 11
  - 其他空间照度 G 12
- 其他空间表面设计 G2
  - 其他空间墙面图案 G 21
  - 其他空间表面颜色对比度 G 22
  - 其他空间材质表面反射率 G 23

图6-12　老年人照料设施视觉无障碍环境最终评价指标

## 第二节 评价体系建构

按照层次分析法的要求，AHP 综合评价体系的建构需要经过层次结构模型的建立、对比矩阵的构建、一致性检验、评价指标的相对权重和绝对权重计算、评价模型的最终建构和评价标准的确定几个步骤（见图 6-13）。

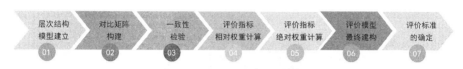

图 6-13 综合评价的步骤

### 一、评价指标赋权

#### （一）层次结构模型的构建

层次结构模型是指将因子从上至下按照逻辑关系进行归类。本研究的层次结构模型有三个等级，最上层为目标层即"老年人照料设施视觉无障碍环境评价"；其下为准则层即上文的一级指标；中间层为子准则层，对应上文二级指标；最下层为对象层，对应上文的三级指标。

本研究借助 YAAHP 软件辅助进行层次结构模型的构建。YAAHP 是由山西元决策软件科技有限公司开发的一款层次分析法和模糊综合评价法的辅助软件，可为其决策过程提供模型构造、计算和分析等方面的帮助。该软件可以有效减小计算误差，实现评价流程的简化。

#### （二）判断矩阵的建立

判断矩阵是指将同一层次的子目标两两比较进行打分，按照层次分析法的一般原则，采用 1~9 标度法对评价因子的重要程度进行量化。本研究评价体系的判断矩阵见附录，为方便专家填写问卷，本研究借助 YAAHP 软件生成了 excel 和手机微信端两种形式的专家问卷，详见附录。基于前述的研究，本研究邀请了 20 位专家填写附录 2 的调查问卷，并根据问卷结果进行最后的权重计算。这 20 位均为在老年人照料设施的研究或设计上有丰富经验的专家，包含大学教授和从业 5 年以上的设计院资深设计师。

## 二、数据计算

### （一）数据录入

将回收的专家问卷数据分别导入到 YAAHP 软件中，由于两种形式的数据不能兼容，本研究的部分专家数据采用手动输入的形式。由于专家小组人数较多，在此仅展示权重录入界面（见图 6-14）。

| | 场地视觉无障碍环境 | 水平交通空间.. | 垂直交通空间.. | 入口空间.. | 居室.. | 卫生间 / 浴室.. | 老年人用房其他空间.. |
|---|---|---|---|---|---|---|---|
| 场地视觉无障碍环境 | | 1 | 3 | 1/2 | 2 | 1 | 4 |
| 水平交通空间视觉无障碍环境 | | | 1/5 | N/A | 4 | 1/2 | 1/5 |
| 垂直交通空间视觉无障碍环境 | | | | 7 | 4 | 1/5 | 1/6 |
| 入口空间视觉无障碍环境 | | | | | 1/7 | 4 | 1/6 |
| 居室视觉无障碍环境 | | | | | | 5 | 1/6 |
| 卫生间 / 浴室视觉无障碍环境 | | | | | | | 1/3 |
| 老年人用房其他空间视觉无障碍环境 | | | | | | | |

**图 6-14　判断矩阵数据录入界面**

### （二）层次单排序和一致性检验

按照 AHP 层次分析法的基本要求，一致性比例 CR<0. 1 时，AHP 录入的数据才是科学有效的。当矩阵的一致性检验不通过时，系统会自动标记并根据其余专家数据进行修改。部分矩阵的一致性检验结果如下表 6-8 所示，其余检验结果见附录 3。

**表 6-8　准则层一致性检验结果**

| 专家代码 | 最大特征值 $\lambda_{max}$ | 一致性指标 RI | 平均随机一致性指标 CI | 一致性比例 CR |
|---|---|---|---|---|
| 1 | 7. 6358 | 1. 36 | 0. 1059 | 0. 0779 |
| 2 | 7. 6372 | 1. 36 | 0. 1062 | 0. 0781 |
| 3 | 7. 8141 | 1. 36 | 0. 1357 | 0. 0998 |
| 4 | 7. 5776 | 1. 36 | 0. 0963 | 0. 0708 |
| 5 | 7. 7541 | 1. 36 | 0. 1257 | 0. 0924 |
| 6 | 7. 8021 | 1. 36 | 0. 1337 | 0. 0983 |

续表

| 专家代码 | 最大特征值 $\lambda_{max}$ | 一致性指标 RI | 平均随机一致性指标 CI | 一致性比例 CR |
|---|---|---|---|---|
| 7 | 7.1695 | 1.36 | 0.0283 | 0.0208 |
| 8 | 7.7647 | 1.36 | 0.1274 | 0.0937 |
| 9 | 7.7342 | 1.36 | 0.1224 | 0.09 |
| 10 | 7.8037 | 1.36 | 0.1340 | 0.0985 |
| 11 | 7.7605 | 1.36 | 0.1268 | 0.0932 |
| 12 | 7.789 | 1.36 | 0.1315 | 0.0967 |
| 13 | 7.2308 | 1.36 | 0.0385 | 0.0283 |
| 14 | 7.4658 | 1.36 | 0.0777 | 0.0571 |
| 15 | 7.701 | 1.36 | 0.1168 | 0.0859 |
| 16 | 7.4349 | 1.36 | 0.0725 | 0.0533 |
| 17 | 7.2448 | 1.36 | 0.0408 | 0.03 |
| 18 | 7.7258 | 1.36 | 0.1209 | 0.0889 |
| 19 | 7.672 | 1.36 | 0.1115 | 0.082 |
| 20 | 7.644 | 1.36 | 0.1074 | 0.079 |

所有专家的结果通过一致性检验后，即可借助 YAAHP 软件计算每位专家对各级因子的重要程度打分数值。从图 6-15 可以看出，各个专家对于老年人起居空间——卫生间/浴室及居室空间的视觉无障碍环境的重要度打分明显高于其他空间，其次是水平、垂直交通空间及入口空间，再次是场地环境，老年人用房其他空间的重要程度明显低于其他空间。

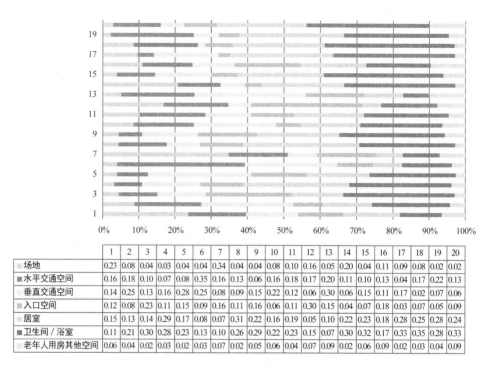

| | 1 | 2 | 3 | 4 | 5 | 6 | 7 | 8 | 9 | 10 | 11 | 12 | 13 | 14 | 15 | 16 | 17 | 18 | 19 | 20 |
|---|---|---|---|---|---|---|---|---|---|---|---|---|---|---|---|---|---|---|---|---|
| 场地 | 0.23 | 0.08 | 0.04 | 0.03 | 0.04 | 0.04 | 0.34 | 0.04 | 0.04 | 0.08 | 0.10 | 0.16 | 0.05 | 0.20 | 0.04 | 0.11 | 0.09 | 0.08 | 0.02 | 0.02 |
| 水平交通空间 | 0.16 | 0.18 | 0.10 | 0.07 | 0.08 | 0.35 | 0.16 | 0.13 | 0.06 | 0.16 | 0.18 | 0.17 | 0.20 | 0.11 | 0.10 | 0.13 | 0.04 | 0.17 | 0.22 | 0.13 |
| 垂直交通空间 | 0.14 | 0.25 | 0.13 | 0.16 | 0.28 | 0.25 | 0.08 | 0.09 | 0.15 | 0.22 | 0.12 | 0.06 | 0.30 | 0.06 | 0.15 | 0.11 | 0.17 | 0.02 | 0.07 | 0.06 |
| 入口空间 | 0.12 | 0.08 | 0.23 | 0.11 | 0.15 | 0.09 | 0.16 | 0.11 | 0.16 | 0.06 | 0.11 | 0.30 | 0.15 | 0.04 | 0.07 | 0.18 | 0.03 | 0.07 | 0.05 | 0.09 |
| 居室 | 0.15 | 0.13 | 0.14 | 0.29 | 0.17 | 0.08 | 0.07 | 0.31 | 0.22 | 0.16 | 0.19 | 0.05 | 0.10 | 0.22 | 0.23 | 0.18 | 0.28 | 0.25 | 0.28 | 0.24 |
| 卫生间／浴室 | 0.11 | 0.21 | 0.30 | 0.28 | 0.23 | 0.13 | 0.10 | 0.26 | 0.29 | 0.22 | 0.23 | 0.15 | 0.07 | 0.30 | 0.32 | 0.17 | 0.33 | 0.35 | 0.28 | 0.33 |
| 老年人用房其他空间 | 0.06 | 0.04 | 0.02 | 0.03 | 0.02 | 0.03 | 0.07 | 0.02 | 0.05 | 0.06 | 0.04 | 0.07 | 0.09 | 0.02 | 0.06 | 0.09 | 0.02 | 0.03 | 0.04 | 0.09 |

**图 6-15　各专家对于准则层重要程度的打分计算情况**

（三）层次总排序和一致性检验

评价体系的各级指标为其相对权重与上级因子权重的乘积，即二级因子绝对权重="该二级因子相对权重"×"所属一级因子权重"，三级因子权重="该三级因子相对权重"×"所属二级因子绝对权重"，从而得到各级因子的绝对权重。

（四）最终权重确定

本研究各因子权重采用 20 位专家打分的算术平均数，最终计算结果如下表6-9所示。

表 6-9　老年人照料设施视觉无障碍环境评价体系最终权重值

| 准则层 | 权重 | 子准则层 | 权重 | 对象层 | 权重 |
|---|---|---|---|---|---|
| 场地视觉无障碍环境 A | 0.088 | 场地光环境 A1 | 0.018 | 场地照度 A11 | 0.004 |
| | | | | 场地灯具防眩光 A12 | 0.015 |
| | | 场地表面装修 A2 | 0.021 | 场地道路及铺装表面图案 A21 | 0.008 |
| | | | | 场地内设施颜色对比度 A22 | 0.004 |
| | | | | 路面材料反射率 A23 | 0.008 |
| | | 场地无障碍设施 A3 | 0.048 | 外部环境听觉限制标识 A31 | 0.004 |
| | | | | 外部环境听觉定位标识 A32 | 0.004 |
| | | | | 盲道 A33 | 0.013 |
| | | | | 人行道扶手及转弯处材质变化 A34 | 0.011 |
| | | | | 可触摸地图 A35 | 0.007 |
| | | | | 场地内视觉标识可视化 A36 | 0.01 |
| 水平交通空间视觉无障碍环境 B | 0.185 | 走廊光环境 B1 | 0.074 | 走廊防眩光 B11 | 0.008 |
| | | | | 走廊照度 B12 | 0.019 |
| | | 走廊表面装修 B2 | 0.074 | 走廊夜间照明 B13 | 0.047 |
| | | | | 走廊墙地面图案 B21 | 0.01 |
| | | | | 走廊墙地面及设施颜色对比度 B22 | 0.021 |
| | | 走廊无障碍标识 B3 | 0.037 | 走廊表面材质反射率 B23 | 0.043 |
| | | | | 走廊听觉限制标识 B31 | 0.006 |
| | | | | 走廊语音播报系统 B32 | 0.006 |
| | | | | 走廊内通往重要空间的盲道 B33 | 0.009 |
| | | | | 走廊内视觉标识可视化 B34 | 0.006 |
| | | | | 走廊扶手尽端触觉标识 B35 | 0.01 |

| 准则层 | 权重 | 子准则层 | 权重 | 对象层 | 权重 |
|---|---|---|---|---|---|
| 垂直交通空间视觉无障碍环境 C | 0.254 | 垂直交通空间光环境 C1 | 0.079 | 楼梯间防眩光 C11 | 0.006 |
| | | | | 楼梯间照度 C12 | 0.032 |
| | | | | 楼梯间夜间照明 C13 | 0.04 |
| | | 垂直交通空间表面装修 C2 | 0.125 | 楼电梯表面图案 C21 | 0.029 |
| | | | | 楼梯间表面及设施颜色对比度 C22 | 0.04 |
| | | | | 楼梯间表面材质反射率 C23 | 0.056 |
| | | 垂直交通空间无障碍标识 C3 | 0.05 | 楼电梯附近可触摸地图 C31 | 0.005 |
| | | | | 楼梯扶手及电梯按钮触感标识 C32 | 0.021 |
| | | | | 电梯语音提示 C33 | 0.014 |
| | | | | 楼电梯间特殊造型设计 C34 | 0.01 |
| 入口空间视觉无障碍环境 D | 0.08 | 入口空间光环境 D1 | 0.051 | 门厅防眩光 D11 | 0.026 |
| | | | | 门厅内外照度 D12 | 0.026 |
| | | 入口空间表面装修 D2 | 0.008 | 入口空间表面图案 D21 | 0.001 |
| | | | | 坡道平台及扶手颜色对比度 D22 | 0.003 |
| | | | | 门厅表面及内部设施颜色对比度 D23 | 0.003 |
| | | | | 门的材质 D24 | 0.002 |
| | | 入口空间无障碍标识 D3 | 0.021 | 入口空间听觉定位标识 D31 | 0.004 |
| | | | | 入口空间附近可触摸地图 D32 | 0.002 |
| | | | | 场地内通往入口的盲道 D33 | 0.007 |
| | | | | 入口空间内外地面材质变化 D34 | 0.004 |
| | | | | 入口空间特殊造型 D35 | 0.004 |

续表

| 准则层 | 权重 | 子准则层 | 权重 | 对象层 | 权重 |
|---|---|---|---|---|---|
| 居室视觉无障碍环境 E | 0.136 | 居室光环境 E1 | 0.083 | 居室采光系数 E11 | 0.047 |
| | | | | 居室防眩光 E12 | 0.014 |
| | | | | 居室照度 E13 | 0.009 |
| | | | | 居室分散照明 E14 | 0.009 |
| | | | | 居室局部照明 E15 | 0.004 |
| | | 居室表面装修 E2 | 0.036 | 居室表面图案 E21 | 0.004 |
| | | | | 居室表面及设施颜色对比度 E22 | 0.01 |
| | | | | 居室表面材料反射率 E23 | 0.022 |
| | | 居室无障碍标识 E3 | 0.016 | 居室智能语音控制系统 E31 | 0.002 |
| | | | | 居室内外地面材质变化 E32 | 0.014 |
| 卫生间/浴室视觉无障碍环境 F | 0.216 | 卫生间/浴室光环境 F1 | 0.108 | 卫生间/浴室防眩光 F11 | 0.027 |
| | | | | 卫生间/浴室照度 F12 | 0.009 |
| | | | | 卫生间/浴室分散照明 F13 | 0.034 |
| | | | | 卫生间/浴室局部照明 F14 | 0.008 |
| | | | | 卫生间/浴室感应照明 F15 | 0.03 |
| | | 卫生间/浴室表面装修 F2 | 0.108 | 卫生间/浴室表面图案 F21 | 0.009 |
| | | | | 卫生间/浴室墙地面及设施表面颜色对比度 F22 | 0.023 |
| | | | | 卫生间/浴室墙地面及设施表面反射率 F23 | 0.076 |
| 老年人用房其他空间视觉无障碍环境 G | 0.042 | 老年人用房其他空间光环境设计 G1 | 0.021 | 其他空间防眩光 G11 | 0.017 |
| | | | | 其他空间照度 G12 | 0.004 |
| | | 老年人用房其他空间表面装修 G2 | 0.021 | 其他空间墙地面图案 G21 | 0.002 |
| | | | | 其他空间墙地面及设施表面颜色对比度 G22 | 0.013 |
| | | | | 其他空间墙地面材质表面反射率 G23 | 0.006 |

### 三、评价模型建立

本研究采用多级模糊综合评价法建立评价模型。模糊综合评价的评价指标体系具有多个层次，其上一级指标是由下一层评价因素所确定的，单层次综合评价是多层次综合评价的基础，在进行多层次综合评价时需先对下层指标进行单层次综合评价，获得的评价结果作为上一级评价的原始数据。

计算过程如下：首先，对于最低层次的评价进行评价，得到评价值 E，再按照上文的公式进行平均评价值 Ep，加权平均评价值 Epw，综合评价值 Ez。按照此步骤进行上一级综合评价值的计算，最后得出综合评价总值。

根据模糊综合评价法的基本计算原则和步骤，建立了评价模型：

（1）确定评价因素集

首先针对 66 个因素层建立评价因素集，U = {$u_1$，$u_2$，$u_3$，…，$u_{66}$}。

（2）确定评价集

参照相关评价研究，将老年人照料设施视觉无障碍环境综合评价的评价结果分为四个等级：优、良、中、差，$V_1$（优秀）= 100，$V_2$（良好）= 80，$V_3$（一般）= 60，$V_4$（较差）= 40，得到如下的评价等级标准（见表6-10）。

表6-10　老年人照料设施视觉无障碍环境评价体系评定级别

| 评级 | 评语解释 | 所属得分 |
|---|---|---|
| 优秀 | 仅有极个别评价指标不满足要求，该老年人照料设施视觉无障碍环境极好，方案几乎无需改进 | $90 \leq Q \leq 100$ |
| 良好 | 大部分指标满足了要求，该老年人照料设施视觉无障碍环境良好，方案还有提升空间 | $70 \leq Q \leq 90$ |
| 一般 | 一般常规指标满足了设计的基本要求，该老年人照料设施视觉无障碍环境一般，方案有较大提升空间 | $50 \leq Q \leq 70$ |
| 较差 | 尚未满足设计的基本要求，该老年人照料设施视觉无障碍环境较差，需要全面改进设计方案 | $Q < 50$ |

（3）构建隶属度矩阵

因素集 U 对评语状态集 V 的隶属程度就构成了矩阵 R。

$$R = \begin{Bmatrix} r_{11} & r_{12} & \cdots & r_{14} \\ r_{21} & r_{22} & \cdots & r_{24} \\ \vdots & \vdots & \vdots & \vdots \\ r_{661} & r_{662} & \cdots & r_{664} \end{Bmatrix} \tag{6-3}$$

（4）建立评价权向量集

将上文层次分析法的计算结果作为加权向量 A 进行计算。

$$A = \{a_1, a_2, a_3, \cdots, a_{66}\} \tag{6-4}$$

（5）得到最终评价结果

将权重向量 A 集合与隶属度 R 集合进行模糊运算，得到最终评价结果 Z。

$$Z = R \times A = \begin{Bmatrix} r_{11} & r_{12} & \cdots & r_{14} \\ r_{21} & r_{22} & \cdots & r_{24} \\ \vdots & \vdots & \vdots & \vdots \\ r_{661} & r_{662} & \cdots & r_{664} \end{Bmatrix} \times \{a_1, a_2, a_3, \cdots, a_{66}\} = \sum_{i=1}^{66} (R_i \times a_i)$$

$$\tag{6-5}$$

## 四、评价标准的确定

### （一）评价标准确定原则

在老年人照料设施视觉无障碍环境评价模型建构完成后还需要根据相关研究对评价标准进行深入研究。基于前文对相关理论方法、标准、国内外相关文献与实际调研及问卷的研究，选取以下方面作为本研究的评价标准确定原则。

### 1. 符合国家相关标准体系规定

为满足国家对于老年人照料设施在建筑设计方面的相关规定，对于 GB/T 51223-2017《公共建筑标识系统技术规范》、GB/T 37276-2018《养老机构等级划分与评定》国家标准实施指南、GB/T 10001.9-2008《标志用公共信息图形符号》、GB 55016-2021《建筑环境通用规范》这些中与老年人照料设施或标识系统相关的国家规范予以采纳，如空间照度、标识系统分类、电气照明等方面的要求。

## 2. 借鉴国外相关研究指南规定

根据国外先进研究及指南对于老年人照料设施视觉环境的相关规定，结合国内相关标准及实际情况，因地制宜，对于具体要求及数值做出规定。如各类型空间照度、防眩光措施、各空间墙地面及家具设施表面反射率及对比度大致范围等。

## 3. 结合使用者意见及先进建设经验

对于现有文献、标准及指南中无明确规定的指标，采用实地和网络调研国内外先进盲人养老院以及对于视障老年人发放问卷的方式确定。如扶手拐弯处的材质变化、视觉标识形式、听觉定位标识的设置方式等。

（二）评价标准的最终确定

在以上评价标准的确定原则基础上，最终确定了本研究的具体评分细则（见表6-11）。

表6-11　老年人照料设施视觉无障碍环境具体评分细则

| 准则层 | 指标层 | 因子层 | 评级标准 | 评价依据 |
|---|---|---|---|---|
| A | A1 | A11 | 场地内部人行道两侧、广场附近设有均匀分布的照明设施，不存在无照明的黑暗区域。满足得100分，不满足不得分 | Design Guidelines for the Visual Environment |
| | | A12 | 若场地内部灯具采用屋檐向外的照明形式时，采取加灯罩等方式防眩光得50分；若采用低矮的照明护柱，照明方向朝上和朝下，而柱子侧面光被挡住得1分；若照明灯具照明方向朝向建筑物或设施立面和其他垂直表面得100分。以上均不满足不得分 | GB 55016-2021《建筑环境通用规范》 |

| 准则层 | 指标层 | 因子层 | 评级标准 | 评价依据 |
|---|---|---|---|---|
| A | A2 | A21 | 人行道及广场、小路的铺装图案纹理简洁明了，不易引起老年人对地面高度的混淆。满足得 100 分，不满足不得分 | Homes for People with Dementia and Sightloss |
| | | A22 | ①照明护柱与其他障碍物与周围环境的颜色对比度；②路缘石或人行道边缘与地面铺装的颜色对比度；③扶手与背景的颜色对比度；④座椅等休憩设施、健身设施、景观设施与背景的颜色对比度。满足 4 项及以上得 100 分，满足 3 项得 75 分，满足 2 项得 50 分，满足 1 项得 25 分，不满足不得分 | Design Guidelines for the Visual Environment |
| | | A23 | 路面采用反射率低的材质，避免造成眩光，如地面采用中灰色或深色。满足得 100 分，不满足不得分 | Design Guidelines for the Visual Environment |
| | A3 | A31 | 场地内部有突出障碍物或喷泉等较危险装置旁设置语音提示。满足得 100 分，不满足不得分。若无障碍物自动得 100 分 | Homes for People with Dementia and Sightloss |
| | | A32 | 场地入口、广场或休憩设施等重要节点处采用放轻柔音乐等方式提示行人所处位置。满足得 100 分，不满足不得分 | Homes for People with Dementia and Sightloss |
| | | A33 | 场地人行道上设置行人散步及通向主要入口的盲道。满足得 100 分，不满足不得分 | Design Guidelines for the Visual Environment |
| | | A34 | 人行道扶手在转弯前采用缠绕麻绳、加触摸箭头等形式提示。满足得 100 分，不满足不得分 | 使用者意见 |
| | | A35 | 场地内部设置可触摸地图。满足得 100 分，不满足不得分 | Housing for People with Sightloss |
| | | A36 | ①场地内部视觉标识通用符号按照《标志用公共信息图形符号》规定设计；②各房间门前均设置标识，且设于显著位置；③标识高度大于 150mm；④标识高度在 1400～1600mm，在 1000~1100mm 高度重复；⑤版面底色及版面标识元素的明暗对比度在 60%~70%之间；⑥标识采用自发光等形式保证表面照度。各项均满足得 100 分，满足 3~5 项得 50 分，满足 1~2 得 25 分，不满足不得分 | GB/T 51223-2017《公共建筑标识系统技术规范》GB/T 10001.9-2008《标志用公共信息图形符号》Design Guidelines for the Visual Environment |

| 准则层 | 指标层 | 因子层 | 评级标准 | 评价依据 |
|---|---|---|---|---|
| B | B1 | B11 | 走廊采取防眩光措施，包括：①走廊多方向采光或沿路径行进方向侧面开窗，避免仅走廊尽端处光亮造成眩光；②采取固定遮光装置，包括但不限于百叶窗、内外遮阳板、自动窗帘等；③对玻璃材料进行特殊处理，防止眩光。满足任意一项得 100 分，不满足不得分 | Design Guidelines for the Visual Environment Homes for People with Dementia and Sightloss |
| | | B12 | ①走廊照度不低于 200lx；②照度均匀，无明显阴影，灯具无明显眩光。全部满足得 100 分，满足任意一项得 50 分，不满足不得分 | Housing for People with Sight Loss：A Thomas Pocklington Trust Design Guide |
| | | B13 | 老年人居室到就近卫生间的路径上设有夜间照明设备，如夜灯、智能感应灯等，满足得 100 分，不满足不得分 | GB/T 37276-2018《养老机构等级划分与评定》国家标准实施指南 |
| | B2 | B21 | 走廊墙地面及地毯无复杂图案，全部满足得 100 分，满足 2 项得 50 分，满足 1 项得 25 分，不满足不得分 | Design Guidelines for the Visual Environment |
| | | B22 | ①地面与墙面对比度≥30%；②扶手与墙面对比度≥50%；③门与周围墙面对比度≥30%；④门把手与门的对比度≥50%；⑤照明开关按钮与底板对比度≥50%。满足 4 项及以上得 100 分，满足 3 项得 75 分，满足 2 项得 50 分，满足 1 项得 25 分，不满足不得分 | JGJ 450-2018《老年人照料设施建筑设计标准》Design Guidelines for the Visual Environment |
| | | B23 | 走廊区域采用光泽度低的材料，避免反射引起眩光：①走廊地面光泽度＜25GU；②墙面光泽度小于 40GU；③门光泽度＜40GU；④视觉标识光泽度＜19GU。满足 3 项及以上得 100 分，满足 1~2 项得 50 分，均不满足不得分 | Design Guidelines for the Visual Environment |

续表

| 准则层 | 指标层 | 因子层 | 评级标准 | 评价依据 |
|---|---|---|---|---|
| B | B3 | B31 | 走廊内有障碍物时设清晰的语音提示得100分，设不清晰的语音提示得50分，不设0分，走廊内无障碍物自动得100分，具体清晰度评分标准见《公共建筑标识系统技术规范》 | GB/T 51223-2017《公共建筑标识系统技术规范》 |
| | | B32 | 走廊内设置语音播报系统，传达各类活动信息，满足得100分，不满足不得分 | 使用者意见 |
| | | B33 | 走廊内设置通向卫生间、楼电梯间、餐厅等主要空间的盲道，满足得100分，不满足不得分 | Design Guidelines for the Visual Environment |
| | | B34 | ①通用符号按照《标志用公共信息图形符号》规定设计；②各房间门前均设置标识，且设于显著位置；③标识高度大于150mm；④标识高度在1400~1600mm，在1000~1100mm高度重设；⑤版面底色及版面标识元素的明暗对比度在60%~70%之间；⑥标识采用自发光等形式保证表面照度。各项均满足得100分，满足3~5项得50分，满足0~2项不得分 | GB/T 51223-2017《公共建筑标识系统技术规范》GB/T 10001.9-2008《标志用公共信息图形符号》Design Guidelines for the Visual Environment |
| | | B35 | 走廊内设有扶手，在扶手断开尽端处设置盲文标牌，提示房间名称。设置得100分，未设置不得分 | Design Guidelines for the Visual Environment |
| C | C1 | C11 | 楼梯间采取防眩光措施，包括：①采取固定遮光装置，包括但不限于百叶窗、内外遮阳板、自动窗帘等；②对玻璃材料进行特殊处理防止眩光。满足任意一项得100分，不满足不得分 | Design Guidelines for the Visual Environment |
| | | C12 | 楼梯间照度不低于100lx，照度均匀，无明显阴影。满足得100分，不满足不得分 | GB 55016-2021《建筑环境通用规范》 |
| | | C13 | 楼梯间设有夜间照明，如夜灯、智能感应灯等。满足得100分，不满足不得分 | GB/T 37276-2018《养老机构等级划分与评定》 |

| 准则层 | 指标层 | 因子层 | 评级标准 | 评价依据 |
|---|---|---|---|---|
| C | C2 | C21 | ①踢面图案；②踏面图案；③电梯地面图案。均采用纯色无复杂图案得100分，满足1~2项50分，均不满足不得分 | Design Guidelines for the Visual Environment |
| | | C22 | ①扶手与背景的明度对比度≥50%；②踏板前缘与踏板的明度对比度≥50%；③踏板与竖板的明度对比度≥30%；④楼梯间墙面与地面明度对比度≥50%；⑤电梯地面与墙面明度对比度≥50%；⑥电梯门与周围墙面对比度≥30%；⑦电梯按钮与背景的明度对比≥50%。满足任意6项得100分，满足任意5项得75分，任意3~4项得50分，任意1~2项25分，不满足不得分 | Design Guidelines for the Visual Environment |
| | | C23 | ①楼梯踏板光泽度；②电梯地面光泽度。满足任意一项得50分，均满足得100分，不满足不得分 | Design Guidelines for the Visual Environment |
| | C3 | C31 | 在楼梯间及电梯间旁设有触摸式楼层疏散图，满足得100分，不满足不得分 | GB/T 51223-2017《公共建筑标识系统技术规范》 |
| | | C32 | ①楼梯扶手在每层平台处设置可触摸标牌，提示所在楼层数；②楼梯扶手在起步及拐弯处有不同材质变化，提示信息；③电梯按钮设有盲文或点数标识。全部满足得100分，满足任意1~2项得50分，不满足不得分 | GB/T 51223-2017《公共建筑标识系统技术规范》Homes for People with Dementia and Sight loss |
| | | C33 | 电梯内设有开关门及抵达提示音，满足得100分，不满足不得分 | GB/T 37276-2018《养老机构等级划分与评定》 |
| | | C34 | 交通核采用特殊造型，如门廊突出或采用鲜艳颜色提示其所在位置，便于迅速识别。满足得100分，不满足不得分 | 《适老化标识设计研究》周燕珉 |

| 准则层 | 指标层 | 因子层 | 评级标准 | 评价依据 |
|---|---|---|---|---|
| D | D1 | D11 | 门厅采取防眩光措施：①南北向采光；②采取固定遮光装置，包括但不限于百叶窗、内外遮阳板等；③对玻璃材料进行特殊处理防止眩光。满足任意一项得100分，不满足不得分 | Design Guidelines for the Visual Environment |
| | | D12 | ①出入口照度不低于300lx，门厅照度不低于200lx；②照度均匀，无明显阴影，灯具无明显眩光。全部满足得100分，满足任意一项得50分，不满足不得分 | Extra-carehousing for People with Sightloss：Lighting and Design |
| | D2 | D21 | 坡道、平台、台阶、门厅地面，包括地毯、地砖等无复杂图案，均采用纯色无复杂图案的饰面得100分，满足任意3项得75分，满足任意2项得50分，满足任意1项得25分，不满足不得分 | Design Guidelines for the Visual Environment |
| | | D22 | ①坡道起始与结束处与其他部分的对比度≥50%；②坡道扶手与周围墙地面的对比度≥50%；③入口门与周围墙面的对比度≥50%；④入口平台与墙面的明度对比≥50%。全部满足得100分，满足3项得75分，满足2项得50分，满足1项得25分，不满足不得分 | Design Guidelines for the Visual Environment Extra-carehousing for People with Sightloss：Lighting and Design |
| | | D23 | ①门厅地面与墙面对比度≥50%，②门与周围墙面的对比度≥30%；③方向标识与背景墙面对比度≥50%；④门厅家具与地面对比度≥30%。全部满足得100分，满足3项得75分，满足2项得50分，满足1项得25分，不满足不得分 | Design Guidelines for the Visual Environment |
| | | D24 | 入口采用带玻璃视口的普通门，采用全透明玻璃门时须在表面加粗分割框或图案以免造成视觉混乱。满足任意一项得100分，不满足不得分 | Design Guidelines for the Visual Environment |

| 准则层 | 指标层 | 因子层 | 评级标准 | 评价依据 |
|---|---|---|---|---|
| D | D3 | D31 | 入口附近设置听觉定位标识，提示主入口的位置，形式包含但不限于入口广场放音乐等。满足得100分，不满足不得分 | Design Guidelines for the Visual Environment |
| | | D32 | 入口附近设置可触摸地图。满足得100分，不满足不得分 | GB/T 51223-2017《公共建筑标识系统技术规范》 |
| | | D33 | 出入口坡道前设置一段盲道，引导人流。满足得100分，不满足不得分 | Design Guidelines for the Visual Environment |
| | | D34 | 入口空间内外地面采用不同摩擦系数或不同纹理的材质，提示内外空间变化及门的位置。满足得100分，不满足不得分 | Design Guidelines for the Visual Environment |
| | | D35 | 入口空间采用特殊造型处理，采用形体突出或凹进、颜色鲜艳或连续提示的标识，突出入口空间位置，形成引导。满足得100分，不满足不得分 | 《适老化标识设计研究》周燕珉 |
| E | E1 | E11 | 居室采光系数大于2%。满足得100分，不满足不得分 | GB 55016-2021《建筑环境通用规范》 |
| | | E12 | 居室采取防眩光措施：①居室南北向采光；②采取固定遮光装置，包括但不限于百叶窗、内外遮阳板等；③对玻璃材料进行特殊处理防止眩光。满足任意一项得100分，不满足不得分 | Design Guidelines for the Visual Environment |
| | | E13 | ①居室照度不低于150lx；②照度均匀，无明显阴影，灯具无明显眩光。全部满足得100分，满足任意一项得50分，不满足不得分 | Housing for People with Sight Loss：A Thomas Pocklington Trust Design Guide |
| | | E14 | 居室设有2个及以上的照明光源，满足得100分，不满足不得分 | GB/T 37276-2018《养老机构等级划分与评定》国家标准实施指南 |
| | | E15 | 居室内需要提高照度的区域，如床头、书桌、衣柜等，设有壁灯、台灯等局部照明。满足任意2个得100分，满足任意一个得50分，不满足不得分 | GB/T 37276-2018《养老机构等级划分与评定》国家标准实施指南 |

| 准则层 | 指标层 | 因子层 | 评级标准 | 评价依据 |
|---|---|---|---|---|
| E | E2 | E21 | 墙面、地面、台面、家具表面、床单被罩等家居用品表面，均为纯色，无复杂图案。满足3~5个得100分，满足1~2个得50分，均不满足不得分 | GB/T 37276-2018《养老机构等级划分与评定》国家标准实施指南 |
| | | E22 | ①地面与墙面的对比度；②工作台面与相邻墙面对比度；③床头板或床头罩与背景墙壁的对比度；④椅子座垫与地面的对比度；⑤柜门与把手的对比度；⑥家居用品床单被罩与地面的对比度；⑦枕头与床单的对比度。满足6项及以上得满分，满足4~5项得75分，满足2~3项得50分，满足1项得25分，均不满足不得分 | Design Guidelines for the Visual Environment |
| | | E23 | ①地面光泽度<25GU；②墙面光泽度<40GU；③工作台面<25GU；④门的光泽度<40GU。全部满足得100分，满足3项得75分，满足2项得50分，满足1项得25分，均不满足不得分 | Design Guidelines for the Visual Environment |
| | E3 | E31 | 居室内设置有智能语音控制系统，语音控制电气设备、电动窗帘、电视机等。满足得100分，不满足不得分 | 使用者意见 |
| | | E32 | 居室与走廊地面设置材质或纹理变化。满足得100分，不满足不得分 | Design Guidelines for the Visual Environment |
| F | F1 | F11 | 卫生间采取防眩光措施：①采取固定遮光装置，包括但不限于百叶窗、内外遮阳板等；②对玻璃材料进行特殊处理防止眩光。满足任意一项得100分，不满足不得分，无自然采光自动得100分 | Design Guidelines for the Visual Environment |

| 准则层 | 指标层 | 因子层 | 评级标准 | 评价依据 |
|---|---|---|---|---|
| F | F1 | F12 | 卫生间/浴室照度不低于 200lx，满足得 100 分，不满足不得分 | Housing for People with Sight Loss： |
| | | F13 | 卫生间/浴室设有 2 个及以上的照明光源，满足得 100 分，不满足不得分 | GB/T 37276–2018《养老机构等级划分与评定》 |
| | | F14 | 卫生间在以下部位设置局部照明：①盥洗池和镜子两侧；②淋浴区的单独照明（针对独立卫浴）。全部满足得 100 分，满足 1 项得 50 分，均不满足不得分 | GB/T 37276–2018《养老机构等级划分与评定》 |
| | | F15 | 公共卫生间/浴室设置夜间感应照明，并设置最低照度常亮得 100 分，不满足不得分 | GB/T 37276–2018《养老机构等级划分与评定》 |
| | F2 | F21 | 卫生间/浴室地面与台面均无复杂图案得 100 分，满足 1 项得 50 分，不满足不得分 | Design Guidelines for the Visual Environment |
| | | F22 | ①扶手与墙面对比度≥50%；②马桶盖与水箱的对比度≥50%；③卫生间/浴室的地板与墙面对比度≥30%；④工作台面与墙的对比度≥30%；⑤卫浴设施与背景的对比度≥50%，包括淋浴器控制开关与相邻背景的对比度，淋浴底座与背景墙面的对比度，淋浴头与浴帘、墙壁等背景的对比度，橱柜把手与门的对比度，盥洗盆与台面的对比度，肥皂盒与台面的对比度，纸巾盒与墙面的对比度等（满足任意 3 分项即算作满足⑤分项）；⑥卫生间隔墙与相邻墙壁的对比度≥30%；⑦照明控制开关与面板的对比度≥50%。满足任意 6 项得 100 分，满足任意 4~5 项得 75 分；满足 2~3 项得 50 分，满足 1 项得 25 分，均不满足不得分 | Goodman C. Housing for People with Sight Loss：A Thomas Pocklington Trust Design Guide London：Thomas Pocklington Trust，2008 Barker P，Barrick J，Wilson R. Building Sight： |
| | | F23 | ①地面光泽度<25GU；②墙面光泽度<40GU；③工作台面<25GU；④门的光泽度<40GU；⑤视觉标识光泽度<19GU；⑥浴帘等分隔物或隔墙表面光泽度<40GU。全部满足得 100 分，满足 4~5 项得 75 分，满足 2~3 项得 50 分，满足 1 项得 25 分，均不满足不得分 | Design Guidelines for the Visual Environment |

| 准则层 | 指标层 | 因子层 | 评级标准 | 评价依据 |
|---|---|---|---|---|
| G | G1 | G11 | 其余空间采取防眩光措施：①南北向采光；②采取固定遮光装置，包括但不限于百叶窗、内外遮阳板等；③对玻璃材料进行特殊处理防止眩光。70%以上空间满足任意一项得100分，50%~70%空间满足得50分，低于50%以下空间满足不得分 | Design Guidelines for the Visual Environment |
| | | G12 | 餐厅不低于200lx，文娱及健身空间不低于300lx。空间内均设有均匀照明，屋内无明显眩光。70%以上空间满足任意一项得100分，50%~70%空间满足得50分，低于50%以下空间满足不得分 | GB/T 37276-2018《养老机构等级划分与评定》国家标准实施指南 |
| | G2 | G21 | 墙地面与设施表面无复杂图案，70%以上空间满足得100分，50%~70%空间满足得50分，低于50%以下空间满足不得分 | Design Guidelines for the Visual Environment |
| | | G22 | ①地面与墙面明度对比≥30%；②门与周围墙面对比度≥30%；③桌椅与墙地面明度对比≥30%；④台面与墙地面对比度≥30%。70%以上空间满足4项得75分，70%以上空间满足2~3项得50分，70%以上空间满足1项得25分，70%以上空间均不满足不得分 | Design Guidelines for the Visual Environment |
| | | G23 | ①地面光泽度<25GU；②墙面光泽度<40GU；③门的光泽度<40GU；④桌光泽度<25GU；⑤工作台表面光泽度<25GU。70%以上空间满足得100分，70%以上空间满足4项得75分，70%以上空间满足2~3项得50分，70%以上空间满足1项得25分，70%以上空间均不满足不得分 | Design Guidelines for the Visual Environment |

## 第三节　本章小结

　　本章首先完成了对评价指标库的初选，即通过对老年人照料设施相关规范、无障碍设计规范、公共建筑标识相关规范以及国外针对公共建筑与住宅的视觉环境设计指南的研究，结合建筑要素与视觉无障碍设计目标的二元矩阵，初步建立了包含入口空间、水平交通空间、垂直交通空间、居室、卫生间/浴室及餐厅和公共起居厅七大要素的 68 个评价因子。随后完成了基于实地调研和专家意见的指标修正。实地调研包含现场调研和调查问卷两部分，通过对现状的分析及使用者意见的采集，重新整理了评价因子的逻辑分类，最终合并了两大要素，增加了一大要素。然后，结合专家意见对指标库进行了优化，明确了研究范围，并对部分评价因子进行进一步规范化命名，最终确定了老年人照料设施视觉无障碍环境的 66 个评价因子。然后，结合 YAAHP 软件，建立层次结构模型，邀请了 20 位相关领域的专家填写权重问卷，构建判断矩阵，并通过一致性检验后，得到各指标的相对权重，最终计算出各指标绝对权重值。最后根据模糊综合评价法的相关内容，完成本评价体系的模型建构，并结合相关标准确定各分项具体评分要求，给后文评价工具的建立奠定基础。

# 第七章

# 视障老年人照料设施评价实例应用

## 第一节　评价工具设计

为了便于评价体系的快速应用和推广，本研究参考了国内外评价体系相关网站上的程序，制作了老年人照料设施视觉无障碍环境评价的用户自测工具。该工具通过既有平台下的软件建立评价程序，进而实现人机交互，为后续 APP 研发提供思路。通过对设计方案的录入得到评价结果，以期为后续养老院视觉环境的改善提供一定指导作用，也可用于多方案比较，选取最优方案。

为降低工具使用难度，满足用户快速评价老年人照料设施视觉无障碍环境的需求，本研究选用 Microsoft Office 系列办公软件中应用甚广的 Excel 工具为依托，即对各个评分项按照规则进行分别打分，通过函数运算计算出最终结果。整个工具分为四个模块：工具介绍板块、指标权重展示板块、具体指标输入板块以及最终结果输出板块。

### 一、工具介绍板块

本评价工具的介绍模块包含项目名称、项目日期、工具说明、评价体系说明、评价等级及解释以及目录几项内容。其中值得注意的是，每单项评分项满分均为 100 分，系统将根据权重自动输出实际分数，详见图 7-1。

## 老年人照料设施视觉无障碍环境评价

**评价工具**

项目名称

项目日期

**工具说明**

1.本评价工具分为四个界面：工具介绍界面、权重展示界面、单项评分输入界面、结果输出界面

2.请结合评价方案，参考具体评分标准，对单项指标进行打分

3.每单项打分满分为100分

4.系统会将单项打分与权重结合，在结果输出界面自动显示每项最终得分以及最终评价结果

5.请根据结果输出界面的数据，自行选择excel平台下的分析工具进行图表分析，以便直观感受方案优缺点，进而优化改造

6.如若进行不同方案的评价，请另存一个新文件

**评价体系说明**

本评价体系评分项共七大类评价内容，共66个分项，请勿漏评

**评价等级**

| 评级 | 评语解释 | 所属得分 |
|---|---|---|
| 优秀 | 仅有极个别评价指标不满足要求，该老年人照料设施视觉无障碍环境极好，方案几乎无需改进。 | $90 < Q \leqslant 100$ |
| 良好 | 大部分指标满足了要求，该老年人照料设施视觉无障碍环境良好，方案还有提升空间。 | $70 < Q \leqslant 90$ |
| 一般 | 一般常规指标满足了设计的基本要求，该老年人照料设施视觉无障碍环境一般，方案有较大提升空间。 | $50 < Q \leqslant 70$ |
| 较差 | 尚未满足设计的基本要求，该老年人照料设施视觉无障碍环境较差，需要全面改进设计方案。 | $Q < 50$ |

**目录**（点击下方链接即可进入评价页面）

图7-1　工具介绍板块图

## 二、权重展示板块

本评价指标的权重展示板块如图7-2，包含7个一级指标，19个二级指标，66个三级指标的权重，方便用户对整个评价体系各指标重要程度形成一个全面认知，以达到后期着重提升方案的目的。

## 权重展示界面

| 准则层 | 权重 | 子准则层 | 权重2 | 对象层 | 权重3 |
|---|---|---|---|---|---|
| 场地视觉无障碍环境A | 0.088 | 场地光环境A1 | 0.018 | 场地照度A11 | 0.004 |
| | | | | 场地灯具防眩光A12 | 0.015 |
| | | 场地表面装修A2 | 0.021 | 场地道路及铺装表面图案A21 | 0.008 |
| | | | | 场地内设施颜色对比度A22 | 0.004 |
| | | | | 路面材料反射率A23 | 0.008 |
| | | 场地无障碍设施A3 | 0.048 | 外部环境听觉限制标识A31 | 0.004 |
| | | | | 外部环境听觉定位标识A32 | 0.004 |
| | | | | 盲道A33 | 0.013 |
| | | | | 人行道扶手及转弯处材质变化A34 | 0.011 |
| | | | | 可触摸地图A35 | 0.007 |
| | | | | 场地内视觉标识可视化A36 | 0.01 |
| 水平交通空间视觉无障碍环境B | 0.185 | 走廊光环境B1 | 0.074 | 走廊防眩光B11 | 0.008 |
| | | | | 走廊照度B12 | 0.019 |
| | | | | 走廊夜间照明B13 | 0.047 |
| | | 走廊表面装修B2 | 0.074 | 走廊墙地面图案B21 | 0.01 |
| | | | | 走廊墙地面及设施颜色对比度B22 | 0.021 |
| | | | | 走廊表面材质反射率B23 | 0.043 |
| | | 走廊无障碍标识B3 | 0.037 | 走廊听觉限制标识B31 | 0.006 |
| | | | | 走廊语音播报系统B32 | 0.006 |
| | | | | 走廊内通往重要空间的盲道B33 | 0.009 |
| | | | | 走廊内视觉标识可视化B34 | 0.01 |
| | | | | 走廊扶手尽端触觉标识B35 | 0.01 |
| 垂直交通空间视觉无障碍环境C | 0.254 | 垂直交通空间光环境C1 | 0.079 | 楼梯间防眩光C11 | 0.006 |
| | | | | 楼梯间照度C12 | 0.032 |
| | | | | 楼梯间夜间照明C13 | 0.04 |
| | | 垂直交通空间表面装修C2 | 0.125 | 楼电梯表面图案C21 | 0.029 |
| | | | | 楼梯间表面及设施颜色对比度C22 | 0.04 |
| | | | | 楼梯间表面材质反射率C23 | 0.056 |
| | | 垂直交通空间无障碍标识C3 | 0.05 | 楼电梯附近可触摸地图C31 | 0.005 |
| | | | | 楼梯扶手及电梯按钮触感标识C32 | 0.021 |
| | | | | 电梯语音提示C33 | 0.014 |
| | | | | 楼电梯间特殊造型设计C34 | 0.01 |
| 入口空间视觉无障碍环境D | 0.08 | 入口空间光环境D1 | 0.051 | 门厅防眩光D11 | 0.026 |
| | | | | 门厅内外照度D12 | 0.026 |
| | | 入口空间表面装修D2 | 0.008 | 入口空间表面图案D21 | 0.001 |
| | | | | 坡道平台及扶手颜色对比度D22 | 0.003 |
| | | | | 门厅表面及内部设施颜色对比度D23 | 0.003 |
| | | | | 门的材质D24 | 0.002 |
| | | 入口空间无障碍标识D3 | 0.021 | 入口空间听觉定位标识D31 | 0.004 |
| | | | | 入口空间附近可触摸地图D32 | 0.002 |
| | | | | 场地内通往入口的盲道D33 | 0.007 |
| | | | | 入口空间内外地面材质变化D34 | 0.004 |
| | | | | 入口空间特殊造型D35 | 0.004 |

图7-2　权重展示板块

## 三、具体评分输入板块

包含具体评分项、评分标准、单项评分、指标权重四个部分（见图7-3）。

用户结合所评方案，严格依据评分细则在单项评分一栏中填入其得分即可。

## C垂直交通空间视觉无障碍环境设计——具体评分项

| 具体评分项 | 评级标准 | 单项评分 | 指标权重 |
|---|---|---|---|
| **C1 垂直交通空间光环境设计具体评分项** | | | |
| 楼梯间防眩光C11 | 楼梯间采取防眩光措施，包括：①采取固定遮光装置，包括但不限于百叶窗、内外遮阳板、自动窗帘等；②对玻璃材料进行特殊处理防止眩光。满足任意一项得100分，不满足不得分。 | | 0.006 |
| 楼梯间照度C12 | 楼梯间照度不低于100lx，照度均匀，无明显阴影。满足得100分，不满足不得分。 | | 0.032 |
| 楼梯间夜间照明C13 | 楼梯间设有夜间照明，如夜灯，智能感应灯等。满足得100分，不满足不得分。 | | 0.04 |
| **C2 垂直交通空间表面设计具体评分项** | | | |
| 楼电梯表面图案C21 | ①踢面图案；②踏面图案；③电梯地面图案。均采用纯色无复杂图案得100分，满足1-2项得50分，均不满足不得分。 | | 0.029 |
| 楼梯间表面及设施颜色对比度C22 | ①扶手与背景的明度对比度≥50%；②踏板前缘与踏板的明度对比度≥50%；③踏板与竖板的明度对比度≥30%；④楼梯间墙面与地面明度对比度≥50%；⑤电梯地面与墙面明度对比度≥50%；⑥电梯门与周围墙面对比度≥30%；⑦电梯按钮与背景的明度对比≥50%。满足任意6项得100分，满足任意5项得75分，任意3-4项得50分，任意1-2项25分，不满足不得分。 | | 0.04 |
| 楼梯间表面材质反射率C23 | ①楼梯踏板光泽度；②电梯地面光泽度。满足任意一项得50分，均满足得100分，不满足不得分。 | | 0.056 |
| **C3 垂直交通空间无障碍感官标识具体评分项** | | | |
| 楼电梯附近可触摸地图C31 | 在楼梯间及电梯间旁设有触摸式楼层疏散图，满足得100分，不满足不得分。 | | 0.005 |
| 楼梯扶手及电梯按钮触感标识C32 | 电梯内设有开关门及抵达提示音。满足得100分，不满足不得分。 | | 0.021 |
| 电梯语音提示C33 | ①楼梯扶手在每层平台处设置可触摸标牌，提示所在楼层数；②楼梯扶手在起步及拐弯处有不同材质变化，提示信息；③电梯按钮设有盲文或点数标识。全部满足得100分，满足任意1-2项得50分，不满足不得分。 | | 0.014 |
| 楼电梯间特殊造型设计C34 | 交通核采用特殊造型，如门廊突出或采用鲜艳颜色提示其所在位置，便于迅速识别。满足得100分，不满足不得分。 | | 0.01 |

图7-3　具体评分项板块

### 四、结果输出板块

分为模块结果输出和最终结果输出两部分。其中，模块输出板块与具体评分输入板块一一对应，输入的分数通过权重相关的函数运算自动转化为实际分数，并自动计算各个分项的得分率等指标。最终结果输出板块将显示各个一级指标和总分数，并根据最终得分计算出与之对应的评价等级。用户可根据自身需要，依托 Excel 平台对最终生成的数据进行图表分析，以更直观呈现数据，并分析不足之处。

## A场地视觉无障碍环境设计——结果输出界面

### A1 场地光环境设计结果输出

| 具体评分项 | 单项评分 | 指标权重 | 实际得分 | 满分 | 得分率 |
|---|---|---|---|---|---|
| 场地照度A11 | 0.000 | 0.004 | 0.000 | 0.400 | 0.000 |
| 场地灯具防眩光A12 | 0.000 | 0.015 | 0.000 | 1.500 | 0.000 |

### A2 场地表面装修结果输出

| | | | | | |
|---|---|---|---|---|---|
| 场地道路及铺装表面图案A21 | 0.000 | 0.008 | 0.000 | 0.800 | 0.000 |
| 场地内设施颜色对比度A22 | 0.000 | 0.004 | 0.000 | 0.400 | 0.000 |
| 路面材料反射率A23 | 0.000 | 0.008 | 0.000 | 0.800 | 0.000 |

### A3 场地感官无障碍标识结果输出

| | | | | | |
|---|---|---|---|---|---|
| 外部环境听觉限制标识A31 | 0.000 | 0.004 | 0.000 | 0.400 | 0.000 |
| 外部环境听觉定位标识A32 | 0.000 | 0.004 | 0.000 | 0.400 | 0.000 |
| 盲道A33 | 0.000 | 0.013 | 0.000 | 1.300 | 0.000 |
| 人行道扶手及转弯处材质变化A34 | 0.000 | 0.011 | 0.000 | 1.100 | 0.000 |
| 可触摸地图A35 | 0.000 | 0.007 | 0.000 | 0.700 | 0.000 |
| 场地内视觉标识可视化A36 | 0.000 | 0.010 | 0.000 | 1.000 | 0.000 |

图7-4 三级指标结果输出板块

## 整体结果输出界面

老年人照料设施视觉无障碍环境评价最终结果

| 一级指标 | 权重 | 实际得分 | 满分 | 得分率 | 评价等级 |
|---|---|---|---|---|---|
| 场地视觉无障碍环境A | 0.088 | 0.000 | 8.800 | 0.00% | |
| 水平交通空间视觉无障碍环境B | 0.185 | 0.000 | 18.500 | 0.00% | |
| 垂直交通空间视觉无障碍环境C | 0.254 | 0.000 | 25.400 | 0.00% | |
| 入口空间视觉无障碍环境D | 0.080 | 0.000 | 8.000 | 0.00% | 差 |
| 居室视觉无障碍环境E | 0.136 | 0.000 | 13.600 | 0.00% | |
| 卫生间/浴室视觉无障碍环境F | 0.216 | 0.000 | 21.600 | 0.00% | |
| 老年人用房其他空间视觉无障碍环境G | 0.042 | 0.000 | 4.200 | 0.00% | |
| 总分 | 1.000 | 0.000 | 100.100 | 0.00% | |

图7-5 整体结果输出板块

## 第二节　评价方案选取

### 一、评价方案概况

本研究选取沈阳海漫智慧养老中心，位于辽宁省沈阳市，该照料设施是全国首家专门为视障老年人提供精准化关怀服务的养老机构，成立于 2019 年 10 月 15 日，接收自理与半护理的视障老年人。

### 二、评价方案介绍

（一）光环境设计

1. 场地内沿人行道一侧和广场周围设有均匀分布的路灯照明，夜间不存在无照明区域，但灯具间隔较远，整体偏暗。

2. 出入口外部设有一个照明灯具，门厅设置多样化照明形式，整体采用无主灯设计，整体天花被划分为四块，每块均设四个方形吸顶灯，周围设一圈筒灯增加照度。分散照明，照度较为均匀；日间照度充足，窗户无固定遮光装置。

3. 走廊日间仅有一个尽端采光，有明显眩光；夜间照度均匀无明显阴影。

4. 楼电梯间均采用一个主灯的照明形式，照度充足无明显眩光。

5. 居室日间采光良好，照度均匀；顶部仅一个灯具，无局部照明和分散照明设计。

6. 公共卫生间及公共浴室内部设有多个灯具，采用无主灯形式，且启用夜间照明。私用卫生间中仅在顶部设一个照明灯具，无其他用于增加照度的局部照明。

7. 一楼为主要公共活动空间，包含护士站、按摩室、餐厅、多功能厅、棋牌室、热水间等。除餐厅外，房间内均仅设置一个照明灯具，无分散照明设计。

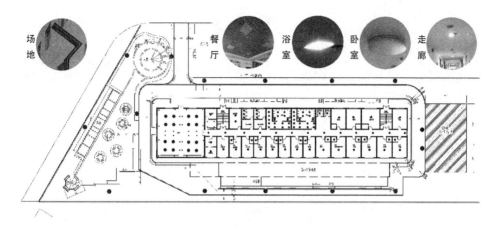

**图 7-6　沈阳海漫智慧养老中心灯具位置示意图**

（二）界面设计

1. 场地内人行道采用红色地面，中线为醒目的亮黄色，广场选用灰色花岗岩地砖，光泽度低，不易引发眩光，墙壁为暖白色，与地面对比鲜明，墙地面均无复杂图案。

2. 入口地面为灰色地砖。门厅兼做餐厅使用，铺设米色瓷砖和白色墙面，地面设置深色盲道。餐桌为与之相近的木色，餐椅也为木色，上面铺有灰色座垫。休闲区为绿色沙发，对比鲜明。

3. 走廊墙壁为白色，每层地面均选用不同颜色，沿墙壁一侧设有黄色扶手。

4. 电梯门旁边墙面做了深色装饰贴面处理。楼梯踏面和踢面均采用深色带有花纹的材质，两侧均设扶手，颜色为橙色或木色。

5. 居室采用白色墙面和淡黄色地板，家具多为木色，整体呈暖色调，通向独卫的墙面上设有黄色扶手，独卫与居室采用帘子分隔。

6. 卫生间采用褐色不规则瓷砖，洁具大多为白色，墙面为米色瓷砖或木色隔板，无障碍扶手采用明黄色，入口不设门，采用颜色明亮的帘子分隔。浴室地面为深蓝色，墙面采用米色瓷砖饰面，扶手和坐具均选用明黄色。

7. 其余公共空间墙地面均与居室相同，内部家具也多为木色。按摩室内按摩椅为紫色，与背景对比鲜明。

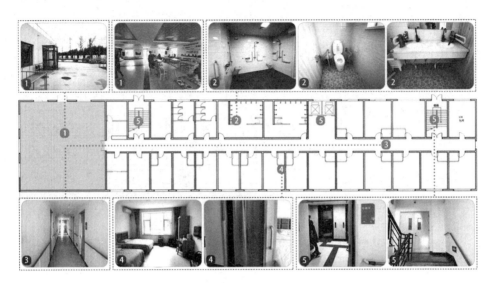

图7-7　沈阳海漫智慧养老中心表面设计现状

## （三）无障碍感官标识设计

1. 场地内沿人行道两侧和广场周围设置扶手，扶手采用不锈钢材质，转弯前2m处通过扶手上缠绕的线圈提示，断开处地面设置盲道。

2. 场地内设有通向主入口的盲道，入口处室内外空间地面齐平。

3. 走廊扶手尽端设有房间名称的触觉铭牌，地面铺设通向门厅和电梯厅的盲道。

4. 电梯选用设有语音提示及触觉标识的无障碍电梯，楼梯扶手尽端设标有楼层数的触觉标识。

5. 居室设备先进，设有智能家居控制系统语音控制房间内的电视、空调、窗帘等。

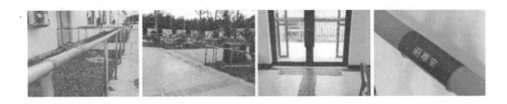

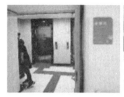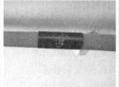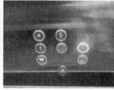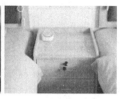

**图7-8 沈阳海漫智慧养老中心无障碍感官标识**

注：从左到右依次为场地扶手触觉标识、场地扶手断开处盲道、通向主入口盲道、走廊内扶手触觉标识、通向电梯间盲道、楼梯扶手触觉标识、电梯按钮触觉标识、居室智慧语音系统。

## 三、评价工具应用与结果分析

### （一）评价工具应用

本研究主要通过实地发放以及电子邮件等方式，邀请建筑学领域的专业研究人员、专业设计人员共20人，先对各个评分项及评分标准进行解释，再邀请其对该项目打分，最终结果取各位专家打分的算术平均值，统计结果如表7-1所示。

**表7-1 专家打分得加权平均值**

| 评分项 | 分值 | 评分项 | 分值 |
|---|---|---|---|
| 场地照度 A11 | 86 | 门厅内外照度 D12 | 70 |
| 场地灯具防眩光 A12 | 82 | 入口空间表面图案 D21 | 100 |
| 场地道路及铺装表面图案 A21 | 100 | 坡道平台及扶手颜色对比度 D22 | 100 |
| 场地内设施颜色对比度 A22 | 92 | 门厅表面及内部设施颜色对比度 D23 | 80 |
| 路面材料反射率 A23 | 100 | 门的材质 D24 | 94 |
| 外部环境听觉限制标识 A31 | 100 | 入口空间听觉定位标识 D31 | 100 |
| 外部环境听觉定位标识 A32 | 100 | 入口空间附近可触摸地图 D32 | 0 |
| 盲道 A33 | 100 | 场地内通往入口的盲道 D33 | 100 |
| 人行道扶手及转弯处材质变化 A34 | 100 | 入口空间内外地面材质变化 D34 | 100 |

| 评分项 | 分值 | 评分项 | 分值 |
|---|---|---|---|
| 可触摸地图 A35 | 0 | 入口空间特殊造型 D35 | 92 |
| 场地内视觉标识可视化 A36 | 64 | 居室采光系数 E11 | 100 |
| 走廊防眩光 B11 | 0 | 居室防眩光 E12 | 100 |
| 走廊照度 B12 | 78 | 居室照度 E13 | 82 |
| 走廊夜间照明 B13 | 100 | 居室分散照明 E14 | 0 |
| 走廊墙地面图案 B21 | 100 | 居室局部照明 E15 | 0 |
| 走廊墙地面及设施颜色对比度 B22 | 100 | 居室表面图案 E21 | 100 |
| 走廊表面材质反射率 B23 | 92 | 居室表面及设施颜色对比度 E22 | 62 |
| 走廊听觉限制标识 B31 | 100 | 居室表面材料反射率 E23 | 94 |
| 走廊语音播报系统 B32 | 100 | 居室智能语音控制系统 E31 | 100 |
| 走廊内通往重要空间的盲道 B33 | 100 | 居室内外地面材质变化 E32 | 30 |
| 走廊内视觉标识可视化 B34 | 68 | 卫生间/浴室防眩光 F11 | 100 |
| 走廊扶手尽端触觉标识 B35 | 100 | 卫生间/浴室照度 F12 | 80 |
| 楼梯间防眩光 C11 | 0 | 卫生间/浴室分散照明 F13 | 64.8 |
| 楼梯间照度 C12 | 84 | 卫生间/浴室局部照明 F14 | 0 |
| 楼梯间夜间照明 C13 | 100 | 卫生间/浴室感应照明 F15 | 78 |
| 楼电梯表面图案 C21 | 100 | 卫生间/浴室表面图案 F21 | 80 |
| 楼梯间表面及设施颜色对比度 C22 | 62 | 卫生间/浴室墙地面及设施表面颜色对比度 F22 | 62.8 |
| 楼梯间表面材质反射率 C23 | 62 | 卫生间/浴室墙地面及设施表面反射率 F23 | 72.6 |
| 楼电梯附近可触摸地图 C31 | 0 | 其他空间防眩光 G11 | 100 |
| 楼梯扶手及电梯按钮触感标识 C32 | 100 | 其他空间照度 G12 | 66 |

续表

| 评分项 | 分值 | 评分项 | 分值 |
| --- | --- | --- | --- |
| 电梯语音提示 C33 | 100 | 其他空间墙地面图案 G21 | 100 |
| 楼电梯间特殊造型设计 C34 | 0 | 其他空间墙地面及设施表面颜色对比度 G22 | 71 |
| 门厅防眩光 D11 | 100 | 其他空间墙地面材质表面反射率 G23 | 80 |

将最终得到的各级评价值输入评价工具中，从而计算出沈阳海漫智慧养老中心视觉无障碍环境的各级指标得分、最终得分及评价等级，最终得到总评价值为80.04，70≤E≤90，评价等级为良好。

著者走访了该养老院中入住的44位视障老年人，采访人数占入住人数的90%以上，得到的结论与本研究评价结果一致，证明本研究的评价体系是科学有效的。

（二）评价结果分析

通过使用本研究建构的评价模型对沈阳海漫智慧养老中心视觉无障碍环境进行分析，最终评价等级为良好，大部分指标满足了视障老年人的需求。然而，从对一级评价指标的分析不难发现，垂直交通空间以及老年人生活用房尤其是卫生间、浴室的视觉无障碍环境还有待提升（见图7-9）。

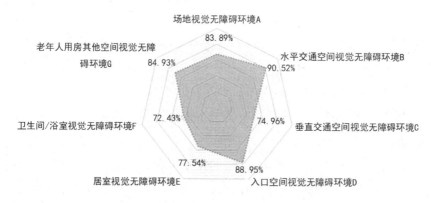

图7-9 海漫智慧养老中心视觉无障碍环境一级指标得分率

值得说明的是，经过著者的调研发现该养老院的卫生间及浴室卫生条件维系及管理良好，达到了较高的卫生标准，其原因在于视障老年人基于卫生判断的感官标准与普通老年人差别较大。

随着年龄增长，老年人的视力会发生一些变化，出现视力下降、色觉感知变弱、光线适应能力变弱等视力问题，因此，对于光环境以及颜色对比度有着更高的需求。而通过对二级指标的评分结果分析可知（见图7-10），该养老院的浴室/卫生间视觉无障碍环境在这两方面都略有欠缺；居室在感官无障碍标识方面的设计不够完善；垂直交通空间则在表面设计与感官无障碍标识方面还有提升空间。

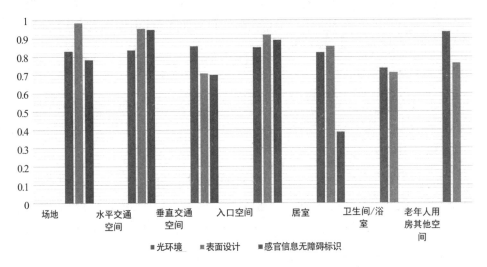

图7-10 海漫智慧养老中心视觉无障碍环境二级指标得分率

下文将针对评分低于80分的三类空间进行进一步的结果分析，即卫生间/浴室、垂直交通空间以及居室空间。

（1）浴室/卫生间视觉无障碍环境结果分析

该养老院卫生间包含公共浴室、公共卫生间以及自用卫生间（不含洗浴）三种类型。

a. 自用卫生间。从光环境角度看，自用卫生间的分散照明和局部照明两个分项得分率不高。该养老院自用卫生间仅设单一光源，光源位置与其他位置亮度差别大时则易引起眩光。同时，卫生间内未在柜门、镜子两侧设置局部照明增加照度，难以满足老年人的多样化需求。该卫生间的表面设计一项得分较高，墙面台面均无复杂图案，扶手与墙地面、柜子与门把手、水龙头与洗手池、洗手池塞子与池内壁等均形成明显明暗对比，墙地面的反射率较低，不易引起眩光。但仍有一定不足之处，如地面采用碎石拼接纹样，其上的复杂图案会使得老年人难以找到掉落在地面上的物品；镜子也容易使老人迷惑，日常应采取一定遮挡措施。

b. 公共浴室。从光环境角度看，该院公共浴室的照度不足。JGJ 450-2018《老年人照料设施建筑设计标准》中对卫生间、盥洗室、浴室空间照度做出要求，不应低于200lx。而经过实地照度测量发现，公共浴室的照度稳定在90lx左右，未能满足要求。而从表面设计的角度看，公共浴室除较为鲜艳的明黄色辅具外，公共浴室的洁具、淋浴开关等与背景色难以区分，不利于老人迅速辨识其位置。同时，公共浴室墙砖反射率较高，在其上会形成灯的影子，极易引起眩光。

c. 公共卫生间。从光环境角度看，该院公共卫生间有自然采光，日间照度充足，而夜间照明则同样稳定在90lx左右，照度不足。从表面设计角度看，公共卫生间地面图案复杂，且墙地面颜色相近，易引起混淆。

（2）垂直交通空间视觉无障碍环境结果分析

垂直交通空间包含楼梯和电梯两类空间。从感官无障碍标识角度看，交通核未采取门廊突出、鲜艳颜色或连续色块指引等方式以迅速引导老人识别其位置，且附近无可触摸疏散地图，视障老年人无法全方位了解房间位置以及交通疏散情况。

a. 楼梯。从光环境角度看，楼梯间二层间的平台有自然采光，但未采取相应遮光装置避免眩光。照度和夜间照明均满足需求。从表面设计角度看，楼梯踏面和踢面均采用灰色带花纹的材质铺设，虽然耐脏但图案复杂容易令老年人眼花。其次，踏板前缘无明显警示条，老年人对高度、深度的感知能力下降，有发生跌倒的风险。

b. 电梯。从光环境角度看，电梯内设置常亮灯照明，且照度均匀。但电梯的表面设计亟待完善，电梯开门一侧与其余表面无明显区别，楼层按钮与背景颜色及材质一致，均不利于迅速识别。且电梯内壁无特殊处理，表面反射率过高，极易引起眩光。

（3）视觉无障碍环境结果分析

从光环境角度看，居室南北向自然采光，照度均匀，无明显眩光。居室内仅一个灯照明，无分散照明设计，床边、写字台也未设置局部照明，总体照度不足。从表面设计角度看，居室门与周围墙面形成了明显对比，门把手也做了紫色包边处理，防止磕碰的同时增加了对比度，方便识别。但也存在一定不足之处，居室地板为米色，床品和家具与之颜色相近，难以区分。从无障碍感官标识角度看，居室内设有智能语音音响，可语音控制屋内的电器设备，如空调、电视、电动窗帘等，极大方便了视力低下和行动不便的老年人。但居室与走廊地面的踩踏触感无明显区别，无法有效传递信息，仍有待改进。

# 第三节　评价结果导向下的设计优化

下文将针对以上三类空间进行适应化改造。

## 一、浴室/卫生间视觉无障碍环境改造

该养老院内部有公共卫生间、公共浴室和居室带私人卫生间三种类型。下文将分别进行改造。

### （一）公共卫生间

将原卫生间的空间进行整合，并增加一个无障碍卫生间。首先，增加公共卫生间的照明灯具，避免单一光源导致的中心亮度与周围差别过大的情况而引起眩光。整体灯光采用漫反射 LED 吸顶灯为主要照明，设置筒灯辅助照明与之搭配的照明形式，另在穿衣镜四周设置 LED 灯带增加局部照度。在每个厕所隔间上方也设置筒灯，避免空间内黑暗角落的存在（见图 7-11）。主灯设置人体传感器，晚上无人时设必要的常亮照明，照度为标准照度的 1/10。

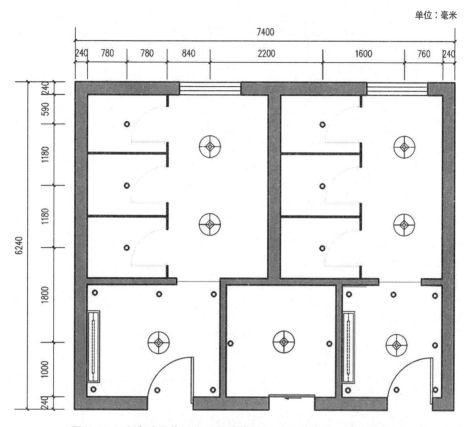

图7-11　改造后公共卫生间灯具布置图（图片来源：作者自绘）

　　其次，对公共卫生间的表面也进行了改造。地面采用无复杂图案的灰色哑光大理石地砖，而非亮面砖，避免反射太阳光或灯光引起眩光，墙壁采用浅米色哑光瓷砖贴面，墙地面明度对比大于30%，同时与白色的洁具形成鲜明对比。洗手池台面为深灰色，洗手台下部悬空。洗手池为亮白色，并配备左右两侧设置蓝色和红色的冷热水标识的黑色水龙头。卫生间内的所有扶手辅具均采用橙色，整体明度对比鲜明，方便识别。卫生间通向内部隔间的门为橙色门帘，隔间采用原木色，与墙壁区别开来，隔间门采用白色，门把手及锁扣均为黑色。马桶及小便器均为亮白色，马桶圈和取纸器为橙色以快速识别位置。

单位：毫米

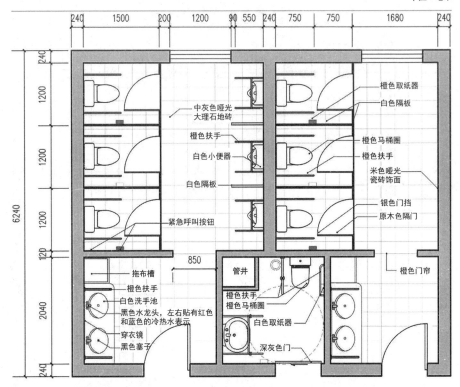

**图7-12 改造后公共卫生间详图**

单位：毫米

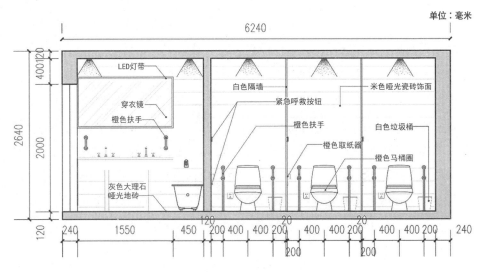

**图7-13 改造后公共卫生间剖面图1-1**

单位：毫米

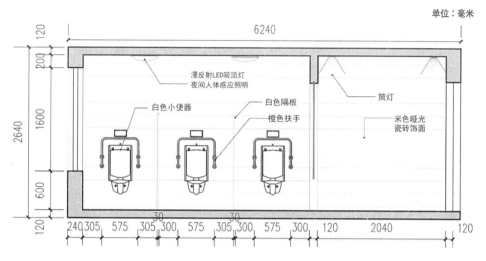

图 7-14 改造后公共卫生间剖面图 1-2

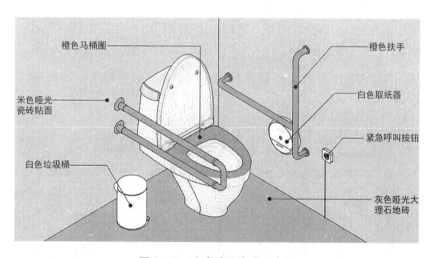

图 7-15 改造后无障碍卫生间

（二）公共浴室

首先增加公共浴室照明光源，避免单一光源导致的眩光。房间内的漫反射
LED 吸顶灯均匀布置，用于提高照度（见图 7-16）。

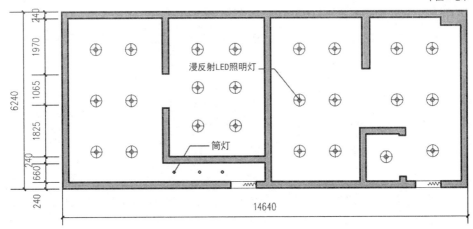

单位：毫米

图 7-16　改造后公共浴室灯具布置图

　　其次，对公共浴室的表面进行改造（见图7-17、图7-18、图7-19）。地面采用无复杂图案中灰色哑光大理石地砖，墙壁采用浅米色哑光瓷砖贴面。置物台台面为亮白色，置物柜也采用白色，与墙地面形成鲜明对比。座凳采用鲜艳的蓝色，浴室内的所有扶手坐具辅具均采用橙色，整体明度对比鲜明，方便识别。

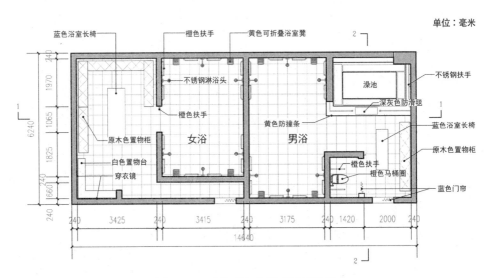

单位：毫米

图 7-17　改造后公共浴室平面详图

单位：毫米

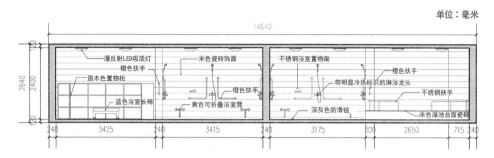

图7-18　改造后公共浴室剖面图1-1

单位：毫米

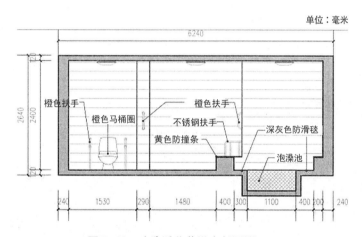

图7-19　改造后公共浴室剖面图1-2

## 二、居室视觉无障碍环境改造

首先增加居室内的照明灯具，避免单一光源导致的中心亮度与周围差别过大的情况而引起眩光。整体灯光依旧采用漫反射 LED 吸顶灯为主要照明，筒灯辅助照明与之搭配的照明形式。在居室入口处及居室中央各设置一个吸顶灯作为主要照明，周围设置一圈筒灯增加照度，避免空间内黑暗角落的存在。同时，在床头和工作桌设置壁灯增加局部照度，形成温馨和谐的灯光氛围。（见图7-20）

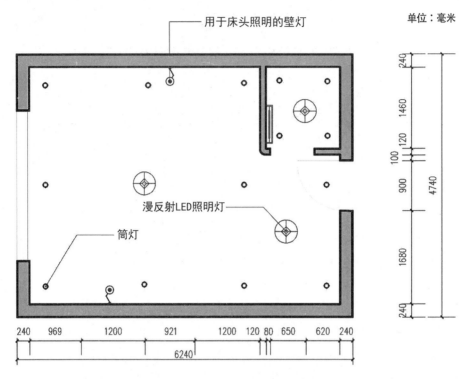

图 7-20  改造后卫生间灯具布置图

随后，对卧室表面进行改造设计，增加墙地面与设施、家具之间的对比度
（见图 7-21、图 7-22、图 7-23）。地板选用黑胡桃木，白色墙面搭配原木色床、
书桌、座椅及柜子，以暖色为主色调。床头采用灰色床头靠背，与白色墙面形
成对比，床单被罩均采用纯白色，避免复杂的花纹影响老年人找寻床上的物品，
枕头采用灰色枕巾。在独卫外部墙面上设置橙色扶手，与白色墙面形成明显对
比，同时卫生间的门帘采用橙色，为避免磕碰不设门。插座采用灰底，插口处
有白色色块，照明开关为橙色底板及带不同字母触摸标志的白色摇杆。原木色
柜子均采用白色柜门把手，木座椅上铺有灰色座垫，衣柜上装有橙色的盲杖放
置夹。

除表面设计外，卧室沿用智能语音控制系统的同时增加了触感标识。在卧
室地面靠近走廊的一侧设置地面触感标识，如地毯等形式提示内外空间的变化。
除此之外，居室的门前采用个性化定制设计，采用贴喜爱的形状挂不同的玩偶
等形式而非单一门牌号来区别各个房间。

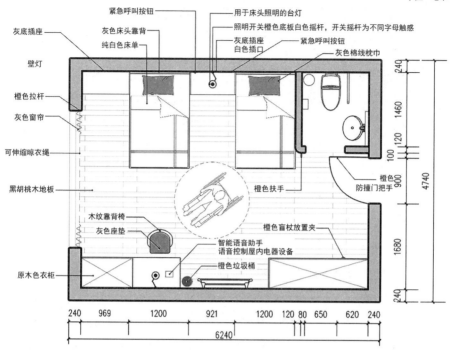

图 7-21　改造后的卧室详图

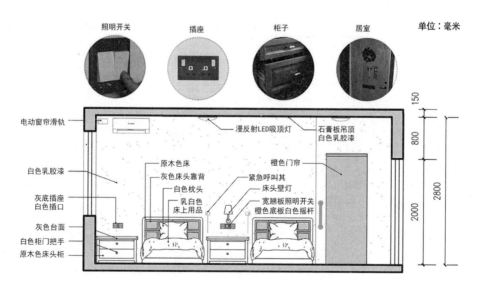

图 7-22　改造后的卧室剖面图 1-1

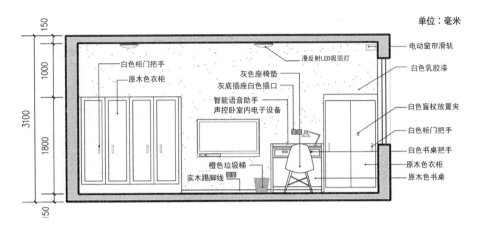

图 7-23 改造后的卧室剖面图 1-2

## 三、垂直交通空间视觉无障碍环境改造

### (一) 楼梯

楼梯间窗户采用百叶窗用于防眩光。灯光设计则采用吸顶灯和楼梯踏步低位照明相结合的方式。在平台处各设置一个吸顶灯，提供均匀照明，避免只设一个而导致的阴影区（见图 7-24）。设置传感器照明，无人时应有必要的常亮

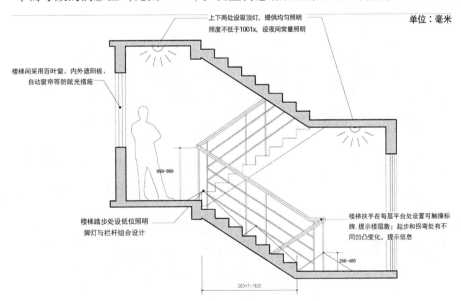

图 7-24 改造后的楼梯间照明示意图

照明。选择传感器照明时应考虑的因素包括：灯具应选择立即发亮、无延迟的 LED 灯；传感器应设置为人们的活动，而不是定时关闭，避免老人走得很慢或在楼梯间待很长时间导致灯熄灭的情况出现。

楼梯间踏步台阶踏面前缘与踏面的明度对比大于 50%，且无复杂图案，帮助老人上下楼梯时定位台阶边缘。楼梯间墙壁采用白色，两侧设置橙色扶手。除此之外，楼梯扶手上在每层平台处设置可触摸标识，提示所在楼层（见图 7-25）。

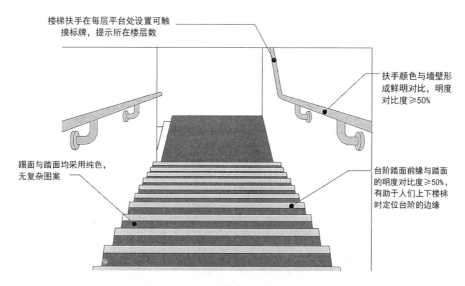

图 7-25　楼梯颜色对比度详图

（二）电梯

电梯间无自然采光，对其进行如下的灯光设计（见图 7-26）。电梯间内设置两个漫反射 LED 吸顶灯，电梯内设置四个吸顶灯，分散照明。电梯选用无障碍电梯，设有延时关闭功能和电梯运行抵达楼层的语音提示。地面采用木地板，与周围墙面形成对比，内部设置橙色的安全扶手，侧面设高低位两个明黄色底板白色按键的操作面板，便于快速定位，且按钮有凸出的盲文标识（见图 7-27、图 7-28）。

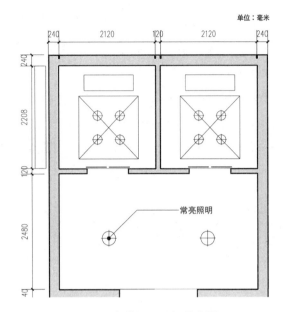

图 7-26　电梯间照明灯具布置图

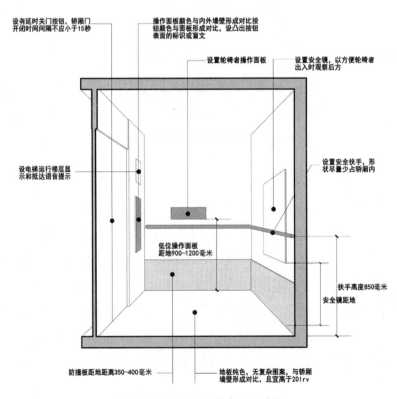

图 7-27　电梯间内部表面设计图

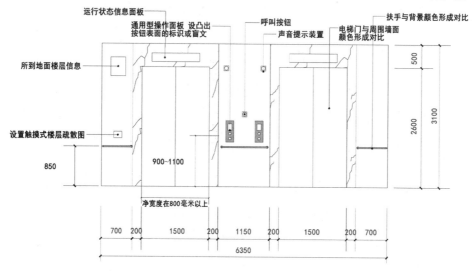

图 7-28 电梯间立面图

## 第四节 视觉无障碍环境优化设计策略

### 一、维持记忆认知的导盲系统设计

#### (一) 室外导盲系统

为了方便视障老年人在室外移动，应在活动场地和周围的步道上进行设计。在大门处设置音响设备，如音乐喷泉，将音乐作为获取位置信息的手段，方便视障老年人了解自己所处位置。同时在场地周围设置不锈钢扶手，并在转折处使用麻绳提醒老年人转向。在步道周围种植小型植物，以防止枝叶外伸对视障老年人形成阻碍。此外，放置座椅和固定的室外摆设等措施，可以增强视障老年人的记忆认知。

在场地周围和建筑物的步道上设置盲道，以方便视障老年人行走和定位。盲道上必须保持平整，可以使用凸起的砖块或橡胶材料进行铺设。盲道的颜色和深度应与周围环境有所区分，并在转折处设置凸起的点或拐角，以提醒视障老年人转向。在室外的盲道上，可以使用凸起的金属条提醒视障老年人走向不同的区域，同时也可以在有坡度的地方设置防滑装置，以保证行走安全。

（二）室内导盲系统

为了让视障老年人分辨不同楼层，可以在每层楼走廊地面上使用不同颜色的石材、瓷砖或地毯进行铺设，以方便有光感的视障老年人准确区分不同的楼层。在走廊的两侧墙壁上安装无障碍扶手，在扶手端头通过盲文进行房间号或名称的标识，方便视障老年人找到自己的房间。扶手上还可以缠上纱布，利用触感的不同提醒视障老年人走向电梯附近。

在公共区域（如大厅、多功能厅等）进行设计时，应该考虑到视障老年人的特殊需求。大厅和多功能厅的门厅可以合为一体，设置咨询台和盲道，方便视障老年人在此就餐、举办活动和开会。同时，就餐区域应在走廊和居住单元的位置之间设置盲道，以使视障老年人更加容易定位。在室内的每个固定位置（如就餐桌子和长椅等）上，都应该标记盲文，以方便视障老年人找到自己的座位和位置。在公共区域和居住单元中的门牌和指示牌上也应使用盲文进行标识，方便视障老年人进行定位。

## 二、兼顾自由安全的室外空间设计

（一）步行系统

步行作为养老设施中老年人日常户外活动的主要方式之一，其细致设计的步行空间具有重要的意义。这样的设计不仅能够提升老年人的舒适感，还有助于老年人之间的交流和互动。步行空间为老年人提供了一个宜人的环境，使他们能够自由行走并享受户外活动的乐趣。在这样的空间中，我们可以考虑多种因素，例如道路的宽度和通畅性，使用舒适的材料进行铺装，增加合适的休息区域，提供足够的阴影和遮阳设施，并定期维护和清洁空间。

在老年人的步行方式中，通常可以归纳为三种类型：必要型步行、消遣型步行和锻炼型步行。这些步行方式对老年人的身体健康和生活质量有着重要的影响，并且在设计老年人友好城市和社区时，我们应考虑到这些不同类型的步行需求。首先，必要型步行是老年人日常生活中最常见的一种步行方式。这种步行方式主要是为了满足日常生活需求，如购物、社交、医疗等。老年人通常会选择短距离步行，例如到附近的商店或社区设施。因此，在城市规划和社区设计中，应该考虑到老年人步行距离的合理安排和便利性，提供足够的步行路径和设施，如人行道、过街设施、残障人士友好的斜坡等，以便老年人能够安全、舒适地步行。其次，消遣型步行是老年人享受休闲时光的一种方式。老年人通常会选择在公园、花园或小区内漫步，欣赏自然景观、花草树木和社区环境。为了满足老年人的消遣型步行需求，设计师可以在城市和社区内规划和营造更多的公共绿地和休闲区域，提供舒适的座椅、步道、景观等设施，以鼓励老年人积极参与步行活动，促进他们的身心健康。最后，锻炼型步行是老年人保持身体健康、增强体力和稳定情绪的一种方式。老年人可能会选择进行有氧步行或快走，以提高心肺功能和增强肌肉力量。针对锻炼型步行，城市和社区的设计应提供合适的路径和设施，如专门的锻炼步道、健身器材、休息点等，以促进老年人进行健康的步行锻炼。

首先，相对平坦的步行路线对老年人来说至关重要。老年人通常身体机能下降，他们需要选择相对平坦的路线以减少步行过程中的危险。陡峭的坡道或起伏的路面会给老年人的步行带来困难，甚至增加跌倒的风险。因此，设计师应该倾向于选择相对平坦的路径，以便老年人能够轻松而稳定地行走。其次，步行路线的连续性对于老年人的步行体验也至关重要。连续性可以确保老年人在步行过程中避免中断和阻碍。例如，好的步行路线应该最大限度地减少人行道上的障碍物，如台阶、过道或路障。此外，通行路线应尽可能地连贯，避免出现断断续续或需要额外的绕行。这样可以保证老年人能够顺畅且连续地进行步行活动，不会遇到意外或不必要的困扰。要实现相对平坦和连续的步行路线，设计师可以采取一些具体措施。在规划城市和社区时，应重视步行路线的设计，确保人行道的坡度适中且光滑，避免出现明显的高差；应提供足够的过街设施，如盲道、斑马线和交通信号灯，以确保老年人的过马路过程安全无阻。城市和社区的规划还应考虑老年人设施的布局，以便老年人在整个步行路线上能够获得所需的支持，如座椅、遮阳设施等。

步行线路应该具有便捷性，以使老年人能够轻松地获得所需的服务和设施。例如，在步行路线上设置商店、医疗中心、休息区和公共厕所等，以满足老年人日常生活和健康需求。此外，构建无障碍环境，如无障碍斜坡和足够的行人通行空间，也是确保便捷性的重要因素。步行线路应具有富有变化的特点，以增强老年人步行的趣味性。设计师可以考虑在步行路线上引入景观元素，如花坛、绿植、雕塑等，为老年人提供美丽和宜人的步行环境。此外，为了增加步行的变化性，可以设置景观观赏点或休息区，供老年人在步行过程中稍作休憩或欣赏周围的环境。创建可参与的空间环境也是设计师需要考虑的重要因素。老年人通常希望参与社区的各种活动和社交互动。因此，步行线路设计中可以考虑设置公园、广场或社交活动场所，为老年人提供与他人交流和参与各种活动的机会。此外，适当引入技术元素，如信息亭、互动装置等，也可以增加老年人与环境的互动性，让步行空间更具吸引力和参与性。

在考虑视障老年人的行走环境时，提供充足而灵活的休息空间至关重要。休息空间的布置应该考虑到老年人的特殊需求，以提供他们舒适和安全的休憩环境。为了满足老年人的舒适需求，休息空间应该布置在步行路径的合适位置，以便老年人方便地找到和使用。这些休息空间可以采用多样的设计，如设立座椅、长凳或带有遮阴屋顶的休息亭，为视障老年人提供休息和放松的场所。此外，为了满足老年人的安全需求，休息空间应该考虑到防滑和稳定的设计，以防意外摔倒和不适。休息空间的布置应该充分考虑老年人的舒适性。座椅和长凳的设计应该符合人体工程学原理，提供舒适的坐姿支持和适当的座位高度。休息空间可以考虑配备柔软的垫子或靠背，以提供额外的舒适感。在设计上，可以采用富有变化的座椅布局，如单人座椅、双人长凳或小型休息区，以适应不同老年人的喜好和需求。休息空间还可以考虑提供其他便利设施，以满足老年人的日常需求。例如，可以在休息区附近设置水源和饮水设施，供老年人方便获取饮用水。在休息空间的设计中，可以考虑提供无障碍的通道，以满足使用轮椅或助行设备的老年人的需求。

（二）活动场地

针对视障人士的室外场地设计需注重地面平整，因为相较于其他环境因素，地面平整更加能够保证他们的安全。设计者应进行平整处理，并确保没有高低差、门槛等障碍物以及避免积水等环境现象，从而让视障人士更加方便地移动和参加活动。同时，室外场地还需设置固定的扶手和座位，这些设施能够提供支持和休息的场所，使视障人士的活动更加舒适和安全。设计者应当在材料使用方面更加注重环保,采用天然的木材材料、环保的工业材料等。这些选材简单自然,环保安全,避免材料、设施等因素对视障人士的健康造成任何隐患,而且使用木材质可以给视障者带来一种亲切感。这种天然材料能够让他们感受到自然界中的温馨和平静。设计师们还可以使用一些材质和颜色的对比来增强视障者的感知能力,有残存视力的视障者可以通过这些对比来更加清晰地感知场地的不同部分,从而更自信地在其中移动。这种设计不仅可以提高视障者在场地中的安全感,同时也为他们带来了更好的体验感。

盲文是为视障人士设计的一种语言标识符,可以帮助他们清晰地了解场地中的标志和各种设施。在室外场地设计中,设计者应在盲道、扶手、座椅等位置上设置盲文标识,提供给视障老年人更多的信息,从而使他们更好地利用场地中的各种设施。这些标识符须规范突出、简单明了,便于视障老年人阅读和理解,以提高他们的生活质量和日常体验。设计中应充分考虑室外场地的空间布局,使其对视障人士更为便利。视障人士需要简单明了的场地布置,使其能够轻松地进行移动和定位。因此,设计者应将所有场地元素有序地排列,确保目标人群能够轻松走过整个场地,并便于进行场地内活动,同时使整个场地在美学和功能方面达到一个统一的平衡。这样,设计的空间功能效果实用而美观,能够满足不同视障老年人的需要,为他们带来更好更轻松的生活体验。

### 三、营造家庭氛围的生活空间设计

#### (一) 居住空间舒适安全

居住空间是视障老年人停留最久的空间,由于视障老年人特殊的生理特征和心理需求,他们对于居住环境有着更细腻的要求。保证居住单元的舒适安全,为老年人创造一个安心的生活环境,可以调动视障老年人的愉悦情绪,对居住环境的满意度提升,在一定程度上可以使他们有归属感,消除不安的情绪。可以从以下几个方面对居住空间的设计进行考量。

1. 光线

在面对不同视觉障碍的情况下,可以根据实际情况进行相应的光线调节设计。光线在视觉环境中扮演着至关重要的角色,因为它直接影响着人们的视觉感知和舒适度。在设计中,我们需要考虑到视障人士的特殊需求,以确保他们能够获得更好的视觉体验。对于完全失明或视力极低的人群，我们可以利用其他辅助技术来提供更好的视觉环境。比如，使用声音指引系统来帮助他们更好地感知周围环境；或者配备适当的灯光来提供特定的视觉指引，如使用不同颜色的灯光来表示特定区域或路径。

2. 声音

随着年龄的增长，视障老年人的听力往往会出现下降的情况。因此，在设计过程中，我们必须重视声音的设计。老年人听力下降的主要原因之一是耳蜗中的毛细胞受损，导致听觉神经传输信号的能力减弱。为了给视障老年人满足老年人对声音的需求，设计师需要采取一些措施来优化室内声音环境。对于声音的传达和扩散，建筑物的声学设计应注重吸音和隔音。合适的隔音材料和建筑结构可以有效地减少噪声的传播，创造出一个安静和舒适的环境。此外，吸音材料的使用可以减少噪声的反射，避免声音的混响，提高语音的清晰度和可听性。声音系统的设计也需要考虑。对于老年人来说，优质的声音系统可以帮助他们更好地接收和理解语音信息。合适的扬声器和音频设备应当具备良好的频率响应和动态范围，确保声音的清晰度和丰富度。采用合适的音量控制和均衡设置可以使声音更加平衡和舒适。此外，对于老年人而言，声音的定位也非常重要。为了帮助他们准确地辨别声源的方向和位置，设计师可以考虑安装定向扬声器或采用声学定位技术。这种技术可以提高声音定位的准确性，使老年人更容易理解和参与到室内环境中。我们还应该注重声音的可调节性。老年人的听力可能因个体差异而各不相同，因此，提供可调节音量和音调的设备或系统非常重要。这样，视障老年人可以根据自己的听觉需求调整声音，确保其舒适度和听取效果。

3. 材质

对于具有视觉障碍的老年人来说，地面的防滑性非常重要。光滑的地面对于依赖盲杖行动的老年人来说是非常危险的，因此，在设计中应考虑使用防滑的铺装材料。为了给视障老年人提供一个安全的行走环境，我们应优先选择具备良好防滑性能的铺装材料。这些材料可以有效减少老年人走动时的滑倒风险，并提供稳定的支撑。常见的防滑选项包括使用橡胶等材料，这些材料能够有效增加地面的摩擦力。

## 4. 色彩

对于视障老年人来说，色彩是他们感知和识别环境的重要因素之一。由于视力模糊，他们可能难以清晰地看到细节和辨认物体。然而，鲜艳的色彩可以吸引他们的注意力并提供视觉上的指引。因此，在设计过程中，通过在把手、开关、插座等元件周围创造色彩鲜艳的环境，可以让视障老年人更容易找到和使用这些设备。

## 5. 居室内设施

结合老年人的身体条件，床垫应该具备适中的软硬度。这种设计可以满足人体躯干的生理弧度，从而提供更舒适的睡眠和休息体验。对于老年人来说，推荐选择大尺寸的床垫和床体，以便提供足够的空间给他们进行不同的睡眠姿势。为了进一步提升老年人的安全和便利性，建议在床头设置紧急报警按钮。这样，老年人在面临紧急情况时，可以快速触发警报并寻求帮助。最好能够结合灯光提示或语音感应，使老年人更容易发现和操作紧急报警按钮。在技术方面，可以考虑使用智能床垫或床体，配备传感器和监测设备。这些设备可以实时监测老年人的睡眠情况、体温、心率等生理指标，并根据数据提供相应的调整和提醒。此外，一些智能床垫还可以根据老年人的体态和压力分布，自动调整硬度和支撑，以适应其需求。

## 6. 家具设计变直角为弧线

在老年人的生活环境中，他们对于家具的舒适性和安全性有非常高的要求。尖角或锐利的边缘可能会导致老年人在移动或使用家具时发生意外伤害，因此，在设计中应考虑避免使用这些尖锐的元素。相反，应选择圆滑的形状，使老年人在与家具接触时减少受伤的风险。此外，曲线形状的运用可以进一步增加家具的柔和感，使老年人更容易接受和融入家具的使用过程中。把房间拐角处以及四周墙壁设计成以弧线为主，家具边角设计成圆形。这样一来，他们就不会被墙角磕碰。家具最好都靠在房间的四周，这样既可以节省空间，也可以避免多余的隔断。这种布局方式不仅能够充分利用空间，还能提供给老年人更多的活动空间和自由度。与此同时，避免过多的隔断，也可以创造更加通透和开放的空间感。这种布局方式不仅能够提升房间的空间利用效率，还能使老年人在居住环境中更加方便和舒适地进行活动。

### 7. 卫生间

老年人的卫生间设计应特别关注坐便问题，尤其是那些患有高血压、心脑血管硬化或视力不好的人。尽量采用进入式淋浴而不是使用澡盆。这样的设计可以提供更方便和安全的洗漱体验，减少老年人在进出浴盆时可能遇到的困难和风险。在居室中设置一些植物也是值得推荐的。这不仅能够使老人的心情愉悦，还有助于净化空气，为身心健康带来益处。一些研究表明，室内种植植物可以吸收有害气体，并释放出氧气，有助于改善居室的空气质量。同时，观赏植物也能给老人提供一种放松和舒缓的感受，对心理健康有积极影响。除此之外，保持居室的整洁和明亮也是非常重要的。尽量避免摆放过多的杂物，以保持室内的整洁和通风良好。杂物的堆积可能导致老年人行动不便，增加跌倒的风险。同时，保持室内明亮的照明对老年人的视力和心情也有积极的影响，可以提供更好的居住环境和舒适感。

### （二）家居智能易操控

智能家居是当前室内设计领域的一个重要趋势。智能家居是通过将先进的技术和智能系统应用于家居环境中，为用户提供更加便捷、舒适和智能化的生活方式。在智能家居系统中，各种传感器、设备和网络技术相互连接，使得用户可以通过智能手机或其他智能设备轻松地控制家居设备和实现自动化功能。智能家居的发展迅速，受到了人们对于舒适、高效和安全生活的追求的驱动。人们越来越注重居家生活的品质和便捷性，在这个背景下，智能家居应运而生。它为用户提供了许多便利的功能，如智能照明、家庭安全监控、智能温控和自动化家电控制等。通过与智能设备的互联，用户可以通过语音或手机应用程序来操控家中的各种设备，实现智能控制和智能化管理。尽管智能家居在提供便利和舒适性方面有着显著的优势，但同时也面临一些挑战。智能家居系统需要与各种设备和技术进行互联，因此，需要解决设备之间的兼容性问题和网络安全隐患。此外，智能家居系统的成本也是一个考虑因素，高昂的价格可能限制了对其进行广泛的应用。

智能家居作为一种创新的技术应用，具有无限的潜力，尤其对于视障者而言，其所带来的实际帮助更为显著。智能家居系统的智能化和自动化功能，能够为视障者提供更加独立、便捷和安全的生活方式。首先，智能家居系统可以通过语音识别技术帮助视障者与家居环境进行交互。借助智能音箱等设备，视障者可以轻松地控制家居设备、调节照明、调整温度等功能，而不再受限于触摸屏或按钮的使用。这不仅提升了其生活的方便性，还增强了其对家居环境的控制感。智能洗衣机使得视障人士可以更加轻松地处理家庭的洗衣需求。这些智能洗衣机配备了易于操作的触摸屏或语音控制功能，视障人士可以借助这些特性，简单地进行洗衣程序的设置和操作。此外，这些洗衣机还能通过智能化的传感器和自动化的程序，实现穿过一键开启和关闭的功能，减轻了视障人士的操作负担，提高了洗衣的效率和便利性。智能台灯作为一种智能家具，也给视障人士的生活带来了实质性的改善。智能台灯具备多种模式和颜色选择，可以根据视障人士的个人需求和喜好提供合适的照明效果。而且，智能台灯通常配备了语音控制和远程调节的功能，使得视障人士可以根据具体情况随时调整照明亮度和色彩，创造一个更加舒适和适宜的居住环境。智能厨卫设备也为视障人士的烹饪和卫生间使用带来了更大的便捷和安全。智能厨房设备如智能炉灶、智能抽油烟机等具备语音控制和自动化操作的特点，视障人士可以准确地控制火力、调节功能以及清洁模式等。而智能厕所则通过自动冲洗、座圈加热和附加功能设置，为视障人士提供更加舒适和卫生的使用体验。

### 四、增强社会交往的公共空间

（一）中庭空间

中庭空间作为一种静雅、休闲的共享空间，对老年人来说非常具有吸引力。它能够为老年人提供最接近室外空间的心理感受，让他们在舒适的环境中享受休闲时光。特别是在室外自然条件不佳的情况下，老年人往往会选择聚集在中庭空间进行各种交往和活动。随着年龄的增长，老年人对自然和开放空间的渴望更加强烈。然而，由于气候、安全等原因，老年人很难经常外出享受户外环境。中庭空间的存在为他们提供了一个理想的替代选择，让他们能够在室内获得最接近室外的感受。中庭空间通常具有花园景观、绿植、自然光线等元素，这些都能营造出一种宜人、放松的氛围，给老年人带来心灵的愉悦和舒适感。为了提升养老设施中中庭空间的品质，我们在设计时应当满足以下几点要求：

第一，中庭空间应具备自然环境的特征。为了给老年人带来最接近室外的心理感受，我们需要将中庭设计中有机融入自然元素。通过在中庭空间中添加植被，可以带来更多的自然元素。植物的存在不仅可以提供绿色和生机感，还可以改善空气质量和增加氧气含量。可以选择具有观赏价值和绿化效果的植物，如花草、灌木和树木，以增加中庭的自然美感。布置花园景观也是营造自然环境的有效手段之一。通过设计精心布置的花园景观，可以在中庭空间中构建起独特的自然场景。可以考虑使用不同种类和颜色的花卉搭配、创造多层次的景观，使用石头、木材等自然材料来打造自然质感。这样的设计可以带来更多的观赏价值和美感，为老年人提供一个宜人的休息和放松空间。设置自然照明也是创造自然环境不可或缺的一环。通过合理利用自然光源，如阳光和天然光线，可以在中庭空间中营造出柔和且温暖的照明效果。可以选择透明材料和窗户来引入更多的自然光线，或者使用遮阳、调光设备来调整光线的亮度和颜色。这样的设计可以使中庭空间更加明亮，让老年人感受到室外般的明亮和温暖。这样的设计能够为老年人创造出一种宜人、放松的氛围，提供类似室外庭院的体验。

在养老设施的中庭空间设计中，必须充分考虑到老年人的实际需求。特别是考虑到老年人可能存在行动不便或健康问题的情况，需要在设计中重点关注并满足他们的特殊需求。下面将讨论一些关键措施，以确保中庭的设计符合老年人的需求。为了方便老年人的行走和轮椅使用，中庭的地面应该设计为平坦稳固的表面。这可以通过选用坚固耐用的材料，如水泥、地砖或防滑地板来实现。避免设计过多的起伏或不平整的地形特征，以减少老年人的跌倒风险。地面的倾斜度应合理控制，以方便老年人行走或推动轮椅，尤其是在导向路线、通行区域和重要设施周围。安全设施的设置也是至关重要的。在中庭空间的设计中，应考虑到老年人可能需要倚靠、扶手等支持设施。在长凳、椅子或座位设置中提供一定高度和稳定性，以便老年人能够休息。此外，在合适的位置设置扶手或栏杆，可以帮助他们保持平衡，并提供额外支持。另外，中庭的布局也需要考虑到老年人的需求。为了方便他们的活动和社交，中庭应当设计为开放式或者通透的空间，尽量避免狭小或拥挤的环境。通道宽度要充足，以容纳轮椅通行，并确保通道上没有杂物或障碍物。同时，合理设置指示标识或路标，以便老年人能够轻松地找到目的地和设施。最后，为了营造一个舒适和安心的环境，中庭应当考虑良好的遮阳和防雨设施。在炎热的天气中，为中庭提供足够的防晒设施，如伞篷或凉亭，可以为老年人提供遮阴和避暑之处。此外，确保中庭的屋顶或天棚具备良好的防水功能，以抵御恶劣天气的影响，确保老年人的安全和舒适。

适当选择中庭空间的位置是极为重要的。事实上，中庭空间作为交流空间系统中的转换区域，其位置的合理性直接关系到整个交流空间的连贯性以及老年人的方向感的明确性。中庭空间的位置应当能够将整个交流空间有机地串联起来。合理选取中庭位置可以有效地将分散的交流空间连接在一起，形成一个有机的整体。这样的设计能够使得老年人在空间中的移动更加便捷和连贯，减少转换空间的阻碍。通过中庭空间的有序布置，老年人可以在交流过程中更加顺畅地移动，提升他们的交流体验。合理的中庭位置可以明确老年人的方向感。对于老年人而言，方向感的明确性对于他们在空间中的导航和定位非常重要。如果中庭位置选择得当，老年人可以凭借中庭空间的方向指引来判断他们在交流空间中的位置和方向。这种明确的方向感能够使得老年人更加自信地进行移动和导航，同时减少他们在空间中迷失和迷路的可能性。

（二）集中餐饮空间

集中餐饮空间的设置有助于解决老年人在烹饪和进食方面可能遇到的困难和安全问题。相比独立的厨房、集中餐饮空间可以提供更为便捷和易于管理的用餐环境。例如，我们可以配置适合老年人使用的餐桌和餐椅，以支持他们的舒适就餐体验。此外，集中餐饮空间还可以配备必要的助餐设施，如辅助餐具、易开袋容器等，以帮助那些可能有吞咽或抓握困难的老年人。除了满足日常的进食需求，集中餐饮空间也扮演着促进老年人社交互动和社交活动的重要角色。老年人经常会在集中餐饮空间与其他居民相聚，分享餐点并交流彼此的生活经历。这种社交对老年人的心理健康和社会互动非常重要，可以增加他们的幸福感和归属感。

养老设施集中餐饮空间与一般公共建筑在功能组成方面基本相似，但由于服务对象的特殊性，其空间分布形式和功能要求有所不同。因此，在设计中我们需要满足以下几个要求：

健康与安全要求，考虑到老年人的身体状况和特殊需求，集中餐饮空间的设计应注重健康与安全。这包括选择符合卫生标准的材料，如易清洁、无毒害的餐具和地面材料，以保障食品安全和老年人的健康。此外，合理布置防滑地面和扶手，为老年人提供安全的步行和就餐环境。

功能分区与便捷性，为了满足老年人的用餐需求，集中餐饮空间应合理划分功能区域，并确保各个区域的便捷性。例如，可以将就餐区域与餐前准备区、食材储存区进行合理相连，以确保顺畅的服务流程。此外，可以在就餐区域附近设置方便使用的洗手间，提供便利的卫生间设施。

舒适与宜人环境，老年人通常对舒适的环境更为敏感，因此集中餐饮空间的设计应注重提供宜人的就餐体验。这包括选择舒适的餐桌和餐椅，根据老年人的人体工程学原理进行合理的座椅设计。此外，可以使用柔和的照明和温暖的色彩，创造出温馨和亲切的就餐氛围。

社交互动与活动空间，集中餐饮空间不仅是老年人用餐的场所，还应该提供促进社交互动和活动的空间。可以设置触发交流的布局，例如大型餐桌和共享区域，以鼓励老年人之间的互动和交往。此外，还可以提供丰富的娱乐活动设施，如电视、棋牌游戏和阅读角等，为老年人提供多样化的社交和娱乐选择。在设计集中餐饮空间时，应考虑将其与居室空间相邻接。鉴于老年人的运动能力下降，他们往往活动范围有限。因此，在规划养老设施时，可以根据相关数据（如规模和入住人数）选择合适的单元作为参考，以便缩小餐饮空间的服务范围和流线长度。这样做不仅方便老年人使用，还能增加交流互动的机会。

## （三）阳光房

老年人本能地亲近阳光和植物，因此在设计养老设施时，通过设置半公共性的阳光房和温室等交往空间，将自然光线和植物引入建筑内部。这一设计不仅满足了身体较差、活动范围较受限制的老年人以及在寒冷恶劣天气下依然健康的老年人对于自然光线的需求，还能够吸引老年人聚集于此，从而增加他们交往活动的发生概率。通过建造阳光房等空间，能够为老年人提供一个与室外环境相似的室内体验。老年人常常渴望能够感受到阳光的温暖和照耀，以及植物的绿意盎然。通过引入自然光线和植物，能够在室内创造一种类似于户外的氛围，使老年人能够在养老设施内部感受到类似室外的舒适感和愉悦感。这对于那些行动较为不便的老年人来说尤为重要，因为他们可能无法轻易地外出获得自然光线的照射。阳光房和温室等空间能够成为老年人交流活动的聚集地。由于自然光线和植物的吸引力，这些区域往往成为老年人喜欢聚集和交流的场所。老年人可以在这些区域中晒太阳和欣赏植物的美丽，同时与其他人分享他们的经历和故事。这种聚集现象不仅增强了老年人之间的社交互动，也为他们提供了一个更为舒适和宜人的环境，增加了交往活动发生的可能性。

## （四）走廊

走廊是养老设施中不可或缺的空间，其重要性不仅体现在人流疏散和通行上，更彰显为一种半私密性的交往空间。在养老设施的规划与设计中，走廊的功能被赋予了更多的意义和价值。走廊作为养老设施的交通空间，起到了重要的人流疏散和通行的作用。老年人在日常生活中的移动能力可能较差，因此，在规划走廊的时候，需要充分考虑到老年人的特点和需求，确保走廊足够宽敞，以便老年人使用辅助工具、行动不便的老人和轮椅用户能够顺利通过。同时，合理设置导向标识和辅助设施，如扶手、坡道等，以提供方便和安全的通行条件。除了作为交通通道，走廊也扮演着非常重要的角色，使老年人能够在其中建立联系和交流。在养老设施中，老年人往往住在同一楼层，他们之间存在着共同的生活环境和兴趣爱好。因此，走廊被设计成一个半私密性的交往空间，为老年人提供了相互认识、沟通和互动的机会。为了创造一个促进交流的走廊空间，可以考虑以下几点措施。首先，设计走廊时应注重开放性和亲和力，采用明亮、通透的设计风格，选择温暖而不刺眼的色彩和柔和的照明效果，以营造舒适和友好的氛围。其次，可以在走廊中设置休憩区域、座椅、花草种植等元素，以提供老年人休息和交流的场所。此外，合理设置走廊的几何形状和布局，通过灵活的空间安排，鼓励老年人与其他居民进行交流和互动，促进社交活动的发生。在设计走廊空间时，需要综合考虑功能性、人性化和美观性等方面的因素，并结合实际情况进行规划。通过合理的走廊设计，可以增强老年人的社交联系，减少其社交孤立感，提高其生活质量。

## （五）多功能厅

养老设施中的多功能厅充当了不同活动场所的角色，它在不同的时间段承担综合性或多样性的空间职能。这样的空间形式有助于引导老年人积极参与活动，并增进他们之间的交流和互动，从而促进他们更快地适应养老设施的生活环境。在进行多功能厅设计时，我们应注意以下几点：

空间灵活性：多功能厅的设计应具备一定的灵活性，以适应不同类型的活动需求。例如，可以考虑采用可移动的隔断墙或可调节的家具布局，以便根据具体活动的大小和形式进行灵活调整。这样能够满足不同活动的空间要求，并提升空间的利用效率。

装备设施与技术支持：为了支持不同类型的活动，多功能厅应配备相应的设施和技术支持。这可能包括投影仪、音响设备、舞台灯光等，以满足演讲、表演、培训等活动的需求。此外，还可以考虑设置无线网络和电子屏幕等现代化设备，以便传播信息和促进数字互动。

舒适与安全：为了提供良好的活动体验，多功能厅应注重舒适与安全。这包括选择舒适的座椅和合适的座椅布局，以及合理控制空调系统以保持室内的温度和湿度。另外，应注意防滑地面、明亮的照明和适当的紧急疏散通道等安全设计，确保老年人的安全和舒适。

活动多样性：多功能厅设计时应考虑到老年人的多样化需求和兴趣。可以提供适合不同年龄和能力的活动项目，如健身活动、手工制作、音乐会等，以满足老年人的多样化需求。此外，还可以考虑与外部社区、大学或文化机构合作，引入专业人士提供讲座、工作坊等丰富多彩的活动。

人性化细节设计：多功能厅的设计应注重人性化细节，以提升老年人的活动体验。例如，可以提供易于操作的家具和设施，如易拉式窗帘、调节灯光功能等，方便老年人进行操作和调整。此外，可以设置人性化的休息区和储物空间，提供方便的座椅和桌子，以满足老年人在活动间的休息和储物需求。

## 第五节　本章小结

本章参考国外网站现行评价体系的评价软件，首先，开发了老年人照料设施视觉无障碍环境评价的工具，该工具可实现用户自评，用于有针对性地对现有环境的提升优化，为该评价体系的推广奠定基础。其次，选取现有唯一一家专为视障人士提供关怀的养老院作为参评方案，应用本评价工具进行打分，对不能直接读取的照度指标进行照度实测。最终获得评价结果为"良好"，并通过对一级指标的进一步分析发现该院的卫生间/浴室、垂直交通空间和居室三类空间评分低于 80 分，该部分还有待提升。最后，对三类空间从光环境、表面设计和无障碍感官标识三方面进行适应化改造和整体的优化策略，为今后方案的优化设计提供思路。

# 参考文献

一、中文文献

（一）专著

［1］杜智敏. 社会调查方法与实践［M］. 北京：电子工业出版社，2014.

［2］焦阳. 面向盲人触觉认知的触觉显示与体验研究［M］. 北京：清华大学出版社，2019.

［3］林玉莲，胡正凡. 环境心理学［M］. 北京：中国建筑工业出版社，2000.

［4］刘连新. 无障碍设计概论［M］. 北京：中国建材工业出版社，2004.

［5］美国建筑师学会. 老年公寓和养老院设计指南［M］. 北京：中国建筑工业出版社，2004.

［6］日本建筑学会. 建筑设计资料集成：福利·医疗篇［M］. 天津：天津大学出版社，2006.

［7］沈家英. 视觉障碍儿童的心理与教育［M］. 北京：华夏出版社，1993.

［8］杨公侠. 建筑·人体·效能［M］. 天津：天津科学技术出版社，2000.

［9］杨公侠. 视觉与视觉环境［M］. 上海：同济大学出版社，2002.

［10］周文麟. 城市无障碍环境设计［M］. 北京：科学出版社，2000.

［11］周燕珉，程晓青，林菊英. 老年住宅［M］. 北京：中国建筑工业出版社，2011.

［12］住房和城乡建设部标准定额司编. 无障碍建设指南［M］. 北京：中国建筑工业出版社，2009.

## （二）期刊

[1] 陈光. 我国无障碍建设发展概况与探讨 [J]. 中国康复理论与实践, 2005, 11 (08): 684-685.

[2] 陈鸿雁. 非视觉的深度感知——针对盲人的设计研究 [J]. 美术学报, 2008 (04): 62-66.

[3] 范仲彦, 夏萌雪, 严晖. 盲人导向装饰瓷砖设计理论初探 [J]. 戏剧之家, 2018 (09): 144.

[4] 郭怡萱, 林墨飞, 任欣欣. 基于视障群体声环境感知和需求分析的公园绿地设计 [J]. 中国城市林业, 2020, 18 (04): 34-38.

[5] 黄迪, 孙有强. 适用于地铁空间内的盲人导识设计 [J]. 包装工程, 2017, 38 (24): 56-60.

[6] 黄耀荣. 建筑物视障者通行环境建构之研究 [J]. 建筑学报, 2006 (56): 1-26.

[7] 康健. 非声学公共建筑中的声品质 [J]. 声学技术, 2006 (06) 513-522.

[8] 李星, 金荷仙, 常雷刚. 基于模糊综合评判的杭州养老院户外景观评价 [J]. 中国园林, 2014, 30 (04): 100-103.

[9] 廉能静. 老年聋: 耳蜗核神经细胞的缺失 [J]. 国外医学·中国耳鼻咽喉科学分册, 1983 (02): 124-125.

[10] 刘良发, 龙开和, 周其友, 蒋丽萍. 军事噪声对老年人言语频率及高频听力的影响 [J]. 听力学及言语疾病杂志, 2002 (04): 209-211.

[11] 刘悦, 李晶. 基于视障人群的调料瓶设计研究 [J]. 设计, 2021, 34 (07): 11-13.

[12] 马瀛通. 我国三次人口生育高峰的形成与比较 [J]. 南方人口, 1989, 4 (01): 5-8.

[13] 孙黠芝. 社区综合养老服务设施使用后评价体系研究 [J]. 建筑与文化, 2021 (02): 160-162.

[14] 王世强. 低频噪声对老年人健康的影响 [J]. 黑龙江科技信息, 2007 (01): 189.

[15] 温谦，梁昭华. 环境空间中导示系统的感官设计表象 [J]. 西安工程大学学报，2008，22（06）：716-719.

[16] 文孟君，马蕙. 老年人对纯音的紧急程度的感知 [J]. 建筑科学，2021，37（10）：208-212.

[17] 吴山，廖凤英，陈伟良. 关于老年人的听力情况 [J]. 广东医学，1985（10）：18-19，57.

[18] 谢秀丽. 视障人士对景观的感知方式及需求 [J]. 中国城市林业，2021，19（02）：121-124.

[19] 徐冰，张文基. 视力障碍人群居住空间的设计思考 [J]. 艺术教育，2015（04）：287.

[20] 徐见希，古新仁. 基于视障人群使用的城市步行空间安全性研究进展 [J]. 园林，2020（10）：68-74.

[21] 徐静，熊瑶. 基于视障人士感知需求的家居空间设计研究——以心目居所为例 [J]. 大众文艺，2018（19）：117-118.

[22] 徐丽丽，赵小云. 盲人的听觉优势、神经机制及教育启示 [J]. 绥化学院学报，2018，38（01）：84-89.

[23] 徐心田. 老年性聋的波动性听力缺损 [J]. 国外医学. 耳鼻咽喉科学分册，1989（06）：356.

[24] 许淑莲. 老年人视觉、听觉和心理运动反应的变化及其应对 [J]. 中国心理卫生杂志，1988（03）：136-138，140.

[25] 杨丽娜. 老年住宅的视力无障碍设计 [J]. 住宅科技，2006（07）：43-47.

[26] 张静楷. 视力残疾标准解读 [J]. 中国残疾人，2006（07）：32.

[27] 张宇曦. 浅谈老年居住空间的视力无障碍设计 [J]. 价值工程，2011，30（03）：150.

[28] 赵磊，彭健新. 老年人在不同声环境下的声源定位能力初探 [J]. 中国环保产业，2019（10）：153-155.

[29] 朱管明. 盲生定向行走"心理地图"的形成及其应用 [J]. 现代特殊教育，2012（03）：20-23.

[30] 鞍钢医学科学情报研究室. 听力学专辑 [M]. 鞍山市：鞍钢医学情报研究室，1983.


（三）论文

[1] 陈继浩. 隔声屏障结构声学模拟、设计与性能优化应用研究 [D]. 北京：中国建筑材料科学研究总院，2009.

[2] 董赵伟. 寒地城市室外休闲体育空间适老性评价体系与应用研究 [D]. 哈尔滨：哈尔滨工业大学，2014.

[3] 管鹏飞. 虚拟养老院的标准化建设研究 [D]. 上海：上海工程技术大学，2020.

[4] 姜亦琳. 养老院配套医疗板块的评价体系与设计模式研究 [D]. 青岛：青岛理工大学，2019.

[5] 柯鑫. 基于植物健康效益的养老院植物景观评价与设计 [D]. 苏州：苏州大学，2020.

[6] 李忠哲. 照料设施老年人为声喜好及声环境研究 [D]. 哈尔滨：哈尔滨工业大学，2016.

[7] 钱丹. 利于视觉障碍者的室内无障碍设计研究 [D]. 南京工业大学，2016.

[8] 秦煜. 养老设施活动空间背景声源类型对情绪及生理指标的影响 [D]. 哈尔滨：哈尔滨工业大学，2020.

[9] 万聪. 网络问卷调查系统分析与设计 [D]. 北京：北京交通大学，2014.

[10] 王凯. 严寒地区体育馆气候适应性评价体系研究 [D]. 哈尔滨：哈尔滨工业大学，2019.

[11] 王露莹. 面向智能控制的声需求与声场景研究 [D]. 哈尔滨工业大学，2019.

[12] 王彤匀. 视障类特殊教育学校校园活动空间设计研究 [D]. 北京：北京服装学院，2021.

[13] 韦国庆. 混响与噪声对室内活动老年人语言清晰度的影响 [D]. 哈尔

滨：哈尔滨工业大学，2019.

[14] 伍文豪. 儿童特殊教育学校活动空间设计研究 [D]. 华南理工大学，2016.

[15] 谢秀丽. 基于视障人士的广州花城广场景观使用后评价及改善建议 [D]. 广州：华南理工大学，2015.

[16] 杨峻. 照料设施室内公共空间物理环境优化设计研究 [D]. 南京：东南大学，2018.

[17] 曾佑杰. 老年人居住声环境对老年人言语交流的影响 [D]. 广州：华南理工大学，2018.

[18] 张丹. 视觉外的关注 [D]. 南京：南京理工大学，2011.

[19] 张璇. 盲人的感知行为对室内设计的需求研究 [D]. 济南：山东建筑大学，2010.

[20] 张翼. 基于特殊儿童障碍特征的我国特殊教育学校建筑设计研究 [D]. 华南理工大学，2017.

[21] 周俊辉. 基于城市生态特征分析的海绵城市评价体系构建与应用研究 [D]. 哈尔滨：哈尔滨工业大学，2020.

（四）其他

[1] 残疾人士院舍条例：CB (2) 80/10-11 (01) [S]. 香港，香港社会福利署，2020.

[2] 城市道路和建筑物无障碍设计规范：JGJ 50-2001 [S]. 北京：中国标准出版社，2001.

[3] 城镇老年人设施规划规范：GB 50437-2007 [S]. 北京：中国标准出版社，2007.

[4] 方便残疾人使用的城市道路和建筑物设计规范：JGJ 50-88 [S]. 北京：中国标准出版社，1989.

[5] 公共建筑标识系统技术规范：GB/T 51223-2017 [S]. 北京：中国标准出版社，2017.

[6] 老年人照料设施建筑设计标准：JGJ 450-2018 [S]. 北京：中国标准

出版社，2018.

　　［7］社区老年人日间照料中心服务基本要求：GB/T 33168-2016［S］.北京：中国标准出版社，2017.

　　［8］社区老年人日间照料中心设施设备配置：GB/T 33169-2016［S］.北京：中国标准出版社，2017.

　　［9］养老机构等级划分与评定：GB/T 37276-2018［S］.北京：中国标准出版社，2018.

　　［10］养老机构基本规范：GB/T 29353-2012［S］.北京：中国标准出版社，2013.

　　［11］养老设施建筑设计规范：50867-2013 G［S］.北京：中国建筑工业出版社，2013.

　　［12］中国标准化管理局，中国民政部，中国残疾人联合会.GB/T 26341-2010.残疾分类和残疾人分类国家标准（2011年5月实施）［S］.北京：中国标准出版社，2011.

　　［13］中华人民共和国住房和城乡建设部.JGJ 450-2018.老年人照料设施建筑设计标准（2018年10月实施）　［S］.北京：中国建筑工业出版社出版，2018.

　　［14］国家统计局.第七次全国人口普查公报（第五号）［EB/OL］.中央人民政府网，2021-05-11.

　　［15］国务院办公厅.中华人民共和国国民经济和社会发展第十四个五年规划和2035年远景目标纲要［EB/OL］.中央人民政府网，2021-03-13.

　　［16］中国残疾人联合会.2006年第二次全国残疾人抽样调查主要数据公报（第一号）［EB/OL］.中央人民政府网，2009-05-08.

**二、英文文献**

**（一）专著**

　　［1］GLASER B，STRAUSS A L. The Discovery of Grounded Theory：Strategies for Qualitative Research［M］. Chicago：Aldine，1967.

　　［2］GLASER B. Basics of Grounded Theory Analysis［M］. Mill Valley，CA：

Sociology Press, 1992.

[3] GLASER B G. Theoretical Sensitivity [M]. Mill Valley, CA: Sociology Press, 1978.

[4] GLASER B G. Doing Grounded Theory: Issues and Discussions [M]. Mill Valley: Sociology Press, 1998.

[5] JOHN A. Homes for Ppeople with Dementia and Sight Loss [M]. London: Centre for Accessible Environments and RIBA Publishing, 2014.

[6] MOOS R H, LEMKE S. The Multiphasic Environmental Assessment Procedure [M]. US: Springer, 1982.

[7] SAATY T L. The Analytical Hierarchy [M]. New York: MeGraw-Hill Inc, 1980.

## (二) 期刊

[1] ALETTA F, BOTTELDOOREN D, THOMAS P, et al. Monitoring sound levels and soundscape quality in the living rooms of nursing homes: a case study in Flanders (Belgium) [J]. Applied Sciences, 2017, 7 (09): 874.

[2] ALETTA F, GUATTARI C, EVANGELISTI L, et al. Exploring the compatibility of "Method A" and "Method B" data collection protocols reported in the ISO/TS 12913-2: 2018 for urban soundscape via a soundwalk [J]. Applied Acoustics, 2019: 155.

[3] ALETTA F, VANDER MYNSBRUGGE T, VAN DE VELDE D, et al. Awareness of "sound" in nursing homes: A large-scale soundscape survey in Flanders (Belgium) [J]. Building Acoustics, 2018, 25 (01): 43-59.

[4] ASHMEAD D H, WALL R S, EBINGER K A, et al. Spatial hearing in children with visual disabilities [J]. Perception, 1998, 27 (01): 105-122.

[5] AXELSSON Ö. Soundscape revisited [J]. Journal of Urban Design, 2020, 25 (05): 551-555.

[6] BAUR M, FRANSEN E, TROPITZSCH A, et al. The impact of exogenous factors on age-related hearing loss [J]. HNO, 2009, 57 (10).

[7] BIEGEL D E, PETCHERS M K, Snyder A, et al. Unmet needs and barriers to service delivery for the blind and visually impaired elderly [J]. The Gerontologist, 1989, 29 (01): 86-92.

[8] BILEN A O, CAN Z Y. An applied soundscape approach for acoustic evaluation - compatibility with ISO 12913 [J]. Applied Acoustics, 2021, 180: 108112.

[9] BLASCH B B, STUCKEY K A. Accessibility and mobility of persons who are visually impaired: A historical analysis [J]. Journal of Visual Impairment & Blindness, 1995, 89 (05): 417-422.

[10] BOLLO C, COLLINS T. The power of words: Grounded theory research methods in architecture & design [J]. Architecture of Complexity: Design, Systems, Society and Environment: Journal of Proceedings, 2017: 87-94.

[11] BRÉZIN A P, LAFUMA A, FAGNANI F. Prevalence and burden of self-reported blindness, low vision, and visual impairment in the French community: a nationwidesurvey [J]. Archives of Ophthalmology, 2005, 123 (08): 1117-1124.

[12] BUNCH C C. Age variations in auditory acuity [J]. Archives of Otolaryngology, 1929, 9 (06): 625-636.

[13] BUNCH C C. Further observations on age variations in auditory acuity [J]. Archives of Otolaryngology, 1931, 13 (02): 170-180.

[14] BURKE R L, VELIZ-REYES A. Socio-spatial relationships in design of residential care homes for people living with dementia diagnoses: a grounded theory approach [J]. Architectural Science Review, 2021: 1-15.

[15] CAMPOS J, RAMKHALAWANSINGH R, PICHORA-FULLER M K. Hearing, self-motion perception, mobility, and aging [J]. Hearing Research, 2018, 369: 42-55.

[16] CHUNDURY P, PATNAIK B, REYAZUDDIN Y, et al. Towards understanding sensory substitution for accessible visualization: an interview study [J]. IEEE Transactions on Visualization and Computer Graphics, 2021 (28): 1084-1094.

［17］CREWS J E，CAMPBELL V A. Vision impairment and hearing loss among community-dwelling older Americans：implications for health and functioning ［J］. American Journal of Public Health，2004，94（05）：823-829.

［18］CUTLER L J，KANE R A，DEGENHOLTZ H B，et al. Assessing and Comparing Physical Environments for Nursing Home Residents：Using New Tools for Greater Research Specificity ［J］. The Gerontologist，2006，46（01）：42-51

［19］DAVIES W J，COX T J，KEARON A T，et al. Hearing loss in the built environment：the experience of elderly people ［J］. Acta Acustica United with Acustica，2001，87（05）：610-616.

［20］DESROSIERS J，WANET-DEFALQUE M-C，TÉMISJIAN K，et al. Participation in daily activities and social roles of older adults with visual impairment ［J］. Disability and Rehabilitation，2009，31（15）：1227-1234.

［21］DEVOS P，ALETTA F，THOMAS P，et al. Designing supportive soundscapes for nursing home residents with dementia ［J］. International journal of environmental research and public health，2019，16（24）：4904.

［22］DU X. Investigation of indoor environment comfort in large high-speed railway stations in northern China ［J］. Indoor and Built Environment，2020，29（01）：54-66.

［23］FAÇANHA A R，DARIN T，VIANA W，et al. O&M indoor virtual environments for people who are blind：a systematic literature review ［J］. ACM Transactions on Accessible Computing（TACCESS），2020，13（02）：1-42.

［24］FIEBIG A，SCHULTE F B. Soundscapes and their influence on inhabitants—New findings with the help of a grounded theory approach ［J］. The Journal of the Acoustical Society of America，2004，115（05）：2496-2496.

［25］GOETZINGER C P，PROUD G O，DIRKS D，et al. A study of hearing in advanced age ［J］. Archives of Otolaryngology，1961，73（06）：662-674.

［26］GOLDREICH D，KANICS I M. Tactile Acuity is Enhanced in Blindness ［J］. The Journal of Neuroscience，2003，23（08）：3439-3445.

［27］GRANO J G. Reinegeographie ［J］. Acta Geogra，1929，2（02）：

1-202.

［28］GRIFFITH L, RAINA P, WU H M, et al. Population attributable risk for functional disability associated with chronic conditions in Canadian older adults ［J］. Age and Ageing, 2010, 39 (06): 738-745.

［29］GUSKI R, FELSCHER-SUHR U, Schuemer R. The concept of noise annoyance: How international experts see it ［J］. Journal of Sound and Vibration, 1999, 223 (04): 513-527.

［30］HAEGELE J A, FAMELIA R, LEE J. Health-related quality of life, physical activity, and sedentary behavior of adults with visual impairments ［J］. Disability and Rehabilitation, 2017, 39 (22): 2269-2276.

［31］HAN S, SONG D, XU L, et al. Behaviour in public open spaces: A systematic review of studies with quantitative research methods ［J］. Building and Environment, 2022: 109444.

［32］HARRIS R W, REITZ M L. Effects of room reverberation and noise on speech discrimination by the elderly ［J］. Audiology, 1985, 24 (05): 319-324.

［33］HARRIS R W, REITZ M L. Effects of room reverberation and noise on speech discrimination by the elderly ［J］. Audiology, 1985, 24 (05): 319-324.

［34］HERSH M. Mental maps and the use of sensory information by blind and partially sighted people ［J］. ACM Transactions on Accessible Computing (TACCESS), 2020, 13 (02): 1-32.

［35］HISHIDA K, MATSUMOTO M, UENO J. Types of Human Gathering in Small-scale Elderly Care Facility ［J］. Journal of Asian Architecture and Building Engineering, 2010, 9 (02): 415-421.

［36］HONG J Y, ONG Z T, LAM B, et al. Effects of adding natural sounds to urban noises on the perceived loudness of noise and soundscape quality ［J］. Science of the Total Environment, 2020, 711: 134571.

［37］HOROWITZ A. Vision impairment and functional disability among nursing home residents ［J］. The Gerontologist, 1994, 34 (03): 316-323.

［38］ISMAIL M R. Sound preferences of the dense urban environment: Soundscape of Cairo ［J］. Frontiers of Architectural Research, 2014, 3 (01):

55-68.

［39］JEMAA A B, IRATO G, ZANELA A, et al. Congruent auditory display and confusion in sound localization: case of elderly drivers ［J］. Transportation Research Part F: Traffic Psychology andBehaviour, 2018, 59: 524-534.

［40］JO H I, JEON J Y. The influence of human behavioral characteristics on soundscape perception in urban parks: Subjective and observational approaches ［J］. Landscape and Urban Planning, 2020, 203: 103890.

［41］JOOSSE L L. Sound levels in nursing homes ［J］. Journal of Gerontological Nursing, 2011, 37 (08): 30-35.

［42］KANG J, ALETTA F, Gjestland T T, et al. Ten questions on the soundscapes of the built environment ［J］. Building and Environment, 2016, 108: 284-294.

［43］LALIBERTE R D, EGAN M Y, MCGRATH C E, et al. Low vision rehabilitation, age-related vision loss, and risk: a critical interpretive synthesis ［J］. The Gerontologist, 2016, 56 (03): e32-e45.

［44］LANGE J D, SMIT D, WILLEMSE BM , et al. Nursing home care for people with dementia and residents' quality of life, quality of care and staff well-being: Design of the Living Arrangements for people with Dementia (LAD) - study ［J］. BMC Geriatrics, 2011, 11 (01): 11.

［45］LEE N F, LEVY J I, LUNA M, et al. Spatial and sociodemographic determinants of community loudness perception ［J］. Applied Acoustics, 2022, 186: 108459.

［46］LESSARD N, PARÉ M, LEPORE F, et al. Early-blind human subjects localize sound sourcesbetter than sighted subjects ［J］. Nature, 1998, 395 (6699): 278-280.

［47］LINDEMAN H E, PLATENBURG-GITS F A. Communicative skills of the very old in old people's homes ［J］. Acta Oto-Laryngologica, 1991, 111 (476): 232-238.

［48］LIU F, KANG J. A grounded theory approach to the subjective understanding of urban soundscape in Sheffield ［J］. Cities, 2016, 50: 28-39.

［49］LIU X, KANG J, MA H, et al. Comparison between architects and non-architects on perceptions of architectural acoustic environments ［J］. Applied Acoustics, 2021, 184: 108313.

［50］LI W, ZHAI J, ZHU M. Characteristics and perception evaluation of the soundscapes of public spaces on both sides of the elevated road: A case study in Suzhou, China ［J］. Sustainable Cities and Society, 2022, 84: 103996.

［51］MAJEROVA H. The aspects of spatial cognitive mapping in persons with visual impairment ［J］. Procedia – Social and Behavioral Sciences, 2015, 174: 3278–3284.

［52］MASCHKE C, RUPP T, HECHT K. The influence of stressors on biochemical reactions – A review of present scientific findings with noise ［J］. International Journal of Hygiene and Environmental Health, 2000, 203 (01): 45–53.

［53］MA X, TIAN Y, DU M, et al. How to design comfortable open spaces for the elderly? Implications of their thermal perceptions in an urban park ［J］. Science of The Total Environment, 2021, 768: 144985.

［54］MCCLAUGHERTY L, VALIBHAI F, WOMACK S, et al. Physiological and psychological effects of noise on healthcare professionals and residents in long-term care facilities and enhancing quality of life ［J］. Director (Cincinnati, Ohio), 2000, 8 (03): 98–100.

［55］MCCREEDY E M, WEINSTEIN B E, CHODOSH J, et al. Hearing loss: Why does it matter for nursinghomes? ［J］. Journal of the American Medical Directors Association, 2018, 19 (04): 323–327.

［56］MENG Q, KANG J, JIN H. Field study on the influence of spatial and environmental characteristics on the evaluation of subjective loudness and acoustic comfort in underground shopping streets ［J］. Applied Acoustics, 2013, 74 (08): 1001–1009.

［57］MENG Q, KANG J. Effect of sound-related activities on humanbehaviours and acoustic comfort in urban open spaces ［J］. Science of The Total Environment, 2016, 573: 481–493.

［58］ MENG Q, LIU S, KANG J. Effect of children on the sound environment in fast-food restaurants ［J］. Applied Acoustics, 2020, 162: 107201.

［59］ MILLER J D. Effects of noise on people ［J］. The Journal of the Acoustical Society of America, 1974, 56 (03): 729-764.

［60］ MILLER J D. Effects of noise on people ［J］. The Journal of the Acoustical Society of America, 1974, 56 (03): 729-764.

［61］ MuJ , Kang J , Wu Y . Acoustic environment of comprehensive activity spaces in nursing homes: A case study in Harbin, China ［J］. Applied Acoustics, 2021, 177 (24)

［62］ MU J, KANG J, WU Y. Acoustic environment of comprehensive activity spaces in nursing homes: A case study in Harbin, China ［J］. Applied Acoustics, 2021, 177: 107932.

［63］ NEERU G, IVO K. Chronic eye disease and the WHO Universal Eye Health Global Action Plan 2014 - 2019 ［J］. Canadian Journal of Ophthalmology, 2014, 49 (05): 403-405.

［64］ NEVES B B, SANDERS A, KOKANOVIĆR. "It's the worst bloody feeling in the world": Experiences of loneliness and social isolation among older people living in care homes ［J］. Journal of Aging Studies, 2019, 49: 74-84.

［65］ NILSSON M E, SCHENKMAN B N. Blind people are more sensitive than sighted people to binaural sound - location cues, particularly inter - aural level differences ［J］. Hearing Research, 2016, 332: 223-232.

［66］ NORDIN S, ELF M, MCKEE K, et al. Assessing the physical environment of older people's residential care facilities: development of the Swedish version of the Sheffield Care Environment Assessment Matrix (S-SCEAM) ［J］. BMC Geriatr, 2015 (15): 3.

［67］ OH Y K, RYU J K. Acoustic design guidelines for houses for hearing impaired seniors-In the framework of Korean building codes ［J］. Indoor and Built Environment, 2020, 29 (03): 343-354.

［68］ PAPADAKIS N M, ALETTA F, KANG J, et al. Translation and cross-cultural adaptation methodology for soundscape attributes-A study with independent translation groups from English to Greek [J]. Applied Acoustics, 2022, 200: 109031.

[69] PAPADOPOULOS K, PAPADIMITRIOU K, KOUTSOKLENIS A. The Role of Auditory Cues in the Spatial Knowledge of Blind Individuals [J]. International Journal of Special Education, 2012, 27 (02): 169-180.

[70] PARKIN J, SMITHIES N. Accounting for the Needs of Blind and Visually Impaired People in Public Realm Design [J]. Journal of Urban Design, 2012, 17 (01): 135-149.

[71] PENG J, ZENG Y, ZHAO L, et al. An investigation of acoustical environments in the elderly care facilities [J]. Applied Acoustics, 2018, 137: 45-50.

[72] PERIS E, FENECH B. Associations and effect modification between transportation noise, self-reported response to noise and the wider determinants of health: A narrative synthesis of the literature [J]. Science of the Total Environment, 2020, 748: 141040.

[73] PORTEOUS J D, MASTIN J F. Soundscape [J]. Journal of Architectural and Planning Research, 1985: 169-186.

[74] RADELL P L, GOTTLIEB G. Developmental intersensory interference: Augmented prenatal sensory experience interferes with auditory learning in duck embryos [J]. Developmental Psychology, 1992, 28 (05): 795-803.

[75] RYCHTARIKOVA M. How do blind people perceive sound and soundscape? [J]. Akustika, 2015, 23 (01): 1-4.

[76] SÁNCHEZ J, SÁENZ M. 3D sound interactive environments for blind children problem solving skills [J]. Behaviour & Information Technology, 2006, 25 (04): 367-378.

[77] STEINBERG J C, MONTGOMERY H C, GARDNER M B. Results of the world's fair hearing Tests [J]. Bell System Technical Journal, 1940, 19 (04): 533-562.`

[78] SWENOR B K, LEE M J, VARADARAJ V, et al. Aging with vision loss: a framework for assessing the impact of visual impairment on older adults [J]. The

Gerontologist, 2020, 60 (06): 989-995.

[79] TAKAMIYA S, HAMADA S. Information used by visually impaired people while walking [J]. Transportation Research Record, 1998, 1636 (01): 104-109.

[80] TARLAO C, FERNANDEZ P, FRISSEN I, et al. Influence of sound level on diners' perceptions and behavior in amontreal restaurant [J]. Applied Acoustics, 2021, 174: 107772.

[81] THOMAS P, ALETTA F, FILIPAN K, et al. Noise environments in nursing homes: An overview of the literature and a case study in Flanders with quantitative and qualitative methods [J]. Applied Acoustics, 2020, 159: 107103.

[82] UMFRESS A C, BRANTLEY M A. Eye Care Disparities and Health – Related Consequences in Elderly Patients with Age – Related Eye Disease [J]. Seminars in Ophthalmology, 2016, 31 (04): 432-438.

[83] VAN HOOF J, KORT H S M, DUIJNSTEE M S H, et al. The indoor environment and the integrated design of homes for older people with dementia [J]. Building and Environment, 2010, 45 (05) 1244-1261.

[84] VARADARAJ V, LEE M J, TIAN J. Near vision impairment and frailty: evidence of an association [J]. Ophthalmology, 2021, 208: 234-241.

[85] VOSS P, GOUGOUX F, ZATORRE R J, et al. Differential occipital responses in early – and late – blind individuals during a sound – source discrimination task [J]. Neuroimage, 2008, 40 (02): 746-758.

[86] WAHL H W, OSWALD F, ZIMPRICH D. Everyday competence in visually impaired elderly adults: A case for person – environment perspectives [J]. The Gerontologist, 1999, 39 (02): 140-149.

[87] WANG L, KANG J. Acoustic demands and influencing factors in facilities for the elderly [J]. Applied Acoustics, 2020, 170: 107470.

[88] WATCHARASUPAT K N, JARATJARUNGKIAT S, LAM B, et al. Quantitative evaluation approach for translation of perceptual soundscape attributes: Initial application to the Thai Language [J]. Applied Acoustics, 2022, 200: 108962.

[89] WEBSTER J C, HIMES H W, LICHTENSTEINM. San Diego county fair

hearing survey [J]. The Journal of the Acoustical Society of America, 1950, 22 (04): 473-483.

[90] WONG J K, MARTIN S, LAURIE B, et al. The effects of the indoor environment of residential care homes on dementia suffers in Hong Kong: A critical incident technique approach [J]. Building and Environment, 2014, 73 (03): 32-39.

[91] WU Y, KANG J, ZHENG W, et al. Acoustic comfort in large railway stations [J]. Applied Acoustics, 2020, 160: 107137.

[92] WU Y, ZHU L, YU TT, et al. A Comprehensive Evaluation of Township Hospitals in the Severely Cold Areas of China [J]. Herd – Health Environments Research and Design Journal, 2021, 14 (04): 93-113.

[93] XIE H, ZHONG B, LIU C. Sound environment quality in nursing units in Chinese nursing homes: A pilot study [J]. Building Acoustics, 2020, 27 (04): 283-298.

[94] XU T L, LIU H. Prevalence and causes of vision loss in China from 1990 to 2019: findings from the Global Burden of Disease Study 2019 [J]. The Lancet Public Health, 2020, 5 (12): e682-e691.

[95] YANG W, KANG J. Acoustic comfort evaluation in urban open public spaces [J]. Applied Acoustics, 2005, 66 (02): 211-229.

[96] Yang W, Kang J. Soundscape and sound preferences in urban squares: a case study in Sheffield [J]. Journal of urban design, 2005, 10 (01): 61-80.

[97] YU L, KANG J. Factors influencing the sound preference in urban open spaces [J]. Applied Acoustics, 2010, 71 (07): 622-633.

[98] ZHANG D, ZHANG M, LIU D, et al. Sounds and sound preferences in Han Buddhisttemples [J]. Building and Environment, 2018, 142: 58-69.

[99] ZHANG M, KANG J. Towards the evaluation, description, and creation of soundscapes in urban open spaces [J]. Environment and Planning B: Planning and design, 2007, 34 (01): 68-86.

[100] ZHAN H, YU J, YU R. Assessment of older adults' acceptance of IEQ in nursing homes using both subjective and objective methods [J]. Building and

Environment, 2021, 203: 108063.

［101］ZHAO J, XU X, ELLWEIN L B, et al. Prevalence of vision impairment in older adults in rural China in 2014 and comparisons with the 2006 China nine - province survey ［J］. Ophthalmology, 2018, 185: 81-93.

## （三）其他

［1］A report of the 1954 Wisconsin State fair hearing survey by the research center of the subcommittee on noise in industry of the committee on conservation of hearing of the American academy of ophthalmology and otolaryngology ［R］, Los Angeles, Research Center, 1957.

［2］ALTY J L, RIGAS D I. Communicating graphical information to blind users using music: the role of context ［C］// Proceedings of the SIGCHI conference on Human factors in computing systems. 1998.

［3］COOPER M, TAYLOR A. Ambisonic sound in virtual environments and applications for the blind people ［C］// Second European Conference on Disability, Virtual Reality, and Associated Technologies, ECDVRAT. 1998.

［4］KIM Y H, SOETA Y. Effects of reverberation and spatial diffuseness on the speech intelligibility of public address sounds in subway platform for young and aged people ［C］// Proceedings of Meetings on Acoustics ICA2013. Acoustical Society of America, 2013, 19 (01).

［5］LAHAV O, MIODUSER D. Multisensory virtual environment for supporting blind persons' acquisition of spatial cognitive mapping, orientation, and mobility skills ［C］// Proc. 4th Intl. Conf. Disability, Virtual Reality & Assoc. Tech. 2002.

［6］RIGAS D I, ALTY J L. The use of music in a graphical interface for the visually impaired ［C］// Human - Computer Interaction INTERACT'97. Springer, Boston, MA, 1997.

# 附录1 老年人照料设施视觉无障碍 环境体系构建社会调查表

您好！为了设计出适应视障老年人的需求的老年人照料设施，请您对以下指标的重要程度打分，1~7分别代表"非常不重要、不重要、比较不重要、一般、比较重要、重要、非常重要"7个等级。您的建议将会作为我们设计的参考，感谢您的填写！

1. 您的身份是［单选题］＊（＊为必填项）

A. 有视力障碍的老人

B. 视障老年人护理人员

C. 专业设计/研究人员

您（或您护理的老人）的视力状况为［多选题］＊（依赖于第1题第1、2个选项）

A. 因年龄增长导致的视力下降

B. 有视力疾病

C. 低视力

D. 盲

2. 请您对老年人照料设施视觉无障碍环境的以下设计指标的重要程度打分［矩阵单选题］＊

|  | 1 | 2 | 3 | 4 | 5 | 6 | 7 |
|---|---|---|---|---|---|---|---|
| 水平交通空间视觉无障碍环境评价 | ○ | ○ | ○ | ○ | ○ | ○ | ○ |
| 场地环境视觉无障碍环境评价 | ○ | ○ | ○ | ○ | ○ | ○ | ○ |

续表

| | 1 | 2 | 3 | 4 | 5 | 6 | 7 |
|---|---|---|---|---|---|---|---|
| 垂直交通空间视觉无障碍环境评价 | ○ | ○ | ○ | ○ | ○ | ○ | ○ |
| 入口空间视觉无障碍环境评价 | ○ | ○ | ○ | ○ | ○ | ○ | ○ |
| 居室视觉无障碍环境评价 | ○ | ○ | ○ | ○ | ○ | ○ | ○ |
| 卫生间/浴室视觉无障碍环境评价 | ○ | ○ | ○ | ○ | ○ | ○ | ○ |
| 餐厅视觉无障碍环境评价 | ○ | ○ | ○ | ○ | ○ | ○ | ○ |
| 公共起居厅视觉无障碍环境评价 | ○ | ○ | ○ | ○ | ○ | ○ | ○ |

3. 请您对视觉无障碍环境的以下设计指标重要程度打分 [矩阵单选题] *

| | 1 | 2 | 3 | 4 | 5 | 6 | 7 |
|---|---|---|---|---|---|---|---|
| 场地环境视觉无障碍环境评价 | | | | | | | |
| 场地光环境 | ○ | ○ | ○ | ○ | ○ | ○ | ○ |
| 场地室内装修 | ○ | ○ | ○ | ○ | ○ | ○ | ○ |
| 场地无障碍设施 | ○ | ○ | ○ | ○ | ○ | ○ | ○ |
| 水平交通空间视觉无障碍环境评价 | | | | | | | |
| 走廊空间尺度 | ○ | ○ | ○ | ○ | ○ | ○ | ○ |
| 走廊光环境 | ○ | ○ | ○ | ○ | ○ | ○ | ○ |
| 走廊室内装修 | ○ | ○ | ○ | ○ | ○ | ○ | ○ |
| 走廊无障碍设施 | ○ | ○ | ○ | ○ | ○ | ○ | ○ |
| 垂直交通空间视觉无障碍环境评价 | | | | | | | |
| 垂直交通空间的空间尺度 | ○ | ○ | ○ | ○ | ○ | ○ | ○ |
| 垂直交通空间光环境 | ○ | ○ | ○ | ○ | ○ | ○ | ○ |
| 垂直交通空间室内装修 | ○ | ○ | ○ | ○ | ○ | ○ | ○ |
| 垂直交通空间无障碍设施 | ○ | ○ | ○ | ○ | ○ | ○ | ○ |
| 入口空间视觉无障碍环境评价 | | | | | | | |
| 入口空间尺度 | ○ | ○ | ○ | ○ | ○ | ○ | ○ |
| 入口空间光环境 | ○ | ○ | ○ | ○ | ○ | ○ | ○ |
| 入口空间室内装修 | ○ | ○ | ○ | ○ | ○ | ○ | ○ |

续表

| | 1 | 2 | 3 | 4 | 5 | 6 | 7 |
|---|---|---|---|---|---|---|---|
| 入口空间无障碍设施 | ○ | ○ | ○ | ○ | ○ | ○ | ○ |
| 居室空间视觉无障碍环境评价 | | | | | | | |
| 居室光环境 | ○ | ○ | ○ | ○ | ○ | ○ | ○ |
| 居室室内装修 | ○ | ○ | ○ | ○ | ○ | ○ | ○ |
| 居室无障碍设施 | ○ | ○ | ○ | ○ | ○ | ○ | ○ |
| 卫生间/浴室空间视觉无障碍环境评价 | | | | | | | |
| 卫生间/浴室光环境 | ○ | ○ | ○ | ○ | ○ | ○ | ○ |
| 卫生间/浴室室内装修 | ○ | ○ | ○ | ○ | ○ | ○ | ○ |
| 餐厅空间视觉无障碍环境评价 | | | | | | | |
| 餐厅光环境 | ○ | ○ | ○ | ○ | ○ | ○ | ○ |
| 餐厅室内装修 | ○ | ○ | ○ | ○ | ○ | ○ | ○ |
| 公共起居厅视觉无障碍环境评价 | | | | | | | |
| 公共起居厅光环境 | ○ | ○ | ○ | ○ | ○ | ○ | ○ |
| 公共起居厅室内装修 | ○ | ○ | ○ | ○ | ○ | ○ | ○ |

4. 请您对"场地环境视觉无障碍环境评价"下的三级指标因子重要程度打分［矩阵单选题］*

| | 1 | 2 | 3 | 4 | 5 | 6 | 7 |
|---|---|---|---|---|---|---|---|
| 场地光环境 | | | | | | | |
| 场地防眩光设计 | ○ | ○ | ○ | ○ | ○ | ○ | ○ |
| 场地照度 | ○ | ○ | ○ | ○ | ○ | ○ | ○ |
| 场地表面装修 | | | | | | | |
| 场地道路及铺装表面图案 | ○ | ○ | ○ | ○ | ○ | ○ | ○ |
| 场地表面及设施的颜色对比度 | ○ | ○ | ○ | ○ | ○ | ○ | ○ |
| 路面材料光泽度 | ○ | ○ | ○ | ○ | ○ | ○ | ○ |
| 场地无障碍设施 | | | | | | | |
| 语音危险提示标识 | ○ | ○ | ○ | ○ | ○ | ○ | ○ |

|  | 1 | 2 | 3 | 4 | 5 | 6 | 7 |
|---|---|---|---|---|---|---|---|
| 听觉定位标识 | ○ | ○ | ○ | ○ | ○ | ○ | ○ |
| 盲道 | ○ | ○ | ○ | ○ | ○ | ○ | ○ |
| 扶手及材质变化 | ○ | ○ | ○ | ○ | ○ | ○ | ○ |
| 可触摸地图 | ○ | ○ | ○ | ○ | ○ | ○ | ○ |

5. 请您对"水平交通空间视觉无障碍环境评价"下的三级指标因子重要程度打分［矩阵单选题］*

|  | 1 | 2 | 3 | 4 | 5 | 6 | 7 |
|---|---|---|---|---|---|---|---|
| 走廊空间尺度 |  |  |  |  |  |  |  |
| 走廊宽度 | ○ | ○ | ○ | ○ | ○ | ○ | ○ |
| 走廊光环境 |  |  |  |  |  |  |  |
| 走廊防眩光设计 | ○ | ○ | ○ | ○ | ○ | ○ | ○ |
| 走廊照度 | ○ | ○ | ○ | ○ | ○ | ○ | ○ |
| 走廊夜间照明设计 | ○ | ○ | ○ | ○ | ○ | ○ | ○ |
| 走廊室内装修 |  |  |  |  |  |  |  |
| 走廊墙地面图案简洁化 | ○ | ○ | ○ | ○ | ○ | ○ | ○ |
| 走廊表面颜色对比度（包括扶手、地面、墙面） | ○ | ○ | ○ | ○ | ○ | ○ | ○ |
| 走廊表面材料光泽度（表面对光的镜面反射能力） | ○ | ○ | ○ | ○ | ○ | ○ | ○ |
| 走廊无障碍设施 |  |  |  |  |  |  |  |
| 走廊语音危险提示 | ○ | ○ | ○ | ○ | ○ | ○ | ○ |
| 走廊语音播报系统 | ○ | ○ | ○ | ○ | ○ | ○ | ○ |
| 走廊内标识 | ○ | ○ | ○ | ○ | ○ | ○ | ○ |
| 走廊语音播报系统 | ○ | ○ | ○ | ○ | ○ | ○ | ○ |
| 走廊内标识 | ○ | ○ | ○ | ○ | ○ | ○ | ○ |
| 走廊扶手尽端盲文标牌 | ○ | ○ | ○ | ○ | ○ | ○ | ○ |
| 走廊盲道 | ○ | ○ | ○ | ○ | ○ | ○ | ○ |

6. 请您对"垂直交通空间视觉无障碍环境评价"下的三级指标因子重要程度［矩阵单选题］*

|  | 1 | 2 | 3 | 4 | 5 | 6 | 7 |
|---|---|---|---|---|---|---|---|
| 垂直交通空间空间尺度 | | | | | | | |
| 楼梯宽度 | ○ | ○ | ○ | ○ | ○ | ○ | ○ |
| 垂直交通空间光环境 | | | | | | | |
| 楼梯间防眩光 | ○ | ○ | ○ | ○ | ○ | ○ | ○ |
| 楼电梯间照明照度 | ○ | ○ | ○ | ○ | ○ | ○ | ○ |
| 楼梯间夜间照明系统 | ○ | ○ | ○ | ○ | ○ | ○ | ○ |
| 垂直交通空间室内装修 | | | | | | | |
| 楼电梯表面图案简洁化 | ○ | ○ | ○ | ○ | ○ | ○ | ○ |
| 楼电梯颜色对比度（扶手、地面、墙面、门之间） | ○ | ○ | ○ | ○ | ○ | ○ | ○ |
| 楼电梯材质光泽度（表面对光的镜面反射能力） | ○ | ○ | ○ | ○ | ○ | ○ | ○ |
| 垂直交通空间无障碍设施 | | | | | | | |
| 楼电梯间附近盲文地图 | ○ | ○ | ○ | ○ | ○ | ○ | ○ |
| 楼梯扶手盲文标牌 | ○ | ○ | ○ | ○ | ○ | ○ | ○ |
| 楼梯扶手材质变化（提示转弯、平台等） | ○ | ○ | ○ | ○ | ○ | ○ | ○ |
| 电梯语音提示 | ○ | ○ | ○ | ○ | ○ | ○ | ○ |
| 电梯按钮触感标识 | ○ | ○ | ○ | ○ | ○ | ○ | ○ |

7. 请您对"入口空间视觉无障碍环境评价"下的三级指标因子重要程度［矩阵单选题］*

|  | 1 | 2 | 3 | 4 | 5 | 6 | 7 |
|---|---|---|---|---|---|---|---|
| 入口空间尺度 | | | | | | | |
| 出入口宽度 | ○ | ○ | ○ | ○ | ○ | ○ | ○ |
| 门厅宽度 | ○ | ○ | ○ | ○ | ○ | ○ | ○ |

|  | 1 | 2 | 3 | 4 | 5 | 6 | 7 |
|---|---|---|---|---|---|---|---|
| 入口空间光环境 |  |  |  |  |  |  |  |
| 门厅防眩光设计 | ○ | ○ | ○ | ○ | ○ | ○ | ○ |
| 门厅照明照度 | ○ | ○ | ○ | ○ | ○ | ○ | ○ |
| 出入口照度 | ○ | ○ | ○ | ○ | ○ | ○ | ○ |
| 门厅分散照明设计 | ○ | ○ | ○ | ○ | ○ | ○ | ○ |
| 入口空间室内装修 |  |  |  |  |  |  |  |
| 入口空间表面图案简洁化 | ○ | ○ | ○ | ○ | ○ | ○ | ○ |
| 坡道、平台的颜色对比度（扶手、地面、坡道起始端之间） | ○ | ○ | ○ | ○ | ○ | ○ | ○ |
| 门厅表面的颜色对比度（地面、墙面、家具之间等） | ○ | ○ | ○ | ○ | ○ | ○ | ○ |
| 入口空间材料表面光泽度（表面对光的镜面反射能力） | ○ | ○ | ○ | ○ | ○ | ○ | ○ |
| 入口处门的材质 | ○ | ○ | ○ | ○ | ○ | ○ | ○ |
| 入口空间无障碍设施 |  |  |  |  |  |  |  |
| 入口空间语音导航 | ○ | ○ | ○ | ○ | ○ | ○ | ○ |
| 入口空间盲文地图 | ○ | ○ | ○ | ○ | ○ | ○ | ○ |
| 入口空间盲道 | ○ | ○ | ○ | ○ | ○ | ○ | ○ |
| 入口空间地面材质变化（踩踏触感） | ○ | ○ | ○ | ○ | ○ | ○ | ○ |

8. 请您对"居室空间视觉无障碍环境评价"下的三级指标因子重要程度［矩阵单选题］*

|  | 1 | 2 | 3 | 4 | 5 | 6 | 7 |
|---|---|---|---|---|---|---|---|
| 居室光环境 |  |  |  |  |  |  |  |
| 居室采光系数 | ○ | ○ | ○ | ○ | ○ | ○ | ○ |
| 居室防眩光 | ○ | ○ | ○ | ○ | ○ | ○ | ○ |
| 居室照明照度 | ○ | ○ | ○ | ○ | ○ | ○ | ○ |
| 居室分散照明设计 | ○ | ○ | ○ | ○ | ○ | ○ | ○ |

续表

| | 1 | 2 | 3 | 4 | 5 | 6 | 7 |
|---|---|---|---|---|---|---|---|
| 居室局部照明设计 | ○ | ○ | ○ | ○ | ○ | ○ | ○ |
| 居室室内装修 | | | | | | | |
| 居室表面图案简洁化 | ○ | ○ | ○ | ○ | ○ | ○ | ○ |
| 居室表面材质的颜色对比度（地面、墙面、家具、家居用品之间） | ○ | ○ | ○ | ○ | ○ | ○ | ○ |
| 居室材料表面光泽度（表面对光的镜面反射能力） | ○ | ○ | ○ | ○ | ○ | ○ | ○ |
| 居室无障碍设施 | | | | | | | |
| 居室智能语音控制装置 | ○ | ○ | ○ | ○ | ○ | ○ | ○ |
| 居室与走廊地面材质变化（踩踏触感） | ○ | ○ | ○ | ○ | ○ | ○ | ○ |

9. 请您对"卫生间/浴室空间视觉无障碍环境评价"下的三级指标因子重要程度［矩阵单选题］＊

| | 1 | 2 | 3 | 4 | 5 | 6 | 7 |
|---|---|---|---|---|---|---|---|
| 卫生间/浴室光环境 | | | | | | | |
| 卫生间/浴室防眩光设计 | ○ | ○ | ○ | ○ | ○ | ○ | ○ |
| 卫生间/浴室照明照度 | ○ | ○ | ○ | ○ | ○ | ○ | ○ |
| 卫生间/浴室分散照明设计 | ○ | ○ | ○ | ○ | ○ | ○ | ○ |
| 卫生间/浴室局部照明设计 | ○ | ○ | ○ | ○ | ○ | ○ | ○ |
| 卫生间/浴室感应照明设计 | ○ | ○ | ○ | ○ | ○ | ○ | ○ |
| 卫生间/浴室室内装修 | | | | | | | |
| 卫生间/浴室表面图案简洁化 | ○ | ○ | ○ | ○ | ○ | ○ | ○ |
| 卫生间/浴室表面颜色对比度（包括墙面、地面、设施、洁具之间） | ○ | ○ | ○ | ○ | ○ | ○ | ○ |
| 卫生间/浴室光泽度（表面对光的镜面反射能力） | ○ | ○ | ○ | ○ | ○ | ○ | ○ |

**10. 请您对"餐厅空间视觉无障碍环境评价"下的三级指标因子重要程度〔矩阵单选题〕\***

| | 1 | 2 | 3 | 4 | 5 | 6 | 7 |
|---|---|---|---|---|---|---|---|
| 餐厅光环境 | | | | | | | |
| 餐厅防眩光设计 | ○ | ○ | ○ | ○ | ○ | ○ | ○ |
| 餐厅分散照明设计 | ○ | ○ | ○ | ○ | ○ | ○ | ○ |
| 餐厅室内装修 | | | | | | | |
| 餐厅表面图案简洁化 | ○ | ○ | ○ | ○ | ○ | ○ | ○ |
| 餐厅内部颜色对比度（墙面、地面、家具之间） | ○ | ○ | ○ | ○ | ○ | ○ | ○ |
| 餐厅表面光泽度（表面对光的镜面反射能力） | ○ | ○ | ○ | ○ | ○ | ○ | ○ |

**11. 请您对"公共起居室空间视觉无障碍环境评价"下的三级指标因子重要程度〔矩阵单选题〕\***

| | 1 | 2 | 3 | 4 | 5 | 6 | 7 |
|---|---|---|---|---|---|---|---|
| 公共起居室光环境 | | | | | | | |
| 公共起居室防眩光设计 | ○ | ○ | ○ | ○ | ○ | ○ | ○ |
| 公共起居室分散照明设计 | ○ | ○ | ○ | ○ | ○ | ○ | ○ |
| 公共起居室室内装修 | | | | | | | |
| 公共起居室表面图案简洁化 | ○ | ○ | ○ | ○ | ○ | ○ | ○ |
| 公共起居室表面颜色对比度（墙面、地面、家具之间） | ○ | ○ | ○ | ○ | ○ | ○ | ○ |
| 公共起居室表面光泽度（表面对光的镜面反射能力） | ○ | ○ | ○ | ○ | ○ | ○ | ○ |

12. 您对于"老年人照料设施视觉无障碍环境评价因子"还有哪些建议?

[填空题]

_____

_____

_____

# 附录 2　指标修正计算表

| 指标级别 | 指标名称 | 均值 | 满分率 |
|---|---|---|---|
| 一级指标 | 场地视觉无障碍环境评价 | 5.45 | 77.87% |
| | 水平交通空间视觉无障碍环境评价 | 5.44 | 77.70% |
| | 垂直交通空间视觉无障碍环境评价 | 5.22 | 74.56% |
| | 入口空间视觉无障碍环境评价 | 5.29 | 75.61% |
| | 居室视觉无障碍环境评价 | 5.27 | 75.26% |
| | 卫生间/浴室视觉无障碍环境评价 | 5.56 | 79.44% |
| | 餐厅视觉无障碍环境评价 | 5.07 | 72.47% |
| | 公共起居厅视觉无障碍环境评价 | 4.76 | 67.94% |
| 二级指标 | 场地光环境设计 | 4.62 | 66.00% |
| | 场地表面装修 | 4.35 | 62.14% |
| | 场地无障碍设施设计 | 5.68 | 81.14% |
| | 走廊空间尺度 | 5.17 | 73.87% |
| | 走廊光环境 | 4.95 | 70.73% |
| | 走廊室内装修 | 4.41 | 63.07% |
| | 走廊无障碍设施 | 6.10 | 87.11% |
| | 垂直交通空间空间尺度 | 4.76 | 67.94% |
| | 垂直交通空间光环境 | 4.73 | 67.60% |
| | 垂直交通空间室内装修 | 4.24 | 60.63% |

续表

| 指标级别 | 指标名称 | 均值 | 满分率 |
|---|---|---|---|
| 二级指标 | 垂直交通空间无障碍设施 | 5.78 | 82.58% |
| | 入口空间尺度 | 5.17 | 73.87% |
| | 入口空间光环境 | 4.95 | 70.73% |
| | 入口空间室内装修 | 4.41 | 63.07% |
| | 入口空间无障碍设施 | 6.00 | 85.71% |
| | 居室光环境 | 5.22 | 74.56% |
| | 居室室内装修 | 4.76 | 67.94% |
| | 居室无障碍设施 | 5.66 | 80.84% |
| | 卫生间/浴室光环境 | 5.00 | 71.43% |
| | 卫生间/浴室室内装修 | 5.20 | 74.22% |
| | 餐厅光环境 | 4.98 | 71.08% |
| | 餐厅室内装修 | 4.83 | 68.99% |
| | 公共起居厅光环境 | 5.00 | 71.43% |
| | 公共起居厅室内装修 | 4.61 | 65.85% |
| 三级指标 | 场地照度 | 4.62 | 65.96% |
| | 场地防眩光 | 5.03 | 71.86% |
| | 场地道路及铺装表面图案 | 4.28 | 61.08% |
| | 场地表面及设施的颜色对比度 | 5.02 | 71.65% |
| | 路面材料反射率 | 4.40 | 62.89% |
| | 语音警示标识 | 4.91 | 70.21% |
| | 听觉定位标识 | 4.73 | 67.63% |
| | 盲道 | 5.08 | 72.64% |
| | 扶手及材质变化 | 4.94 | 70.63% |
| | 盲文地图 | 4.80 | 68.55% |
| | 走廊宽度 | 5.02 | 71.78% |
| | 走廊防眩光设计 | 4.83 | 68.99% |
| | 走廊照明照度 | 4.85 | 69.34% |
| | 走廊夜间照明设计 | 4.83 | 68.99% |

续表

| 指标级别 | 指标名称 | 均值 | 满分率 |
|---|---|---|---|
| 三级指标 | 走廊墙地面图案 | 4.41 | 63.07% |
| | 走廊表面颜色对比度 | 5.00 | 71.43% |
| | 走廊表面材料光泽度 | 4.34 | 62.02% |
| | 走廊语音警示 | 5.61 | 80.14% |
| | 走廊语音播报系统 | 5.46 | 78.05% |
| | 走廊内标识 | 5.29 | 75.61% |
| | 走廊扶手尽端盲文标牌 | 5.80 | 82.93% |
| | 走廊盲道 | 5.73 | 81.88% |
| | 楼梯宽度 | 4.76 | 67.94% |
| | 楼梯间防眩光 | 4.73 | 67.60% |
| | 楼电梯间照明照度 | 4.98 | 71.08% |
| | 楼梯间夜间照明系统 | 5.10 | 72.82% |
| | 楼电梯表面图案简洁化 | 4.34 | 62.02% |
| | 楼电梯颜色对比度 | 5.05 | 72.13% |
| | 楼电梯材质光泽度 | 4.51 | 64.46% |
| | 楼电梯间附近盲文地图 | 5.05 | 72.13% |
| | 楼梯扶手盲文标牌 | 5.32 | 75.96% |
| | 楼梯扶手材质变化 | 5.66 | 80.84% |
| | 电梯语音提示 | 6.00 | 85.71% |
| | 电梯按钮触感标识 | 5.80 | 82.93% |
| | 出入口宽度 | 5.15 | 73.52% |
| 三级指标 | 门厅宽度 | 4.95 | 70.73% |
| | 门厅防眩光设计 | 4.73 | 67.60% |
| | 门厅照明照度 | 5.02 | 71.78% |
| | 出入口照度 | 5.05 | 72.13% |
| | 门厅分散照明设计 | 4.80 | 68.64% |
| | 门厅分区照明因子 | 4.09 | 58.42% |
| | 入口空间表面图案简洁化 | 4.59 | 65.51% |

续表

| 指标级别 | 指标名称 | 均值 | 满分率 |
|---|---|---|---|
| 三级指标 | 坡道、平台的颜色对比度 | 5.44 | 77.70% |
| | 门厅表面的颜色对比度 | 5.37 | 76.66% |
| | 入口空间材料表面光泽度 | 4.61 | 65.85% |
| | 入口处门的材质 | 4.88 | 69.69% |
| | 入口空间语音导航 | 5.56 | 79.44% |
| | 入口空间盲文地图 | 5.22 | 74.56% |
| | 入口空间盲道 | 5.76 | 82.23% |
| | 入口空间地面材质变化 | 5.51 | 78.75% |
| | 居室采光系数 | 5.15 | 73.52% |
| | 居室防眩光 | 4.90 | 70.03% |
| | 居室照明照度 | 5.07 | 72.47% |
| | 居室分散照明设计 | 4.78 | 68.29% |
| | 居室局部照明设计 | 4.83 | 68.99% |
| | 居室表面图案简洁化 | 4.44 | 63.41% |
| | 居室表面材质的颜色对比度 | 4.95 | 70.73% |
| | 居室材料表面光泽度 | 4.49 | 64.11% |
| | 居室智能语音控制装置 | 5.71 | 81.53% |
| | 居室与走廊地面材质变化 | 5.15 | 73.52% |
| | 卫生间/浴室防眩光设计 | 4.85 | 69.34% |
| | 卫生间/浴室照明照度 | 4.88 | 69.69% |
| | 卫生间/浴室分散照明设计 | 4.80 | 68.64% |
| | 卫生间/浴室局部照明设计 | 4.95 | 70.73% |
| | 卫生间/浴室感应照明设计 | 5.10 | 72.82% |
| | 卫生间/浴室表面图案简洁化 | 4.46 | 63.76% |
| | 卫生间/浴室表面颜色对比度 | 4.93 | 70.38% |
| | 卫生间/浴室光泽度 | 4.41 | 63.07% |
| | 餐厅防眩光设计 | 4.73 | 67.60% |
| | 餐厅分散照明设计 | 4.59 | 65.51% |

续表

| 指标级别 | 指标名称 | 均值 | 满分率 |
|---|---|---|---|
| 三级指标 | 餐厅表面图案简洁化 | 4.71 | 67.25% |
| | 餐厅内部颜色对比度 | 4.90 | 70.03% |
| | 餐厅表面光泽度 | 4.41 | 63.07% |
| | 公共起居室防眩光设计 | 4.95 | 70.73% |
| | 公共起居室分散照明设计 | 4.76 | 67.94% |
| | 公共起居室表面图案简洁化 | 4.34 | 62.02% |
| | 公共起居室表面颜色对比度 | 4.80 | 68.64% |
| | 公共起居室表面光泽度 | 4.34 | 62.02% |

# 附录3 老年人照料设施视觉无障碍环境评价体系判断矩阵专家打分图

调查问卷 – 老年人照料设施视觉无障碍环境评价

调查表创建日期：2022/5/25　（UUID：dcd17791-9ba4-4d64-88d7-05e6551532f9）

单位：

姓名和单位为必填项！淡绿色单元格为可编辑单元格，其他单元格被锁定无法编辑！

"尊敬的专家：
　　您好！我是哈尔滨工业大学建筑学院建筑学专业的研究生，目前正在进行对于老年人照料设施视觉无障碍环境评价体系的研究，鉴于您在相关领域有较深的研究，特邀请您进行问卷调查。"

## 一、问题描述

此调查问卷"老年人照料设施视觉无障碍环境评价"为调查目标，对其多种影响因素使用层次分析法进行分析。层次模型如下图：

## 二、问卷说明

　　此调查问卷的目的在于确定"老年人照料设施视觉无障碍环境评价"各影响因素之间相对权重，调查问卷根据层次分析法(AHP)的形式设计。这种方法是在同一个层次对影响因素重要性进行两两比较，衡量尺度划分为9个等级，其中9, 7, 5, 3, 1的数值分别对应绝对重要、十分重要、比较重要、稍微重要、同样重要，8, 6, 4, 2表示重要程度介于相邻的两个等级之间。靠左边的等级单元格表示左列因素重要比右列因素重要，靠右边的等级单元格表示右列因素重要与左列因素。根据您的看法，点击相应的单元格即可。
单元格点击后会改变颜色，标识您对这项两两比较的判断数据。

示例：对于买车来说，您认为一辆汽车的安全性重要，还是价格重要？
如果您认为一辆汽车的安全性相对于价格十分重要(7)，那么请在左侧(7，十分重要)的单元格中点击。如果想取消数据输入（即不能/不想点出这个两两比较的问题的判断数据），双击同样重要(1)单元格即可，此行数据输入单元格将全部变为淡绿色。

样表：下列各组两两比较要素，对于"买车"的相对重要性如何？

| A | 重要性比较 | | | | | | | | | | | | | | | | | B |
|---|---|---|---|---|---|---|---|---|---|---|---|---|---|---|---|---|---|---|
| 安全性 | ◄9 | 8◄ | ◄7 | ◄6 | ◄5 | ◄4 | ◄3 | ◄2 | 1 | 2► | 3► | 4► | 5► | 6► | 7► | 8► | 9► | 价格 |

注意：Excel2003格式的调查表需要 启用宏 才能正常工作，否则无法通过点击单元格输入两两比较数据！
　　***点击此单元格*** 将打开浏览器并访问 "http://www.metadecsn.com/sd/" 查看操作演示动画。

## 三、问卷内容

● 第2层要素
■ 评估"老年人照料设施视觉无障碍环境评价"的相对重要性

| 场地视觉无障碍环境 | 包括：场地光环境，场地表面装修，场地无障碍设施 |
|---|---|
| 水平交通空间视觉无障碍环境 | 包括：走廊光环境，走廊表面装修，走廊无障碍标识 |
| 垂直交通空间视觉无障碍环境 | 包括：垂直交通空间光环境，垂直交通空间表面装修，垂直交通空间无障碍标识 |
| 入口空间视觉无障碍环境 | 包括：入口空间光环境，入口空间表面装修，入口空间无障碍标识 |
| 居室视觉无障碍环境 | 包括：居室光环境，居室表面装修，居室无障碍标识 |
| 卫生间/浴室视觉无障碍环境 | 包括：卫生间/浴室光环境，卫生间/浴室表面装修 |

292

| 老年人用房其他空间视觉无障碍环境 | 包括：老年人用房其他空间光环境设计，老年人用房其他空间表面装修 | | |
|---|---|---|---|
| 下列各组两两比较要素，对于"老年人照料设施视觉无障碍环境评价"的相对重要性如何？ | | | |
| A | 重要性比较 | | B |
| 场地视觉无障碍环境 | ◀9 ◀8 ◀7 ◀6 ◀5 ◀4 ◀3 ◀2 1 2▶ 3▶ 4▶ 5▶ 6▶ 7▶ 8▶ 9▶ | | 水平交通空间视觉无障碍环境 |
| 场地视觉无障碍环境 | ◀9 ◀8 ◀7 ◀6 ◀5 ◀4 ◀3 ◀2 1 2▶ 3▶ 4▶ 5▶ 6▶ 7▶ 8▶ 9▶ | | 垂直交通空间视觉无障碍环境 |
| 场地视觉无障碍环境 | ◀9 ◀8 ◀7 ◀6 ◀5 ◀4 ◀3 ◀2 1 2▶ 3▶ 4▶ 5▶ 6▶ 7▶ 8▶ 9▶ | | 入口空间视觉无障碍环境 |
| 场地视觉无障碍环境 | ◀9 ◀8 ◀7 ◀6 ◀5 ◀4 ◀3 ◀2 1 2▶ 3▶ 4▶ 5▶ 6▶ 7▶ 8▶ 9▶ | | 居室视觉无障碍环境 |
| 场地视觉无障碍环境 | ◀9 ◀8 ◀7 ◀6 ◀5 ◀4 ◀3 ◀2 1 2▶ 3▶ 4▶ 5▶ 6▶ 7▶ 8▶ 9▶ | | 卫生间／浴室视觉无障碍环境 |
| 场地视觉无障碍环境 | ◀9 ◀8 ◀7 ◀6 ◀5 ◀4 ◀3 ◀2 1 2▶ 3▶ 4▶ 5▶ 6▶ 7▶ 8▶ 9▶ | | 老年人用房其他空间视觉无障碍环境 |
| 水平交通空间视觉无障碍环境 | ◀9 ◀8 ◀7 ◀6 ◀5 ◀4 ◀3 ◀2 1 2▶ 3▶ 4▶ 5▶ 6▶ 7▶ 8▶ 9▶ | | 垂直交通空间视觉无障碍环境 |
| 水平交通空间视觉无障碍环境 | ◀9 ◀8 ◀7 ◀6 ◀5 ◀4 ◀3 ◀2 1 2▶ 3▶ 4▶ 5▶ 6▶ 7▶ 8▶ 9▶ | | 入口空间视觉无障碍环境 |
| 水平交通空间视觉无障碍环境 | ◀9 ◀8 ◀7 ◀6 ◀5 ◀4 ◀3 ◀2 1 2▶ 3▶ 4▶ 5▶ 6▶ 7▶ 8▶ 9▶ | | 居室视觉无障碍环境 |
| 水平交通空间视觉无障碍环境 | ◀9 ◀8 ◀7 ◀6 ◀5 ◀4 ◀3 ◀2 1 2▶ 3▶ 4▶ 5▶ 6▶ 7▶ 8▶ 9▶ | | 卫生间／浴室视觉无障碍环境 |
| 水平交通空间视觉无障碍环境 | ◀9 ◀8 ◀7 ◀6 ◀5 ◀4 ◀3 ◀2 1 2▶ 3▶ 4▶ 5▶ 6▶ 7▶ 8▶ 9▶ | | 老年人用房其他空间视觉无障碍环境 |
| 垂直交通空间视觉无障碍环境 | ◀9 ◀8 ◀7 ◀6 ◀5 ◀4 ◀3 ◀2 1 2▶ 3▶ 4▶ 5▶ 6▶ 7▶ 8▶ 9▶ | | 入口空间视觉无障碍环境 |
| 垂直交通空间视觉无障碍环境 | ◀9 ◀8 ◀7 ◀6 ◀5 ◀4 ◀3 ◀2 1 2▶ 3▶ 4▶ 5▶ 6▶ 7▶ 8▶ 9▶ | | 居室视觉无障碍环境 |
| 垂直交通空间视觉无障碍环境 | ◀9 ◀8 ◀7 ◀6 ◀5 ◀4 ◀3 ◀2 1 2▶ 3▶ 4▶ 5▶ 6▶ 7▶ 8▶ 9▶ | | 卫生间／浴室视觉无障碍环境 |
| 垂直交通空间视觉无障碍环境 | ◀9 ◀8 ◀7 ◀6 ◀5 ◀4 ◀3 ◀2 1 2▶ 3▶ 4▶ 5▶ 6▶ 7▶ 8▶ 9▶ | | 老年人用房其他空间视觉无障碍环境 |
| 入口空间视觉无障碍环境 | ◀9 ◀8 ◀7 ◀6 ◀5 ◀4 ◀3 ◀2 1 2▶ 3▶ 4▶ 5▶ 6▶ 7▶ 8▶ 9▶ | | 居室视觉无障碍环境 |
| 入口空间视觉无障碍环境 | ◀9 ◀8 ◀7 ◀6 ◀5 ◀4 ◀3 ◀2 1 2▶ 3▶ 4▶ 5▶ 6▶ 7▶ 8▶ 9▶ | | 卫生间／浴室视觉无障碍环境 |
| 入口空间视觉无障碍环境 | ◀9 ◀8 ◀7 ◀6 ◀5 ◀4 ◀3 ◀2 1 2▶ 3▶ 4▶ 5▶ 6▶ 7▶ 8▶ 9▶ | | 老年人用房其他空间视觉无障碍环境 |
| 居室视觉无障碍环境 | ◀9 ◀8 ◀7 ◀6 ◀5 ◀4 ◀3 ◀2 1 2▶ 3▶ 4▶ 5▶ 6▶ 7▶ 8▶ 9▶ | | 卫生间／浴室视觉无障碍环境 |
| 居室视觉无障碍环境 | ◀9 ◀8 ◀7 ◀6 ◀5 ◀4 ◀3 ◀2 1 2▶ 3▶ 4▶ 5▶ 6▶ 7▶ 8▶ 9▶ | | 老年人用房其他空间视觉无障碍环境 |
| 卫生间／浴室视觉无障碍环境 | ◀9 ◀8 ◀7 ◀6 ◀5 ◀4 ◀3 ◀2 1 2▶ 3▶ 4▶ 5▶ 6▶ 7▶ 8▶ 9▶ | | 老年人用房其他空间视觉无障碍环境 |

● 第3层要素

■ 评估"场地视觉无障碍环境"的相对重要性

场地光环境
场地表面装修
场地无障碍设施

| 下列各组两两比较要素，对于"场地视觉无障碍环境"的相对重要性如何？ | | | |
|---|---|---|---|
| A | 重要性比较 | | B |
| 场地光环境 | ◀9 ◀8 ◀7 ◀6 ◀5 ◀4 ◀3 ◀2 1 2▶ 3▶ 4▶ 5▶ 6▶ 7▶ 8▶ 9▶ | | 场地表面装修 |
| 场地光环境 | ◀9 ◀8 ◀7 ◀6 ◀5 ◀4 ◀3 ◀2 1 2▶ 3▶ 4▶ 5▶ 6▶ 7▶ 8▶ 9▶ | | 场地无障碍设施 |
| 场地表面装修 | ◀9 ◀8 ◀7 ◀6 ◀5 ◀4 ◀3 ◀2 1 2▶ 3▶ 4▶ 5▶ 6▶ 7▶ 8▶ 9▶ | | 场地无障碍设施 |

■ 评估"水平交通空间视觉无障碍环境"的相对重要性

走廊光环境
走廊表面装修
走廊无障碍标识

| 下列各组两两比较要素，对于"水平交通空间视觉无障碍环境"的相对重要性如何？ | | | |
|---|---|---|---|
| A | 重要性比较 | | B |
| 走廊光环境 | ◀9 ◀8 ◀7 ◀6 ◀5 ◀4 ◀3 ◀2 1 2▶ 3▶ 4▶ 5▶ 6▶ 7▶ 8▶ 9▶ | | 走廊表面装修 |
| 走廊光环境 | ◀9 ◀8 ◀7 ◀6 ◀5 ◀4 ◀3 ◀2 1 2▶ 3▶ 4▶ 5▶ 6▶ 7▶ 8▶ 9▶ | | 走廊无障碍标识 |
| 走廊表面装修 | ◀9 ◀8 ◀7 ◀6 ◀5 ◀4 ◀3 ◀2 1 2▶ 3▶ 4▶ 5▶ 6▶ 7▶ 8▶ 9▶ | | 走廊无障碍标识 |

■ 评估"垂直交通空间视觉无障碍环境"的相对重要性

垂直交通空间光环境

| 垂直交通空间表面装修 | | | | | | | | | | | | | | | | | | |
|---|---|---|---|---|---|---|---|---|---|---|---|---|---|---|---|---|---|---|
| 垂直交通空间无障碍标识 | | | | | | | | | | | | | | | | | | |

下列各组两两比较要素，对于"垂直交通空间视觉无障碍环境"的相对重要性如何？

| A | 重要性比较 | | | | | | | | | | | | | | | | | | B |
|---|---|---|---|---|---|---|---|---|---|---|---|---|---|---|---|---|---|---|
| 垂直交通空间光环境 | ◂9 | ◂8 | ◂7 | ◂6 | ◂5 | ◂4 | ◂3 | ◂2 | 1 | 2▸ | 3▸ | 4▸ | 5▸ | 6▸ | 7▸ | 8▸ | 9▸ | 垂直交通空间表面装修 |
| 垂直交通空间光环境 | ◂9 | ◂8 | ◂7 | ◂6 | ◂5 | ◂4 | ◂3 | ◂2 | 1 | 2▸ | 3▸ | 4▸ | 5▸ | 6▸ | 7▸ | 8▸ | 9▸ | 垂直交通空间无障碍标识 |
| 垂直交通空间表面装修 | ◂9 | ◂8 | ◂7 | ◂6 | ◂5 | ◂4 | ◂3 | ◂2 | 1 | 2▸ | 3▸ | 4▸ | 5▸ | 6▸ | 7▸ | 8▸ | 9▸ | 垂直交通空间无障碍标识 |

■ 评估"入口空间视觉无障碍环境"的相对重要性

| 入口空间光环境 | | | | | | | | | | | | | | | | | | |
|---|---|---|---|---|---|---|---|---|---|---|---|---|---|---|---|---|---|---|
| 入口空间表面装修 | | | | | | | | | | | | | | | | | | |
| 入口空间无障碍标识 | | | | | | | | | | | | | | | | | | |

下列各组两两比较要素，对于"入口空间视觉无障碍环境"的相对重要性如何？

| A | 重要性比较 | | | | | | | | | | | | | | | | | | B |
|---|---|---|---|---|---|---|---|---|---|---|---|---|---|---|---|---|---|---|
| 入口空间光环境 | ◂9 | ◂8 | ◂7 | ◂6 | ◂5 | ◂4 | ◂3 | ◂2 | 1 | 2▸ | 3▸ | 4▸ | 5▸ | 6▸ | 7▸ | 8▸ | 9▸ | 入口空间表面装修 |
| 入口空间光环境 | ◂9 | ◂8 | ◂7 | ◂6 | ◂5 | ◂4 | ◂3 | ◂2 | 1 | 2▸ | 3▸ | 4▸ | 5▸ | 6▸ | 7▸ | 8▸ | 9▸ | 入口空间无障碍标识 |
| 入口空间表面装修 | ◂9 | ◂8 | ◂7 | ◂6 | ◂5 | ◂4 | ◂3 | ◂2 | 1 | 2▸ | 3▸ | 4▸ | 5▸ | 6▸ | 7▸ | 8▸ | 9▸ | 入口空间无障碍标识 |

■ 评估"居室视觉无障碍环境"的相对重要性

| 居室光环境 | | | | | | | | | | | | | | | | | | |
|---|---|---|---|---|---|---|---|---|---|---|---|---|---|---|---|---|---|---|
| 居室表面装修 | | | | | | | | | | | | | | | | | | |
| 居室无障碍标识 | | | | | | | | | | | | | | | | | | |

下列各组两两比较要素，对于"居室视觉无障碍环境"的相对重要性如何？

| A | 重要性比较 | | | | | | | | | | | | | | | | | | B |
|---|---|---|---|---|---|---|---|---|---|---|---|---|---|---|---|---|---|---|
| 居室光环境 | ◂9 | ◂8 | ◂7 | ◂6 | ◂5 | ◂4 | ◂3 | ◂2 | 1 | 2▸ | 3▸ | 4▸ | 5▸ | 6▸ | 7▸ | 8▸ | 9▸ | 居室表面装修 |
| 居室光环境 | ◂9 | ◂8 | ◂7 | ◂6 | ◂5 | ◂4 | ◂3 | ◂2 | 1 | 2▸ | 3▸ | 4▸ | 5▸ | 6▸ | 7▸ | 8▸ | 9▸ | 居室无障碍标识 |
| 居室表面装修 | ◂9 | ◂8 | ◂7 | ◂6 | ◂5 | ◂4 | ◂3 | ◂2 | 1 | 2▸ | 3▸ | 4▸ | 5▸ | 6▸ | 7▸ | 8▸ | 9▸ | 居室无障碍标识 |

■ 评估"卫生间／浴室视觉无障碍环境"的相对重要性

| 卫生间／浴室光环境 | | | | | | | | | | | | | | | | | | |
|---|---|---|---|---|---|---|---|---|---|---|---|---|---|---|---|---|---|---|
| 卫生间／浴室表面装修 | | | | | | | | | | | | | | | | | | |

下列各组两两比较要素，对于"卫生间／浴室视觉无障碍环境"的相对重要性如何？

| A | 重要性比较 | | | | | | | | | | | | | | | | | | B |
|---|---|---|---|---|---|---|---|---|---|---|---|---|---|---|---|---|---|---|
| 卫生间／浴室光环境 | ◂9 | ◂8 | ◂7 | ◂6 | ◂5 | ◂4 | ◂3 | ◂2 | 1 | 2▸ | 3▸ | 4▸ | 5▸ | 6▸ | 7▸ | 8▸ | 9▸ | 卫生间／浴室表面装修 |

■ 评估"老年人用房其他空间视觉无障碍环境"的相对重要性

| 老年人用房其他空间光环境设计 | | | | | | | | | | | | | | | | | | |
|---|---|---|---|---|---|---|---|---|---|---|---|---|---|---|---|---|---|---|
| 老年人用房其他空间表面装修 | | | | | | | | | | | | | | | | | | |

下列各组两两比较要素，对于"老年人用房其他空间视觉无障碍环境"的相对重要性如何？

| A | 重要性比较 | | | | | | | | | | | | | | | | | | B |
|---|---|---|---|---|---|---|---|---|---|---|---|---|---|---|---|---|---|---|
| 老年人用房其他空间光环境设计 | ◂9 | ◂8 | ◂7 | ◂6 | ◂5 | ◂4 | ◂3 | ◂2 | 1 | 2▸ | 3▸ | 4▸ | 5▸ | 6▸ | 7▸ | 8▸ | 9▸ | 老年人用房其他空间表面装修 |

● 第4层要素

■ 评估"场地光环境"的相对重要性

| 场地照度 | | | | | | | | | | | | | | | | | | |
|---|---|---|---|---|---|---|---|---|---|---|---|---|---|---|---|---|---|---|
| 场地灯具防眩光 | | | | | | | | | | | | | | | | | | |

下列各组两两比较要素，对于"场地光环境"的相对重要性如何？

| A | 重要性比较 | | | | | | | | | | | | | | | | | | B |
|---|---|---|---|---|---|---|---|---|---|---|---|---|---|---|---|---|---|---|
| 场地照度 | ◂9 | ◂8 | ◂7 | ◂6 | ◂5 | ◂4 | ◂3 | ◂2 | 1 | 2▸ | 3▸ | 4▸ | 5▸ | 6▸ | 7▸ | 8▸ | 9▸ | 场地灯具防眩光 |

■ 评估"场地表面装修"的相对重要性

| 场地道路及铺装表面图案 | | | | | | | | | | | | | | | | | | |
|---|---|---|---|---|---|---|---|---|---|---|---|---|---|---|---|---|---|---|
| 场地内设施颜色对比度 | | | | | | | | | | | | | | | | | | |
| 路面材料反射率 | | | | | | | | | | | | | | | | | | |

下列各组两两比较要素，对于"场地表面装修"的相对重要性如何？

| A | 重要性比较 | | B |
|---|---|---|---|

| A | | | | | | | | | | | | | | | | | | B |
|---|---|---|---|---|---|---|---|---|---|---|---|---|---|---|---|---|---|---|
| 场地道路及铺装表面图案 | ◄9 | ◄8 | ◄7 | ◄6 | ◄5 | ◄4 | ◄3 | ◄2 | 1 | 2► | 3► | 4► | 5► | 6► | 7► | 8► | 9► | 场地内设施颜色对比度 |
| 场地道路及铺装表面图案 | ◄9 | ◄8 | ◄7 | ◄6 | ◄5 | ◄4 | ◄3 | ◄2 | 1 | 2► | 3► | 4► | 5► | 6► | 7► | 8► | 9► | 路面材料反射率 |
| 场地内设施颜色对比度 | ◄9 | ◄8 | ◄7 | ◄6 | ◄5 | ◄4 | ◄3 | ◄2 | 1 | 2► | 3► | 4► | 5► | 6► | 7► | 8► | 9► | 路面材料反射率 |

■ 评估"场地无障碍设施"的相对重要性

| 外部环境听觉限制标识 | |
|---|---|
| 外部环境听觉定位标识 | |
| 盲道 | |
| 人行道扶手及转弯处材质变化 | |
| 可触摸地图 | |
| 场地内视觉标识可视化 | |

下列各组两两比较要素,对于"场地无障碍设施"的相对重要性如何?

| A | | | | | | | | | 重要性比较 | | | | | | | | | B |
|---|---|---|---|---|---|---|---|---|---|---|---|---|---|---|---|---|---|---|
| 外部环境听觉限制标识 | ◄9 | ◄8 | ◄7 | ◄6 | ◄5 | ◄4 | ◄3 | ◄2 | 1 | 2► | 3► | 4► | 5► | 6► | 7► | 8► | 9► | 外部环境听觉定位标识 |
| 外部环境听觉限制标识 | ◄9 | ◄8 | ◄7 | ◄6 | ◄5 | ◄4 | ◄3 | ◄2 | 1 | 2► | 3► | 4► | 5► | 6► | 7► | 8► | 9► | 盲道 |
| 外部环境听觉限制标识 | ◄9 | ◄8 | ◄7 | ◄6 | ◄5 | ◄4 | ◄3 | ◄2 | 1 | 2► | 3► | 4► | 5► | 6► | 7► | 8► | 9► | 人行道扶手及转弯处材质变化 |
| 外部环境听觉限制标识 | ◄9 | ◄8 | ◄7 | ◄6 | ◄5 | ◄4 | ◄3 | ◄2 | 1 | 2► | 3► | 4► | 5► | 6► | 7► | 8► | 9► | 可触摸地图 |
| 外部环境听觉限制标识 | ◄9 | ◄8 | ◄7 | ◄6 | ◄5 | ◄4 | ◄3 | ◄2 | 1 | 2► | 3► | 4► | 5► | 6► | 7► | 8► | 9► | 场地内视觉标识可视化 |
| 外部环境听觉定位标识 | ◄9 | ◄8 | ◄7 | ◄6 | ◄5 | ◄4 | ◄3 | ◄2 | 1 | 2► | 3► | 4► | 5► | 6► | 7► | 8► | 9► | 盲道 |
| 外部环境听觉定位标识 | ◄9 | ◄8 | ◄7 | ◄6 | ◄5 | ◄4 | ◄3 | ◄2 | 1 | 2► | 3► | 4► | 5► | 6► | 7► | 8► | 9► | 人行道扶手及转弯处材质变化 |
| 外部环境听觉定位标识 | ◄9 | ◄8 | ◄7 | ◄6 | ◄5 | ◄4 | ◄3 | ◄2 | 1 | 2► | 3► | 4► | 5► | 6► | 7► | 8► | 9► | 可触摸地图 |
| 外部环境听觉定位标识 | ◄9 | ◄8 | ◄7 | ◄6 | ◄5 | ◄4 | ◄3 | ◄2 | 1 | 2► | 3► | 4► | 5► | 6► | 7► | 8► | 9► | 场地内视觉标识可视化 |
| 盲道 | ◄9 | ◄8 | ◄7 | ◄6 | ◄5 | ◄4 | ◄3 | ◄2 | 1 | 2► | 3► | 4► | 5► | 6► | 7► | 8► | 9► | 人行道扶手及转弯处材质变化 |
| 盲道 | ◄9 | ◄8 | ◄7 | ◄6 | ◄5 | ◄4 | ◄3 | ◄2 | 1 | 2► | 3► | 4► | 5► | 6► | 7► | 8► | 9► | 可触摸地图 |
| 盲道 | ◄9 | ◄8 | ◄7 | ◄6 | ◄5 | ◄4 | ◄3 | ◄2 | 1 | 2► | 3► | 4► | 5► | 6► | 7► | 8► | 9► | 场地内视觉标识可视化 |
| 人行道扶手及转弯处材质变化 | ◄9 | ◄8 | ◄7 | ◄6 | ◄5 | ◄4 | ◄3 | ◄2 | 1 | 2► | 3► | 4► | 5► | 6► | 7► | 8► | 9► | 可触摸地图 |
| 人行道扶手及转弯处材质变化 | ◄9 | ◄8 | ◄7 | ◄6 | ◄5 | ◄4 | ◄3 | ◄2 | 1 | 2► | 3► | 4► | 5► | 6► | 7► | 8► | 9► | 场地内视觉标识可视化 |
| 可触摸地图 | ◄9 | ◄8 | ◄7 | ◄6 | ◄5 | ◄4 | ◄3 | ◄2 | 1 | 2► | 3► | 4► | 5► | 6► | 7► | 8► | 9► | 场地内视觉标识可视化 |

■ 评估"走廊光环境"的相对重要性

| 走廊防眩光 | |
|---|---|
| 走廊照度 | |
| 走廊夜间照明 | |

下列各组两两比较要素,对于"走廊光环境"的相对重要性如何?

| A | | | | | | | | | 重要性比较 | | | | | | | | | B |
|---|---|---|---|---|---|---|---|---|---|---|---|---|---|---|---|---|---|---|
| 走廊防眩光 | ◄9 | ◄8 | ◄7 | ◄6 | ◄5 | ◄4 | ◄3 | ◄2 | 1 | 2► | 3► | 4► | 5► | 6► | 7► | 8► | 9► | 走廊照度 |
| 走廊防眩光 | ◄9 | ◄8 | ◄7 | ◄6 | ◄5 | ◄4 | ◄3 | ◄2 | 1 | 2► | 3► | 4► | 5► | 6► | 7► | 8► | 9► | 走廊夜间照明 |
| 走廊照度 | ◄9 | ◄8 | ◄7 | ◄6 | ◄5 | ◄4 | ◄3 | ◄2 | 1 | 2► | 3► | 4► | 5► | 6► | 7► | 8► | 9► | 走廊夜间照明 |

■ 评估"走廊表面装修"的相对重要性

| 走廊墙地面图案 | |
|---|---|
| 走廊墙地面及设施颜色对比度 | |
| 走廊表面材质反射率 | |

下列各组两两比较要素,对于"走廊表面装修"的相对重要性如何?

| A | | | | | | | | | 重要性比较 | | | | | | | | | B |
|---|---|---|---|---|---|---|---|---|---|---|---|---|---|---|---|---|---|---|
| 走廊墙地面图案 | ◄9 | ◄8 | ◄7 | ◄6 | ◄5 | ◄4 | ◄3 | ◄2 | 1 | 2► | 3► | 4► | 5► | 6► | 7► | 8► | 9► | 走廊墙地面及设施颜色对比度 |
| 走廊墙地面图案 | ◄9 | ◄8 | ◄7 | ◄6 | ◄5 | ◄4 | ◄3 | ◄2 | 1 | 2► | 3► | 4► | 5► | 6► | 7► | 8► | 9► | 走廊墙地面材质反射率 |
| 走廊墙地面及设施颜色对比度 | ◄9 | ◄8 | ◄7 | ◄6 | ◄5 | ◄4 | ◄3 | ◄2 | 1 | 2► | 3► | 4► | 5► | 6► | 7► | 8► | 9► | 走廊表面材质反射率 |

### ■ 评估"走廊无障碍标识"的相对重要性

| | |
|---|---|
| 走廊听觉限制标识 | |
| 走廊语音播报系统 | |
| 走廊内通往重要空间的盲道 | |
| 走廊内视觉标识可视化 | |
| 走廊扶手尽端触觉标识 | |

下列各组两两比较要素，对于"走廊无障碍标识"的相对重要性如何？

| A | 重要性比较 | | | | | | | | | | | | | | | | | B |
|---|---|---|---|---|---|---|---|---|---|---|---|---|---|---|---|---|---|---|
| 走廊听觉限制标识 | ◄9 | ◄8 | ◄7 | ◄6 | ◄5 | ◄4 | ◄3 | ◄2 | 1 | 2► | 3► | 4► | 5► | 6► | 7► | 8► | 9► | 走廊语音播报系统 |
| 走廊听觉限制标识 | ◄9 | ◄8 | ◄7 | ◄6 | ◄5 | ◄4 | ◄3 | ◄2 | 1 | 2► | 3► | 4► | 5► | 6► | 7► | 8► | 9► | 走廊内通往重要空间的盲道 |
| 走廊听觉限制标识 | ◄9 | ◄8 | ◄7 | ◄6 | ◄5 | ◄4 | ◄3 | ◄2 | 1 | 2► | 3► | 4► | 5► | 6► | 7► | 8► | 9► | 走廊内视觉标识可视化 |
| 走廊听觉限制标识 | ◄9 | ◄8 | ◄7 | ◄6 | ◄5 | ◄4 | ◄3 | ◄2 | 1 | 2► | 3► | 4► | 5► | 6► | 7► | 8► | 9► | 走廊扶手尽端触觉标识 |
| 走廊语音播报系统 | ◄9 | ◄8 | ◄7 | ◄6 | ◄5 | ◄4 | ◄3 | ◄2 | 1 | 2► | 3► | 4► | 5► | 6► | 7► | 8► | 9► | 走廊内通往重要空间的盲道 |
| 走廊语音播报系统 | ◄9 | ◄8 | ◄7 | ◄6 | ◄5 | ◄4 | ◄3 | ◄2 | 1 | 2► | 3► | 4► | 5► | 6► | 7► | 8► | 9► | 走廊内视觉标识可视化 |
| 走廊语音播报系统 | ◄9 | ◄8 | ◄7 | ◄6 | ◄5 | ◄4 | ◄3 | ◄2 | 1 | 2► | 3► | 4► | 5► | 6► | 7► | 8► | 9► | 走廊扶手尽端触觉标识 |
| 走廊内通往重要空间的盲道 | ◄9 | ◄8 | ◄7 | ◄6 | ◄5 | ◄4 | ◄3 | ◄2 | 1 | 2► | 3► | 4► | 5► | 6► | 7► | 8► | 9► | 走廊内视觉标识可视化 |
| 走廊内通往重要空间的盲道 | ◄9 | ◄8 | ◄7 | ◄6 | ◄5 | ◄4 | ◄3 | ◄2 | 1 | 2► | 3► | 4► | 5► | 6► | 7► | 8► | 9► | 走廊扶手尽端触觉标识 |
| 走廊内视觉标识可视化 | ◄9 | ◄8 | ◄7 | ◄6 | ◄5 | ◄4 | ◄3 | ◄2 | 1 | 2► | 3► | 4► | 5► | 6► | 7► | 8► | 9► | 走廊扶手尽端触觉标识 |

### ■ 评估"垂直交通空间光环境"的相对重要性

| | |
|---|---|
| 楼梯间防眩光 | |
| 楼梯间照度 | |
| 楼梯间夜间照明 | |

下列各组两两比较要素，对于"垂直交通空间光环境"的相对重要性如何？

| A | 重要性比较 | | | | | | | | | | | | | | | | | B |
|---|---|---|---|---|---|---|---|---|---|---|---|---|---|---|---|---|---|---|
| 楼梯间防眩光 | ◄9 | ◄8 | ◄7 | ◄6 | ◄5 | ◄4 | ◄3 | ◄2 | 1 | 2► | 3► | 4► | 5► | 6► | 7► | 8► | 9► | 楼梯间照度 |
| 楼梯间防眩光 | ◄9 | ◄8 | ◄7 | ◄6 | ◄5 | ◄4 | ◄3 | ◄2 | 1 | 2► | 3► | 4► | 5► | 6► | 7► | 8► | 9► | 楼梯间夜间照明 |
| 楼梯间照度 | ◄9 | ◄8 | ◄7 | ◄6 | ◄5 | ◄4 | ◄3 | ◄2 | 1 | 2► | 3► | 4► | 5► | 6► | 7► | 8► | 9► | 楼梯间夜间照明 |

### ■ 评估"垂直交通空间表面装修"的相对重要性

| | |
|---|---|
| 楼电梯表面图案 | |
| 楼梯间表面及设施颜色对比度 | |
| 楼梯间表面材质反射率 | |

下列各组两两比较要素，对于"垂直交通空间表面装修"的相对重要性如何？

| A | 重要性比较 | | | | | | | | | | | | | | | | | B |
|---|---|---|---|---|---|---|---|---|---|---|---|---|---|---|---|---|---|---|
| 楼电梯表面图案 | ◄9 | ◄8 | ◄7 | ◄6 | ◄5 | ◄4 | ◄3 | ◄2 | 1 | 2► | 3► | 4► | 5► | 6► | 7► | 8► | 9► | 楼梯间表面及设施颜色对比度 |
| 楼电梯表面图案 | ◄9 | ◄8 | ◄7 | ◄6 | ◄5 | ◄4 | ◄3 | ◄2 | 1 | 2► | 3► | 4► | 5► | 6► | 7► | 8► | 9► | 楼梯间表面材质反射率 |
| 楼梯间表面及设施颜色对比度 | ◄9 | ◄8 | ◄7 | ◄6 | ◄5 | ◄4 | ◄3 | ◄2 | 1 | 2► | 3► | 4► | 5► | 6► | 7► | 8► | 9► | 楼梯间表面材质反射率 |

### ■ 评估"垂直交通空间无障碍标识"的相对重要性

| | |
|---|---|
| 楼电梯附近可触摸地图 | |
| 楼梯扶手及电梯按钮触感标识 | |
| 电梯语音提示 | |
| 楼电梯间特殊造型设计 | |

下列各组两两比较要素，对于"垂直交通空间无障碍标识"的相对重要性如何？

| A | 重要性比较 | | | | | | | | | | | | | | | | | B |
|---|---|---|---|---|---|---|---|---|---|---|---|---|---|---|---|---|---|---|
| 楼电梯附近可触摸地图 | ◄9 | ◄8 | ◄7 | ◄6 | ◄5 | ◄4 | ◄3 | ◄2 | 1 | 2► | 3► | 4► | 5► | 6► | 7► | 8► | 9► | 楼梯扶手及电梯按钮触感标识 |
| 楼电梯附近可触摸地图 | ◄9 | ◄8 | ◄7 | ◄6 | ◄5 | ◄4 | ◄3 | ◄2 | 1 | 2► | 3► | 4► | 5► | 6► | 7► | 8► | 9► | 电梯语音提示 |
| 楼电梯附近可触摸地图 | ◄9 | ◄8 | ◄7 | ◄6 | ◄5 | ◄4 | ◄3 | ◄2 | 1 | 2► | 3► | 4► | 5► | 6► | 7► | 8► | 9► | 楼电梯间特殊造型设计 |

| A | ◄9 | ◄8 | ◄7 | ◄6 | ◄5 | ◄4 | ◄3 | ◄2 | 1 | 2► | 3► | 4► | 5► | 6► | 7► | 8► | 9► | B |
|---|---|---|---|---|---|---|---|---|---|---|---|---|---|---|---|---|---|---|
| 楼梯扶手及电梯按钮触感标识 | ◄9 | ◄8 | ◄7 | ◄6 | ◄5 | ◄4 | ◄3 | ◄2 | 1 | 2► | 3► | 4► | 5► | 6► | 7► | 8► | 9► | 电梯语音提示 |
| 楼梯扶手及电梯按钮触感标识 | ◄9 | ◄8 | ◄7 | ◄6 | ◄5 | ◄4 | ◄3 | ◄2 | 1 | 2► | 3► | 4► | 5► | 6► | 7► | 8► | 9► | 楼电梯间特殊造型设计 |
| 电梯语音提示 | ◄9 | ◄8 | ◄7 | ◄6 | ◄5 | ◄4 | ◄3 | ◄2 | 1 | 2► | 3► | 4► | 5► | 6► | 7► | 8► | 9► | 楼电梯间特殊造型设计 |

■ 评估"入口空间光环境"的相对重要性

门厅防眩光
门厅内外照度

下列各组两两比较要素，对于"入口空间光环境"的相对重要性如何？

| A | | | | | | | | 重要性比较 | | | | | | | | | B |
|---|---|---|---|---|---|---|---|---|---|---|---|---|---|---|---|---|---|
| 门厅防眩光 | ◄9 | ◄8 | ◄7 | ◄6 | ◄5 | ◄4 | ◄3 | ◄2 | 1 | 2► | 3► | 4► | 5► | 6► | 7► | 8► | 9► | 门厅内外照度 |

■ 评估"入口空间表面装修"的相对重要性

入口空间表面图案
坡道平台及扶手颜色对比度
门厅表面及内部设施颜色对比度
门的材质

下列各组两两比较要素，对于"入口空间表面装修"的相对重要性如何？

| A | | | | | | | | 重要性比较 | | | | | | | | | B |
|---|---|---|---|---|---|---|---|---|---|---|---|---|---|---|---|---|---|
| 入口空间表面图案 | ◄9 | ◄8 | ◄7 | ◄6 | ◄5 | ◄4 | ◄3 | ◄2 | 1 | 2► | 3► | 4► | 5► | 6► | 7► | 8► | 9► | 坡道平台及扶手颜色对比度 |
| 入口空间表面图案 | ◄9 | ◄8 | ◄7 | ◄6 | ◄5 | ◄4 | ◄3 | ◄2 | 1 | 2► | 3► | 4► | 5► | 6► | 7► | 8► | 9► | 门厅表面及内部设施颜色对比度 |
| 入口空间表面图案 | ◄9 | ◄8 | ◄7 | ◄6 | ◄5 | ◄4 | ◄3 | ◄2 | 1 | 2► | 3► | 4► | 5► | 6► | 7► | 8► | 9► | 门的材质 |
| 坡道平台及扶手颜色对比度 | ◄9 | ◄8 | ◄7 | ◄6 | ◄5 | ◄4 | ◄3 | ◄2 | 1 | 2► | 3► | 4► | 5► | 6► | 7► | 8► | 9► | 门厅表面及内部设施颜色对比度 |
| 坡道平台及扶手颜色对比度 | ◄9 | ◄8 | ◄7 | ◄6 | ◄5 | ◄4 | ◄3 | ◄2 | 1 | 2► | 3► | 4► | 5► | 6► | 7► | 8► | 9► | 门的材质 |
| 门厅表面及内部设施颜色对比度 | ◄9 | ◄8 | ◄7 | ◄6 | ◄5 | ◄4 | ◄3 | ◄2 | 1 | 2► | 3► | 4► | 5► | 6► | 7► | 8► | 9► | 门的材质 |

■ 评估"入口空间无障碍标识"的相对重要性

入口空间听觉定位标识
入口空间附近可触摸地图
场地内通往入口的盲道
入口空间内外地面材质变化
入口空间特殊造型

下列各组两两比较要素，对于"入口空间无障碍标识"的相对重要性如何？

| A | | | | | | | | 重要性比较 | | | | | | | | | B |
|---|---|---|---|---|---|---|---|---|---|---|---|---|---|---|---|---|---|
| 入口空间听觉定位标识 | ◄9 | ◄8 | ◄7 | ◄6 | ◄5 | ◄4 | ◄3 | ◄2 | 1 | 2► | 3► | 4► | 5► | 6► | 7► | 8► | 9► | 入口空间附近可触摸地图 |
| 入口空间听觉定位标识 | ◄9 | ◄8 | ◄7 | ◄6 | ◄5 | ◄4 | ◄3 | ◄2 | 1 | 2► | 3► | 4► | 5► | 6► | 7► | 8► | 9► | 场地内通往入口的盲道 |
| 入口空间听觉定位标识 | ◄9 | ◄8 | ◄7 | ◄6 | ◄5 | ◄4 | ◄3 | ◄2 | 1 | 2► | 3► | 4► | 5► | 6► | 7► | 8► | 9► | 入口空间内外地面材质变化 |
| 入口空间听觉定位标识 | ◄9 | ◄8 | ◄7 | ◄6 | ◄5 | ◄4 | ◄3 | ◄2 | 1 | 2► | 3► | 4► | 5► | 6► | 7► | 8► | 9► | 入口空间特殊造型 |
| 入口空间附近可触摸地图 | ◄9 | ◄8 | ◄7 | ◄6 | ◄5 | ◄4 | ◄3 | ◄2 | 1 | 2► | 3► | 4► | 5► | 6► | 7► | 8► | 9► | 场地内通往入口的盲道 |
| 入口空间附近可触摸地图 | ◄9 | ◄8 | ◄7 | ◄6 | ◄5 | ◄4 | ◄3 | ◄2 | 1 | 2► | 3► | 4► | 5► | 6► | 7► | 8► | 9► | 入口空间内外地面材质变化 |
| 入口空间附近可触摸地图 | ◄9 | ◄8 | ◄7 | ◄6 | ◄5 | ◄4 | ◄3 | ◄2 | 1 | 2► | 3► | 4► | 5► | 6► | 7► | 8► | 9► | 入口空间特殊造型 |
| 场地内通往入口的盲道 | ◄9 | ◄8 | ◄7 | ◄6 | ◄5 | ◄4 | ◄3 | ◄2 | 1 | 2► | 3► | 4► | 5► | 6► | 7► | 8► | 9► | 入口空间内外地面材质变化 |
| 场地内通往入口的盲道 | ◄9 | ◄8 | ◄7 | ◄6 | ◄5 | ◄4 | ◄3 | ◄2 | 1 | 2► | 3► | 4► | 5► | 6► | 7► | 8► | 9► | 入口空间特殊造型 |
| 入口空间内外地面材质变化 | ◄9 | ◄8 | ◄7 | ◄6 | ◄5 | ◄4 | ◄3 | ◄2 | 1 | 2► | 3► | 4► | 5► | 6► | 7► | 8► | 9► | 入口空间特殊造型 |

■ 评估"居室光环境"的相对重要性

居室采光系数
居室防眩光
居室照度
居室分散照明
居室局部照明

下列各组两两比较要素，对于"居室光环境"的相对重要性如何？

| A | 重要性比较 | | | | | | | | | | | | | | | | | B |
|---|---|---|---|---|---|---|---|---|---|---|---|---|---|---|---|---|---|---|
| 居室采光系数 | ◄9 | ◄8 | ◄7 | ◄6 | ◄5 | ◄4 | ◄3 | ◄2 | 1 | 2► | 3► | 4► | 5► | 6► | 7► | 8► | 9► | 居室防眩光 |
| 居室采光系数 | ◄9 | ◄8 | ◄7 | ◄6 | ◄5 | ◄4 | ◄3 | ◄2 | 1 | 2► | 3► | 4► | 5► | 6► | 7► | 8► | 9► | 居室照度 |
| 居室采光系数 | ◄9 | ◄8 | ◄7 | ◄6 | ◄5 | ◄4 | ◄3 | ◄2 | 1 | 2► | 3► | 4► | 5► | 6► | 7► | 8► | 9► | 居室分散照明 |
| 居室采光系数 | ◄9 | ◄8 | ◄7 | ◄6 | ◄5 | ◄4 | ◄3 | ◄2 | 1 | 2► | 3► | 4► | 5► | 6► | 7► | 8► | 9► | 居室局部照明 |
| 居室防眩光 | ◄9 | ◄8 | ◄7 | ◄6 | ◄5 | ◄4 | ◄3 | ◄2 | 1 | 2► | 3► | 4► | 5► | 6► | 7► | 8► | 9► | 居室照度 |
| 居室防眩光 | ◄9 | ◄8 | ◄7 | ◄6 | ◄5 | ◄4 | ◄3 | ◄2 | 1 | 2► | 3► | 4► | 5► | 6► | 7► | 8► | 9► | 居室分散照明 |
| 居室防眩光 | ◄9 | ◄8 | ◄7 | ◄6 | ◄5 | ◄4 | ◄3 | ◄2 | 1 | 2► | 3► | 4► | 5► | 6► | 7► | 8► | 9► | 居室局部照明 |
| 居室照度 | ◄9 | ◄8 | ◄7 | ◄6 | ◄5 | ◄4 | ◄3 | ◄2 | 1 | 2► | 3► | 4► | 5► | 6► | 7► | 8► | 9► | 居室分散照明 |
| 居室照度 | ◄9 | ◄8 | ◄7 | ◄6 | ◄5 | ◄4 | ◄3 | ◄2 | 1 | 2► | 3► | 4► | 5► | 6► | 7► | 8► | 9► | 居室局部照明 |
| 居室分散照明 | ◄9 | ◄8 | ◄7 | ◄6 | ◄5 | ◄4 | ◄3 | ◄2 | 1 | 2► | 3► | 4► | 5► | 6► | 7► | 8► | 9► | 居室局部照明 |

■ 评估"居室表面装修"的相对重要性

| | |
|---|---|
| 居室表面图案 | |
| 居室表面及设施颜色对比度 | |
| 居室表面材料反射率 | |

下列各组两两比较要素,对于"居室表面装修"的相对重要性如何?

| A | 重要性比较 | | | | | | | | | | | | | | | | | B |
|---|---|---|---|---|---|---|---|---|---|---|---|---|---|---|---|---|---|---|
| 居室表面图案 | ◄9 | ◄8 | ◄7 | ◄6 | ◄5 | ◄4 | ◄3 | ◄2 | 1 | 2► | 3► | 4► | 5► | 6► | 7► | 8► | 9► | 居室表面及设施颜色对比度 |
| 居室表面图案 | ◄9 | ◄8 | ◄7 | ◄6 | ◄5 | ◄4 | ◄3 | ◄2 | 1 | 2► | 3► | 4► | 5► | 6► | 7► | 8► | 9► | 居室表面材料反射率 |
| 居室表面及设施颜色对比度 | ◄9 | ◄8 | ◄7 | ◄6 | ◄5 | ◄4 | ◄3 | ◄2 | 1 | 2► | 3► | 4► | 5► | 6► | 7► | 8► | 9► | 居室表面材料反射率 |

■ 评估"居室无障碍标识"的相对重要性

| | |
|---|---|
| 居室智能语音控制系统 | |
| 居室内外地面材质变化 | |

下列各组两两比较要素,对于"居室无障碍标识"的相对重要性如何?

| A | 重要性比较 | | | | | | | | | | | | | | | | | B |
|---|---|---|---|---|---|---|---|---|---|---|---|---|---|---|---|---|---|---|
| 居室智能语音控制系统 | ◄9 | ◄8 | ◄7 | ◄6 | ◄5 | ◄4 | ◄3 | ◄2 | 1 | 2► | 3► | 4► | 5► | 6► | 7► | 8► | 9► | 居室内外地面材质变化 |

■ 评估"卫生间/浴室光环境"的相对重要性

| | |
|---|---|
| 卫生间/浴室防眩光 | |
| 卫生间/浴室照度 | |
| 卫生间/浴室分散照明 | |
| 卫生间/浴室局部照明 | |
| 卫生间/浴室感应照明 | |

下列各组两两比较要素,对于"卫生间/浴室光环境"的相对重要性如何?

| A | 重要性比较 | | | | | | | | | | | | | | | | | B |
|---|---|---|---|---|---|---|---|---|---|---|---|---|---|---|---|---|---|---|
| 卫生间/浴室防眩光 | ◄9 | ◄8 | ◄7 | ◄6 | ◄5 | ◄4 | ◄3 | ◄2 | 1 | 2► | 3► | 4► | 5► | 6► | 7► | 8► | 9► | 卫生间/浴室照度 |
| 卫生间/浴室防眩光 | ◄9 | ◄8 | ◄7 | ◄6 | ◄5 | ◄4 | ◄3 | ◄2 | 1 | 2► | 3► | 4► | 5► | 6► | 7► | 8► | 9► | 卫生间/浴室分散照明 |
| 卫生间/浴室防眩光 | ◄9 | ◄8 | ◄7 | ◄6 | ◄5 | ◄4 | ◄3 | ◄2 | 1 | 2► | 3► | 4► | 5► | 6► | 7► | 8► | 9► | 卫生间/浴室局部照明 |
| 卫生间/浴室防眩光 | ◄9 | ◄8 | ◄7 | ◄6 | ◄5 | ◄4 | ◄3 | ◄2 | 1 | 2► | 3► | 4► | 5► | 6► | 7► | 8► | 9► | 卫生间/浴室感应照明 |
| 卫生间/浴室照度 | ◄9 | ◄8 | ◄7 | ◄6 | ◄5 | ◄4 | ◄3 | ◄2 | 1 | 2► | 3► | 4► | 5► | 6► | 7► | 8► | 9► | 卫生间/浴室分散照明 |
| 卫生间/浴室照度 | ◄9 | ◄8 | ◄7 | ◄6 | ◄5 | ◄4 | ◄3 | ◄2 | 1 | 2► | 3► | 4► | 5► | 6► | 7► | 8► | 9► | 卫生间/浴室局部照明 |
| 卫生间/浴室分散照明 | ◄9 | ◄8 | ◄7 | ◄6 | ◄5 | ◄4 | ◄3 | ◄2 | 1 | 2► | 3► | 4► | 5► | 6► | 7► | 8► | 9► | 卫生间/浴室局部照明 |
| 卫生间/浴室分散照明 | ◄9 | ◄8 | ◄7 | ◄6 | ◄5 | ◄4 | ◄3 | ◄2 | 1 | 2► | 3► | 4► | 5► | 6► | 7► | 8► | 9► | 卫生间/浴室感应照明 |

| 卫生间/浴室局部照明 | ◀9 | ◀8 | ◀7 | ◀6 | ◀5 | ◀4 | ◀3 | ◀2 | 1 | 2▶ | 3▶ | 4▶ | 5▶ | 6▶ | 7▶ | 8▶ | 9▶ | 卫生间/浴室感应照明 |
|---|---|---|---|---|---|---|---|---|---|---|---|---|---|---|---|---|---|---|

**■ 评估"卫生间/浴室表面装修"的相对重要性**

| 卫生间/浴室表面图案 | |
|---|---|
| 卫生间/浴室墙地面及设施表面颜色对比度 | |
| 卫生间/浴室墙地面及设施表面反射率 | |

下列各组两两比较要素，对于"卫生间/浴室表面装修"的相对重要性如何？

| A | 重要性比较 | | | | | | | | | | | | | | | | | B |
|---|---|---|---|---|---|---|---|---|---|---|---|---|---|---|---|---|---|---|
| 卫生间/浴室表面图案 | ◀9 | ◀8 | ◀7 | ◀6 | ◀5 | ◀4 | ◀3 | ◀2 | 1 | 2▶ | 3▶ | 4▶ | 5▶ | 6▶ | 7▶ | 8▶ | 9▶ | 卫生间/浴室墙地面及设施表面 |
| 卫生间/浴室表面图案 | ◀9 | ◀8 | ◀7 | ◀6 | ◀5 | ◀4 | ◀3 | ◀2 | 1 | 2▶ | 3▶ | 4▶ | 5▶ | 6▶ | 7▶ | 8▶ | 9▶ | 卫生间/浴室墙地面及设施表面 |
| 卫生间/浴室墙地面及设施表面 | ◀9 | ◀8 | ◀7 | ◀6 | ◀5 | ◀4 | ◀3 | ◀2 | 1 | 2▶ | 3▶ | 4▶ | 5▶ | 6▶ | 7▶ | 8▶ | 9▶ | 卫生间/浴室墙地面及设施表面 |

**■ 评估"老年人用房其他空间光环境设计"的相对重要性**

| 其他空间防眩光 | |
|---|---|
| 其他空间照度 | |

下列各组两两比较要素，对于"老年人用房其他空间光环境设计"的相对重要性如何？

| A | 重要性比较 | | | | | | | | | | | | | | | | | B |
|---|---|---|---|---|---|---|---|---|---|---|---|---|---|---|---|---|---|---|
| 其他空间防眩光 | ◀9 | ◀8 | ◀7 | ◀6 | ◀5 | ◀4 | ◀3 | ◀2 | 1 | 2▶ | 3▶ | 4▶ | 5▶ | 6▶ | 7▶ | 8▶ | 9▶ | 其他空间照度 |

**■ 评估"老年人用房其他空间表面装修"的相对重要性**

| 其他空间墙地面图案 | |
|---|---|
| 其他空间墙地面及设施表面颜色对比度 | |
| 其他空间墙地面材质表面反射率 | |

下列各组两两比较要素，对于"老年人用房其他空间表面装修"的相对重要性如何？

| A | 重要性比较 | | | | | | | | | | | | | | | | | B |
|---|---|---|---|---|---|---|---|---|---|---|---|---|---|---|---|---|---|---|
| 其他空间墙地面图案 | ◀9 | ◀8 | ◀7 | ◀6 | ◀5 | ◀4 | ◀3 | ◀2 | 1 | 2▶ | 3▶ | 4▶ | 5▶ | 6▶ | 7▶ | 8▶ | 9▶ | 其他空间墙地面及设施表面颜色 |
| 其他空间墙地面图案 | ◀9 | ◀8 | ◀7 | ◀6 | ◀5 | ◀4 | ◀3 | ◀2 | 1 | 2▶ | 3▶ | 4▶ | 5▶ | 6▶ | 7▶ | 8▶ | 9▶ | 其他空间墙地面材质表面反射率 |
| 其他空间墙地面及设施表面颜色 | ◀9 | ◀8 | ◀7 | ◀6 | ◀5 | ◀4 | ◀3 | ◀2 | 1 | 2▶ | 3▶ | 4▶ | 5▶ | 6▶ | 7▶ | 8▶ | 9▶ | 其他空间墙地面材质表面反射率 |

# 附录4  访谈问卷

## 视觉无障碍设施研究访谈提纲

您好，我们课题组正在进行一项关于无障碍设施建设的研究课题，希望通过与您的访谈深入了解公众对于无障碍出行以及无障碍设施的意见与建议。

我们的访谈将涉及您的视力状况、身体能力、出行习惯以及对无障碍设施的见解等方面。如果您觉得有些问题涉及您的隐私，或者您不愿意回答，可以随时对访谈人员提出，我们会略过此问题而直接进行下一问题的访谈。同时我们对访谈中获得的全部信息进行严格保密，访谈结果以及访谈中所获得的全部信息仅用于相关无障碍研究，并且在使用过程中进行匿名处理。

时间：　　　　　　　　地点：

访谈对象（姓名）：

一、基本信息

1. 您的年龄：

2. 性别：

3. 您目前从事什么工作？

4. 您目前视力情况如何？（什么时候视力出现问题？视力问题产生的原因？视觉障碍的程度如何？（视力轻度/中度受损/半盲/全盲）是否有光感？借助设备是否能看清文字？）色彩分辨情况？（能/不能/其他_____）

5. 您所在小区的大概位置是？您经常在哪些街道上活动？（工作地点在哪

儿？上学地点？）

二、自身能力

1. 您的行走能力如何？（是否能够独自步行外出？一般步行外出步行时长如何？室外的活动时间和距离通常是？自己在没有陪同的情况下是否会出小区活动？是否主要在社区内活动？独自出行最远的距离？）

2. 您是否参加过相关的培训？（定向行走、相关工作培训、盲文学习……）

3. 您认为哪种方式对您辨别周围环境最有帮助，最安全可靠？（手脚触摸、听到声音、剩余的视觉看到、闻到气味……）

三、室内无障碍设施

1. 洗浴的时候是否会有人陪同？家里会有扶手座椅等设施吗？

2. 您在使用电器等设备时有什么障碍吗？（空调、门窗）

3. 您是否希望在公共场所室内设置盲道？

4. （室内有无障碍设施的情况）您在使用卫生间、浴室时有什么障碍吗？（比如水池的高度是否合适？水龙头位置是否容易找到，坐便器旁的扶手是否方便倚扶，您坐在座便器上时拿旁边的手纸是否感觉到吃力？）

5. 您觉得现在的居住环境还有哪些地方存在安全隐患、是否有过被障碍物磕碰到的经历？都发生在哪些地方？（走廊、卫生间、公共活动空间）

6. 家里有什么无障碍设施吗？（防撞条、家具、盲文标识、扶手）

7. 当您独自进入公共建筑时（学校、医院），您是如何进行定位和寻路的，有没有迷路的情况？为什么？

8. 您居住的楼层？您会单独使用电梯吗，当您单独使用电梯时，是否有感觉到不方便的地方？

四、心理方面

1. 什么样的环境会让您觉得心情放松？（安静的、有人的、公共场所）

2. 闻到植物的香气是否会让您觉得心情放松？

3. 您处在什么样的环境中会感到心情烦躁（嘈杂的、容易迷路的空间、容易发生磕碰的地方）

五、出行习惯

1. 您觉得什么样的娱乐活动会让您觉得有成就感？（个人价值需求）

2. 如果到室外活动时，您一般都参加什么活动？（散步、聊天）

3. 你的居住环境周围的活动场地是否有相应的无障碍设施可以让您独自下楼活动？

4. 您日常外出的频率如何？（每天都会出门吗？还是一周出门一次？还是尽量减少出门？）

5. 您出门频率低或者选择不出门最重要的原因是什么？

6. 您日常外出的主要目的是？（外出工作、就医、生活购物、休闲娱乐活动）在家周边主要去哪儿？

7. 您日常外出是如何出行的？（是否使用盲杖？是否独自出行？）

8. 您在日常生活中如何辨别方向？独自出行如何辨别方向？

9. 如果条件允许或者独自出行很安全您是否更愿意独自出行？

10. 您外出优先选择什么类型的交通工具？（为什么优先选择？）

11. 您日常独自出门是否会选择公交、地铁出行？（是否能够方便地找到站点？）选择哪些站点？站点名称？

12. 您是否在出行过程中经常遇到摔倒、碰撞这类危险？（经常还是偶尔？什么情况会导致您更容易遇到这些危险？是否在一些建筑出入口有过摔倒的经历？）

13. 您认为外出的最大阻碍、困难是什么？（街道比较危险？找不到要去的地方？社会的态度？）

14. 您是否依赖于手机导航出行？（手机导航延迟是否对您找路产生困扰？使用时有什么不方便的地方？您觉得需要有哪些方面的改进？）

六、街道无障碍设施的意见

1. 您认为街道上哪些无障碍设施对您出行帮助最大？（盲道、语音向导、坡道、垂直升降电梯、盲文地图与标识、扶手……）

2. 您居住地附近的街道上有盲道或其他无障碍设施吗？

3. 您平时会使用这些盲道吗？目前盲道的设置对您出行是否有帮助？

4. 造成您无法使用盲道的最主要原因是什么？这些盲道有什么问题？（不连续/障碍物太多/磨得不清楚了……）

5. 您对盲道设置或者维护是否有一些建议？

6. 您认为有声音的信号灯对您穿越街道是否有帮助？

7. 穿越街道时您最在意的问题是什么？您通过什么方式避免自己在穿越街道时遭遇危险？

8. 您对于过街的红绿灯、过街路口是否有改进的意见或建议？

9. 如果无障碍设施颜色对比很强烈对您的出行是否有帮助？（或者对于其他稍有视力的朋友有帮助？）对于哪些颜色更敏感？

10. 医院、超市、社区中心一类公共设施的入口坡道对您出行是否有帮助？

11. 过街处的坡道（道牙子？）对您是否有帮助？是否可能导致您误入车行道？

12. 垂直升降电梯对您是否有帮助？寻找电梯对您而言是不是一个障碍？

13. 您是否熟悉盲文？有触感的地图对您出行是否有帮助？凸起的文字是否能让您更易辨别？

14. 路边停放的车辆对您出行的影响大吗？

15. 您在哪条街道或者哪个区域行走体验最舒服、最舒适？或者您对哪条街道印象最深刻？

七、室外活动设施

1. 社区哪些户外活动设施是您最需要的？比如小广场、体育场、公园等？是否有改进意见？

2. 当您在室内/室外活动时，周围或身边是否有节点（摆件、无障碍设施）可以让您了解自己所在的位置？

3. 您是否希望室外活动场地设置可以引导您移动的扶手，您觉得什么样的扶手您使用起来会感到舒适（高度、手感）？

4. 在室外活动时，您更喜欢什么样的室外活动流线？（绕圈、直线）

5. 您觉得公共场合的语音提示设备对您定位来说有帮助吗？（比如医院能够在入口进行语音提示，地铁站能够提示前进方向……对您哪些方面的行动帮助比较大？比如找到位置/辨别前方是否有障碍物？）（是否会觉得过于吵闹或者声音太小听不到）

6. 嘈杂生活与活动的环境是否会影响自己对于方位和空间感（距离、尺寸）的判断？

7. 季节和天气对于室外活动的影响？（春夏秋冬/雨雪风）

8. 您觉得这些街道、区域/活动场地最让您感觉舒适的原因是？

9. 您对现在城市无障碍、居住环境的无障碍设施还有什么不满意的地方吗？还有哪些不便利的感受或改进建议？（居家、城市活动）期待生活环境设施有哪方面的改善？（居家、城市活动）

10. 设施方面，例如是否遇到过前方或周围有障碍物存在，但是周围却没有任何提示的语音或标志的情况？

11. 您认为城市管理者更应该从哪些方面改善无障碍环境？

12. 您是否愿意参加无障碍相关的组织活动，包括公众参与和相关宣传？

13. 我们还能为您做些什么？

八、养老意愿

1. 如果您到了养老的年纪，您更愿意居家养老还是去专门的养老设施养老？

2. 如果您要入住养老设施的话，您希望是在家附近还是离家远一点但环境相对安静的地方？

3. 如果让您和没有视力障碍的老人生活在同一个养老设施中，您是否愿意？或者是不想去养老设施，认为中国的养老设施生活不适合自己？